What Is
Madness

什么是疯狂？

Darian Leader

〔英〕达里安·利德　著

金伟闯　译

中国出版集团　东方出版中心

图书在版编目（CIP）数据

什么是疯狂？ / （英）达里安·利德著；金伟闯译.
上海：东方出版中心, 2024. 11. -- ISBN 978-7-5473
-2565-0
Ⅰ. R74
中国国家版本馆CIP数据核字第2024YH2156号

上海市版权局著作权合同登记：图字09-2023-0675号

什么是疯狂？

著　　者　[英]达里安·利德
译　　者　金伟闯
策划编辑　陈哲泓
责任编辑　时方圆
封面设计　徐　翔

出 版 人　陈义望
出版发行　东方出版中心
地　　址　上海市仙霞路345号
邮政编码　200336
电　　话　021-62417400
印 刷 者　上海万卷印刷股份有限公司

开　　本　890mm×1240mm　1/32
印　　张　14.125
字　　数　268千字
版　　次　2025年2月第1版
印　　次　2025年2月第1次印刷
定　　价　79.80元

目

录

引
言

　　多年前，还是学生的我每周在一个治疗社区做志愿工作。我满脑子都是精神分析，想更多地了解精神病的奇怪现象：幻觉、妄想和语言障碍，我在书上读到过它们，却从未直接接触过。我遇到的多数人都相当平静，很少会显露出"疯狂"的迹象。长期的药物治疗让他们疲惫不堪，多已习惯了自己安静的日常生活。然而，有一个人热切地想要交谈，我们会花很多时间讨论哲学、政治和时事。他口齿伶俐、思路清晰且非常聪明，得知他过去几年一直住在精神病院，我困惑不已。聊天时，他似乎和我下班后在社区见到的那些学生朋友一样，没有什么异常。

　　随着谈话的继续，我问了几个工作人员，为什么他住在治疗社区？为什么他要接受药物治疗？他们以苦笑回应，这表明我遗漏了某个显而易见的东西，某个年轻的我没有觉察到的瞩目事实。几个月后，在我们的一次聊天中，他提到了一个我从未听说过的国家。他惊讶于我的无知，然后开始了启蒙：他解释道，他并非住在英格兰，而是住在夏马拉（Xamara），一个野生动物聚居的地方，还有一大批充满着异国情调的神灵。他描述了它的地理、历史和基础建设。一切都被命名和归类，就像勃朗特三姐妹童年时期发明的安格利亚王国和贡达尔王国一样。

对他来说，在夏马拉传奇中扮演主角与治疗社区的日常生活和琐事之间并没有不相容的地方。在描述它的时候，他的声音并不激动，语调不带有情绪，语气也没有变化，仿佛这只是他的存在的又一个事实。正是他声音中的这种连续性给我留下了极为深刻的印象：在他的言语中，没有任何迹象或标志表明我们正在离开某个共享的现实领域，进入一个私人的世界。仿佛一切都是相同的，我们后续的谈话没有任何秘密的进入仪式，他也并未对我表现出某种隐秘而特殊的信任。生活只是一如既往地继续着。

我惊讶的是，妄想和日常生活怎么会如此无缝地交织在一起？一个人怎么可能同时存在于两个明显不同的地方，就好像两者之间没有任何障碍一般？而且，即便生活在夏马拉这件事听起来很疯狂，它又为什么需要医疗体系的介入或住院治疗呢？它没有伤害任何人，也没有给那个人的生活带来动荡。我至今仍在问这些问题，在这本书中，我试着探索了疯狂和正常生活之间的一些联系。妄想和理性是不是严格分开的，抑或相反，前者不仅与后者相一致，甚至是后者的条件？

这些并不是抽象的智力问题，它们对当今社会对待精神病的方式有着真正的影响。无论是日常的互动还是治疗方法的选择，对待疯狂的态度都将塑造我们对它的反应。然而这些传统之间明显缺乏对话。关于疯狂的理论和疗法已经在世界各地发展了至少半个世纪，但在非常狭窄的专业领域之外，它们或多或少是不为人知的。在理解疯狂的经验并解释它为何发生以及如何发生方面，这些理论和疗法提供了令人着迷的强大工具。它们还为精神病的治疗和精神病稳定化的思考提供了丰富的可能性。虽然我们倾向于认为知识是累积和统一的——尤其是在互联网时代，但事实远非如此。人们对这些标榜为"最新"的研究有一种肤浅且令人不安的信心，似乎 2010 年发表在著名期刊上的一篇文章，比百年前发表在某本如今已被遗忘的、我们只能从一些尘封的档案中查阅的医学评论中的一篇文章更有价值。

我的工作出自欧洲大陆精神病学的传统。19 世纪末 20 世纪初的精神病学家因在遗传、体质和精神堕落等问题上的偏见而备受诟病，但他们中的许多人都会花费时间倾听他们的病人，并发展了疯狂的理论，这些理论忠于他们在门诊中学到的东西。药物治疗的长期缺乏让他们得以开展如下研究，即一个生活被精神病撕裂的人如何能够随着时间的推移找到新的平衡。探索精神病学家所说的这些恢复机制，即回归生活的途径，构成了这项研究的核心部分，我们今天可以从中学到很多东西。

当年轻的医学生雅克·拉康（Jacques Lacan）在 20 世纪 20 年代的巴黎开始精神病学训练时，他自己的想法便生长在这种文化中。如今，与精神病的拉康派临床工作已出现在世界各地，特别是在法国、比利时、西班牙、意大利和拉丁美洲国家，而且越来越多地出现在英国。期刊、书籍、时事通讯、会议、课程和讲座，所有这些构成了一种繁荣的文化，致力于探索疯狂的不同方面。迄今为止，拉康派的临床工作者已经出版了数千例与精神病主体工作的案例分析。但令人遗憾的是，在该领域之外，大多数精神病学家、心理学家和心理健康工作者永远都不会接触到其中的任何一项研究。

造成这种情况的原因有很多。人们通常认为，探索疯狂的精神分析工作意味着经典的精神分析：患者躺在沙发上自由联想，分析家对他们的童年做出解释。但大多时候，与疯狂的精神分析并非如此，除了这个事实，真正令人困惑的是理论与技术之间的差异。有一个关于精神病的精神分析理论，并不意味着精神分析就会发生，或者甚至应该发生。相反，它意味着分析的观点可以用来启发其他类型的工作，以及根据每个患者的独特性量身定做其他治疗方法。在过去一百年的时间里，这个事实对临床工作者来说是显而易见的，但它一直产生着误解和困惑，这或许是由于精神分析内在的，以及对精神分析本身根深蒂固的偏见所致。

精神分析方法涉及对每个患者独特性的关注，这在今天变得更为重要，因为我们生活在一个对个体生命的细节和价值越来越缺乏关注的社会。尽管尊重差异和多样性这样的口头好话无处不在，但如今从幼儿园到职业生涯的各种情境，人们比以往任何时候都更为被迫地以统一的方式思考。我们在心理健康领域也看到了这一点，治疗通常被认为是一种用在被动的患者身上的几乎机械化的技术，而不是一项双方都负有责任的联合协作的工作。今天，将心理健康服务视为加油站的呼声越来越高，人们在那里恢复健康，并被尽可能快速地送回他们的工作岗位或家庭。

精神病主体不再是一个被倾听的人，而是一个被治疗的对象。病人的特殊性和生活故事常常被抹去。过去的精神病学书籍中充满了对病人言语的记录，而如今我们只能看到统计学和伪数学的图表。这些研究几乎不会提到在独特的案例中发生了什么，它们给出的是案例汇总在一起的数字。例如，我们永远不会弄清楚单个个体为什么会对某种治疗有反应，他们的确切反应又是什么，相反，我们会得到参与者有反应或无反应的百分比统计数据。个人已经消失了。

这些都是当代辞说（discourse）① 的事实，而不仅仅是精神病学的范畴。然而人们可能会希望，恰恰是精神病学能够提供一些不同的东西。尽管多年来不断有进步的精神病学家发出警告，20世纪六七十年代也发生了反精神病学运动，但人们依旧总是把精神病与某些人不符合社会规范的方式等同起来。正如具有开拓性的临床工作者玛格丽特·薛施蔼② 多年前所言，"当我们尝试在精神分裂症患者

① discourse，哲学界一般译为"话语"，在法国哲学的语境下，特指人在语言中建立的社会联结和权力关系，在本书中，为了避免与带有日常意味的"话语"一词混淆，故翻译为"辞说"。在拉康精神分析的语境下，该词不是指具体的言语交谈，而是指主体的言语形式，它已经固化了，其中凝结着该主体与大他者的无意识欲望关系，如拉康所言："无意识是大他者的辞说。"（本书脚注如无特别说明均为译者注）
② 玛格丽特·薛施蔼（Marguerite Sechehaye），瑞士心理治疗师。作为精神分裂症患者精神分析治疗的先驱，她开发了象征性实现技术，其核心是精神分裂症患者的根本需求应当在治疗中被满足，但这种满足是象征性的，即治疗师提（转下页）

与我们自己之间架起一座桥梁的时候，通常会抱有一个想法，即想要将他带回（我们自己的）现实，带回我们自己的规范。他感觉到了这一点，自然会避开这种侵入"。当今时代重视对传统社会规范的适应，即便从长远来看，这并不有利于个体的发展。

我们可以在自身文化的最基本层面看到这一点，在中小学教育中，多项选择题已经代替了孩子的最初反应。多项选择并不是鼓励孩子独立思考并阐述一个答案，而是简单地提出两到三个答案，孩子必须在其中做出选择。这当然意味着孩子了解到，其他人知道一个"正确答案"，他们自己的建构是不被鼓励的。成功的关键是弄清楚别人想听什么，而不是自己尝试一个真正的解决方案。难怪社会评论家将我们的时代描述为一个"假自体"的时代。

在过去五六十年的时间里，我们已经远离了探究、开放和包容的文化，以至于将 20 世纪五六十年代治疗精神病的临床工作者的著作拿来与今天的相关著作相比，其结果会令人震惊。许多当代作家写得好像疯狂的问题已经被遗传学或神经学研究解决了似的：精神病是一种大脑疾病，药物可以治愈它。当然也有值得注意的例外——尤其是北欧国家的许多精神病学家和精神卫生工作者的工作——但

（接上页）供的是原初满足对象的象征性替代物。后文提到的约翰·罗森与薛施蒿是同时期的心理治疗师，他也创立了治疗精神分裂症的个人疗法，内核同样是治疗师作为好母亲在深度退行的工作中重新养育患者。在他们的治疗中，一次会谈经常持续几小时甚至十几个小时。这类疗法盛行于 20 世纪四五十年代，那时精神分析学抨击父母的倾向达到了顶峰，尤其是"精神分裂症母亲"这一标签的提出。

总体形势相当糟糕。对可测量的效果和可见的"结果"的伪科学强调已经取代了为每个患者带来尊严的细致而长期的工作。

两位延续了精神病心理治疗古老传统的美国心理学家将他们的努力与苏斯博士（Dr Seuss）的《霍顿与无名氏》（*Horton Hears a Who!*）相提并论。这头富有同情心的大象可以听到一粒灰尘上的微观世界中居民们说话的声音，但丛林里的其他动物都不相信他。他知道那些居民面临的困境和迫在眉睫的灾难，却无法让邻居们听到这些。霍顿拯救他们的努力是孤独的，并且由于缺乏宏观世界朋友们的支持而变得更困难——他们竭力阻碍他的努力。任何在心理健康领域工作、支持心理治疗方法的人都会立即认识到这个类比：对预先确定的结果、表面行为和"正常化"的痴迷使得另一种观点显得牵强而不可信。

我希望这本书中提出的诸多观点能围绕一系列问题引起对话，毕竟，这些问题关系到我们所有人。不同的传统之间需要相互倾听，就像在 18 世纪和 19 世纪初为精神病学赋予了人性的菲利普·皮内尔①一样，备受赞誉的他不仅倾听病人和欧洲大陆的同事，还听取了威廉·图克（William Tuke）及其在英国约克疗养院（York Retreat）的同事的意见。这些贵格会教徒倾向于人道治疗，建立小型

---

① 菲利普·皮内尔（Phillippe Pinel），法国著名精神病学家，医生，被视为现代精神病学的奠基人之一。他不仅对精神疾病的分类做出了重要贡献，还提出了对精神病患者的道德治疗（moral treatment），这种强调人格尊严的治疗理念在当时可谓一种革新，对精神病学的发展产生了深远影响。

机构，强调人与人之间的关系，而不是将干预医学化。他们呼吁减缓对治愈的热情，并批评对可治愈性的崇拜。图克反对使用管制和惩罚，他的工作被皮内尔和其他人接手，最终促成了许多国家最为野蛮的精神病学技术的消亡。

尽管这种残忍在今天看似不复存在，但针对精神病主体的暴力不过是转换了方式。后世的精神病史学家对皮内尔和图克持批评态度，他们认为管制无非是通过道德管理和暗示技术的形式从外部转向了内部。虽然外部的暴力和限制减少了，但暴力仍存在于强加世界观的过程中。试图将自己的价值体系以及对正常的观点嫁接到患者身上的临床工作者，就像力图教化原住民的殖民者，无疑是为了他们自己的利益。无论这个体系是世俗的、教育的，还是宗教的，它仍会抹去它声称要帮助的这个人的历史和文化。

不久前，我的一位病人因躁狂发作住院。当我赶到病房时，一个身材高大的保安正坐在她身上，而一个护士正试图给她注射药剂。由于被强制约束是她童年历史中最具毁灭性的一个方面，所以这种情况对她来说并不愉快，她极为激烈地抵抗着。这招致了更强力的身体压迫，然而在她镇静下来之后，现场的残暴以一种截然不同却依然显著的方式继续着。

她在镇静后必须面对的检查表和访谈只留给她少许余地来谈论发生的事情。他们对引起她发作的细节并不感兴趣。作为替代，她描述了自己如何被迫进入了一系列外在于她的概念和范畴中，就像莎拉·凯恩（Sarah Kane）的剧作《4∶48 精神崩溃》（4∶48 Psychosis）中的主人公，当医生拒绝跳过她的自残行为是否起到缓解作用的问题时，这位主人公的愤怒暴增。我的病人被告知她的行为是何等不正确，她需要学会以不同的方式思考，并将自己视为一个需要化学药物治疗的病人，这样她才能恢复"正常"。她必须有一个诊断标签，一个在她身上的印记，这个印记不仅会被写在她的医疗记录上，还会被她在余生里铭刻于心。

无论我们认为这些关于疾病和健康的概念是多么正确，我们都必须认真对待每个人的内心生活和信念，避免将自己的世界观强加于他们。这是精神卫生和心理治疗的区别，在前者那里，我们事先知道对患者最好的是什么，而在后者那里，我们并不知道这一点。其中的暴力很容易被忽视，每当我们试图对他们强加新的价值观和政策体系，挤压他们自己的信念系统时，暴力就会出现。我们可以将这种方法与另一种方法做比较，即一种在每个人与世界的关系中寻找真相而非错误的方法，它努力动员每个人的故事中所特有的东西，帮助他们再次投入生活：不是让他们适应我们的现实，而是让他们了解自己的现实由何构成，以及这对他们有何用处。

简单介绍一下词汇和概念。我在整本书中一直提到的"疯狂"和"精神病"可以互换使用。我并不持相对主义观点，即疯狂只是不符合社会规范之物，原因会在后面的章节中阐明。然而，承认存在精神病这样的东西，并不意味着我们需要为精神健康和疾病的辞说买账。尽管许多人经历了无法忍受的痛苦，这也并不会让他们患上"精神疾病"，因为根本就没有精神健康这回事。我们越是深入研究每个案例，就越会发现看起来"健康"的人可能有着妄想信念或症状，但它们并未在这个人的生活中引起冲突，因此不会被注意。我们每个人都在以自己独特的方式应对一些问题，正如我们将要看到的那样，所谓的"精神疾病"实际上可能是回应和阐述这些困难的一种努力。使用这样的标签不仅巩固了健康与疾病的错误二分法，也掩盖了精神病现象的创造性和积极的一面。

我要感谢几位朋友和同事的好意，以及他们对这本书的诸多贡献：乔希·阿皮尼亚内西、克洛伊·阿里吉斯、德沃拉·鲍姆、赛迪·科尔斯、约翰·弗雷斯特、阿努奇卡·格罗斯、安德鲁·霍奇基斯、理查德·豪斯、鲁伊斯·卡鲁、彼得·欧文、科莱特·塞佩尔、克里斯托斯·汤布拉斯和林赛·沃森。在巴黎的时候，我从埃里克·洛朗[1]和柯莱特·索莱尔[2]那里了解到精神病的相关知识，他们的精神分析取径为本书的大部分内容提供了参考。一如既往地，吉纳维芙·莫雷尔[3]的工作启发了我去质疑公认的观点，并尽可能地将理论与临床问题紧密结合。杰伊·

---

[1] 埃里克·洛朗（Éric Laurent），法国著名拉康派精神分析家，前巴黎第八大学精神分析系教授，世界精神分析协会前主席，拉康的弟子和分析者。

[2] 柯莱特·索莱尔（Colette Soler），法国精神分析家，拉康最著名的弟子之一，巴黎精神分析临床学院教员，法国 EPFCL 精神分析学派创始人之一。

[3] 吉纳维芙·莫雷尔（Geneviève Morel），法国精神分析家，精神分析及其历史研究协会现任主席。

瓦茨①不知疲倦地努力平衡和批判我的拉康派观点，开阔我的视野。阿斯特丽德·格塞特（Astrid Gessert）、索菲·帕森（Sophie Patham）和帕特·布莱克特（Pat Blackett）在研究方面给了我无价帮助，哈米什·汉密尔顿出版社（Hamish Hamilton）的所有人让出版过程得以顺利进行：尤其要感谢萨拉·考沃德（Sarah Canard）、安娜·凯莉（Anna Kelly）和安娜·里德利（Anna Ridleell）。西蒙·普罗瑟（Simon Prosser）再次担任了一名完美的编辑，既具批判性又富有支持力，我特别感谢他的见解和意见。我的经纪人——维利公司的特雷西·博汉（Tracg Bohan）——也一直给予我，鼓励和建议。最后但同样重要的是，感谢我的精神病患者们教给我的一切。我希望这本书仍然忠实于他们的经验，希望他们能在书中听到自己的声音。

---

① 杰伊·瓦茨（Jay Watts），英国临床心理学家，关系学派心理治疗师，精神病亲历者。

第一章

安静的疯狂

无论是《飞越疯人院》（*One Flew Over the Cuckoo's Nest*）、《移魂女郎》（*Girl Interrupted*），还是《美丽心灵》（*A Beautiful Mind*），为什么疯狂总是被表现得如此明显、如此有形、如此可闻？这些人与想象中的同伴交谈，他们口吐白沫，有着可怕的幻觉，他们无休止地说着胡话，大声叫嚷着有人要暗算他们。通常，他们要么被描绘得非常聪明，要么被描绘得非常愚蠢，要么是天才，要么是野兽，很少有介于两者之间的形象。毋庸置疑，疯狂有时会伴有明显的症状，但如果一个人在工作和家庭生活之间平静地奔波，有一天他去上班，在无可挑剔地完成了自己的工作之后，他去了一个公共场所，掏出枪射杀了某个公众人物，这种情况又该如何解释呢？直到那一刻之前，他们的行为都未有任何显著的异常。事实上，他们可能是一个模范公民，有责任心、受人尊敬、性情平和。但是，在他们做出杀人行为之前的那段时间，我们真的能说他们没有疯掉吗？自然地，这会让我们思考那些与正常生活相容的疯狂。这是一种安静的、抑制的疯狂，直到它在暴力行动中爆发。

但是，倘若暴力行动永不到来呢？在我们的例子中，如果那个人只是继续他的日常生活呢？如果疯狂在行动之前已经存在，它只是维持着安静的状态，不烦扰任何人，不引起别人的注意，又会如何？倘若疯狂和正常确实是相容的，那么无论这个人是否扣动扳机，他都会变得更疯狂吗？假如没有任何值得注意的事情发生，他们只是继续着日常工作和活动，又会如何？或许他们会在退休后有一些爱好，如历史探索、家谱调查、科学研究或开始写作——信件、笔记、小说。从各个方面来看，这都是正常的生活，但相比于它那更为明显、更为壮观的阴影，这种生活难道会不那么疯狂吗？

新闻报道中的"精神疾病"总是和暴力犯罪联系在一起，这个事实意味着剧烈而突然的爆发几乎成了我们所期待的疯狂的模样。心理健康活动家为挑战这种关联付出了长久且艰难的努力，但它们仍在继续塑造着流行的精神病观念。尽管被一个所谓的"偏执性精神分裂症患者"（paranoid schizophrenic）随意攻击的可能性要远远小于在酒吧关门时被一伙白人男性袭击，但上新闻的会是前一个故事，而非后者。或许，在某种程度上，我们不仅期待这种形式的疯狂，实际上我们想要它，仿佛是要外化我们每个人藏于内心的潜在的暴力情感。

在 19 世纪和 20 世纪早期，那些卓越的精神病学家在探究疯狂时首先关注的是可见的、引人注目的症状。他们研究暴力行为、幻觉、妄想和情绪波动，以及能够撼动生命的强烈激情。他们设法对这些现象分类，区分各种障碍，创造新的诊断实体，寻找能够加以分类的细节。但他们很快发现，最为明显的扰乱社会的症状无法完全定义疯狂的诸多形式。

在这个时期，几乎所有主要的精神病学家都曾对他们最喜欢的诊断——早发性痴呆、精神分裂症、慢性幻觉性精神病——提出过定义性的主张，但他们后来都慢慢承认，自己过于草率了，并非所有情况都符合自己提出的模式。他们逐渐发现，最初用作诊断的那些引人注目的特征是会变化、转换甚至消失的。例如，一种怪异的思维障碍可能转变成与社会相容的状态。随着时间推移，可怕的幻觉可能消失，一种常态的节奏会建立起来。一些人可能会抱怨那些迫害者，但过些时候便几乎不再提起他们。强烈的内在死寂感可以与这个人风平浪静的工作生活、他在社区中具有社会责任的职务共存。

甚至有更多的案例根本不会引起精神病学家的注意。这些是谨慎的精神病主体，他们总是想方设法让自己很好地适应社会，从不会爆发出惊人的症状，亦不会陷入崩溃或危机。成为一个精神病主体，并不意味着他的精神病会真正触发——一种突如其来的、对他本人和周围的人都显而易见的引爆。一本战前流行的精神病学教科书直截了当地指出："大多数偏执狂一生都不会发展为精神病。"厄根·布鲁勒①经常被认为是理论化和普及精神分裂症诊断

---

① 厄根·布鲁勒（Eugen Bleuler），瑞士精神病学家，在精神疾病理解方面做出了重大贡献，最为人知的是引入了"精神分裂症"这个术语，用来描述之前被克雷佩林称为"早发性痴呆"的疾病，并对精神分裂症患者进行了深入研究，创（转下页）

类别的第一人，经过多年的研究，他终于得出结论：精神分裂症最常见的形式其实是潜伏型，它从不会变得如疯狂般明显。他补充道，最终没有任何临床指征能够排除精神分裂症的诊断，这一意见震惊了他的许多读者，无疑也会让今天的许多读者难以置信。

　　一位精神病学家指出，布鲁勒的观点打破了"精神病学概念的平衡与和谐"。这意味着不再有什么检查能够证明一个人不是精神分裂症患者：不是其行动和言语引人注意的类型，而是布鲁勒及其同事研究的安静而谨慎的类型。精神分裂症研究者西尔瓦诺·阿列蒂[①]在回顾了自己在这个领域三十多年的研究后得出结论："那些没有接受治疗的典型精神病患者，似乎并不知道自己有什么问题。"这种不易察觉、有所保留的疯狂被称为"白色精神病""正常的精神病""清醒的精神病""日常的精神病""隐秘的精神病"和"常态精神病"。

　　出于多种原因，认识到这类精神病的普遍性并研究其结构，在今天尤为重要。它可以削弱疯狂与无节制行为和危险行为的等价性，从而有助于为疯狂去污名化，不仅如此，一旦我们意识到人们能够处于疯狂而不发疯，并且过着完全正常的生活，这便会在帮助那些疯狂确实被引爆的人时产生重要影响。如果我们能够理解是什么让一个人得以保持稳定，得以避免精神病最骇人听闻和痛苦的症状，

　　（接上页）造了"分裂样"（schizoid）、"自闭症"（autism）等多个精神病学术语。
① 西尔瓦诺·阿列蒂（Silvano Arieti），意大利精神病学家，被誉为精神分裂症的权威专家，对克雷佩林和布鲁勒的精神分裂症概念进行了重大修订。

那么，在与那些疯狂实际上已被触发的人工作时，我们便能由此思考工作的方向。

20世纪早期，法国精神病学家保罗·塞里厄[①]和约瑟夫·卡普格拉[②]回顾了大量有关"安静的疯狂"的文献。这类精神病主体能够很好地适应周遭环境而不表现出混乱或智力障碍，抑或是幻觉、欣快[③]、抑郁。他们的情感生活看起来平平无奇，他们的语言清晰、准确且富有逻辑。这些病例显示出"理性与疯狂之间的一种奇怪联系"，他们有一个核心的妄想观念，它可能看起来并不过分，甚至也并不会让人感到不切实际。这些人不会显露出任何明显的古怪反常，但某些类别的思维将从他们的脑海中被排除。他们的意识中有一些空白点，信息在那里无法被吸收。

这样的精神病主体就像"专家"一样，以他们的首要关注点来看待这个世界。他们可以在日常生活中非常完美地履行自己的职能，周围人可能永远不会怀疑其中有任何不正常的地方。事实上，塞里厄和卡普格拉在研究的某一

---

① 保罗·塞里厄（Paul Sérieux），法国精神病学家，以妄想性思维过程的研究闻名。通过与学生约瑟夫·卡普格拉的合作，他描述了一种被称为"解释型妄想"（délire d'interprétation）的非精神分裂的偏执性精神病，它被定义为一种"慢性的解释性精神病"。

② 约瑟夫·卡普格拉（Joseph Capgras），法国精神病学家，因以其名字命名的卡普格拉综合征而闻名。卡普格拉综合征又称替身妄想，患者会把同样的形象视为不同的对象，例如，原本亲密的家人虽形象未变，但在患者看来，他或她实际上已经被一个相同的替身取代了。

③ 在精神病学中，"欣快"（euphoria）通常指一种异常的、过度的、不符合当前情境的愉快感或兴奋状态，这种状态可能与某些精神疾病（如双相障碍的躁狂期）或药物滥用有关。

刻甚至会问，他们研究的这种妄想是否应该被归类为"精神病"。这样的人或许会抱怨他的上司不公正，出身平民的某个人可能会设法证明自己与某个贵族家庭的联系，伴侣中的一方也许会指责配偶有不道德的行为。然而，这个人此后的推理是无懈可击的。他们从来不会诉诸任何超自然的力量，只是利用本质上并非不可能的东西进行良好的论证。

精神分析家皮耶拉·奥拉尼耶[①]讨论了一个案例，这位患者身边的人都说她是一个"正常的"社会成员，她结了婚且有孩子，她开了一家店，日常会和顾客交谈，只有当一种恐惧侵入了自己的生活时，她才来寻求帮助。很快，奥拉尼耶了解到，她有一个关于孩子出生的奇怪理论：男人的精子除了刺激女人的"生殖器官"外没有任何作用，而阴道会被迫将男性物质插入该器官。因此男人死得更早，也会脱发。这些妄想性的观念从未引起任何关注，因为从来没有人要求她阐述自己对于怀孕的看法，当其他人确实提起这样的主题时，她说："我要么出去，要么不听。"

再举一个例子。我的一位患者抱怨自己有一种弥漫的焦虑，他花了数月时间和我讲述自己的历史和童年。他之前从未寻找过分析家或治疗师，最近焦虑对生活的侵袭让他感到不安。他的律师职业生涯很成功，从未被任何明显

---

① 皮耶拉·奥拉尼耶（Piera Aulagnier），法国著名精神分析家，精神病学家，后拉康派第四小组创始人。

的症状或抑制所阻碍。一段时间后，他忧虑的原因变得清晰，他能够找到一个似乎有效的解决方案来弱化它。就这样，他结束了治疗。然而在最后几次会谈中，有一次他提到了一些奇怪的事情：他有一个信念，任何与他同名的人，都一定与他有一些共同的品质。他的名字并不罕见，这意味着每当他遇到一个同名的人，他就会被对方吸引，过分好奇地想要了解更多。

当我进一步追问时，他变得不安，并认识到他的信念看起来很奇怪。然而在这种认识之外，有一个绝对的确定性：只有那些有着永恒不变的内在本质的人，才会被赋予这个名字。他小心翼翼，不去传播这个妄想性的想法，它也从未引起任何问题。事实上我们可以推测，它帮助他维持了一种身份，因为他也相信，那些与他同名的人一定和他有着共同的祖先。与奥拉尼耶的患者一样，这个信念没有任何理由会成为问题或导致冲突，它可以在他的日常生活中保持隐蔽。

倘若奥拉尼耶的那位患者没有发展出她的恐惧症，没有去见一个分析家，那些妄想性的观念或许永远不会变得明显。她可能会继续自己的生活，并对她的信念缄口不言。倘若没有与周围环境发生重大摩擦，她不会被怀疑是精神病。如同我的那位患者一般，他的妄想思维被封装得十分严密。然而正是精神病的这些形式能够让我们从中学习到一些东西：通过研究它们，我们可以试着理解让一个人（安静地）处于疯狂却不发疯的机制。由于今天的精神健康总是被定义为个体与周遭世界没有冲突，所以这类精神病根本不会被雷达扫描到：它消失了。

这种被早期临床工作者认为是最常见的精神病形式的消失，也由于妄想思维通常的保密性而被加剧了。如曼弗雷德·布鲁勒（Manfred Bleuler）的一位患者所说："在我的世界里我无所不能，而在你的世界里，我践行着外交。"如今，很少有临床工作者会研究"缄默"（reticence）这一古典精神病学类别，它描述了让话题得以回避并保持沉默的方式。然而与精神病主体的长期工作总是表明，有很多东西没有被立即揭示出来——倘若它们是存在的。德·克莱朗博①会说"那些沉默是妄想的印记"，而20世纪初的精神病学家曾警告，不要把病情的缓解和沉默寡言混为一谈。布鲁勒谈到了精神病主体的"双重簿记"（double book-keeping）：他知道大多数人不会理解自己的想法和信念，所以他小心翼翼地把它们藏起来，即便处在保密而和善的环境中也是如此。

在第九章将要讨论的案例中，那位患者经过了三百多次会谈，才向好奇而又专注的年轻精神科医生透露了她脑海中真实的想法。可以试想，如今我们与患者进行一小时

_____

① 德·克莱朗博（De Clérambault），法国精神病学家，雅克·拉康的精神病学导师，他完善了"精神自动性"（automatisme mental）的概念，并定义了"激情性精神病"（psychoses passionnelles）。克莱朗博认为精神自动性是精神病的原初过程，妄想则是继发产物，他将精神自动性区分为小自动性和大自动性：前者指思想的外在性及其与意志的分离，也就是当代精神病学所说的侵入性思想，它并不涉及幻觉，既见于精神病，也可见于强迫症；后者则不仅限于思想，而是会导致各种幻觉，这会让病人感觉自己的行为和思想不受控制，外在于他且自动发生，被外部机构影响甚至决定，这便是精神自动症综合征。克莱朗博提出了与解释性精神病相区分的激情性精神病，并将它分为三类：钟情妄想、嫉妒妄想和诉求妄想。他尤其将钟情妄想视为独立的临床实体，"克莱朗博综合征"便是以此为名。

的问卷式访谈，所能发现的东西会是如何之少。事实上，许多当代疗法的成功是以如下标准来衡量的：一个精神病主体能够在多大程度上隐藏他的精神病，能够在多大程度上遵守并依从其他人的期望。我们由此错失了能够在长期会谈中了解到的东西，这样的会谈不是每月一个小时，而是经常持续数年，甚至数十年。很能说明问题的是，自19世纪末以来，关于缄默的精神病学文献几乎不复存在，仿佛我们愈发不想知道那些对我们的患者而言重要的东西。

历史上，从可见的疯狂到安静隐蔽的疯狂的转向始于对主要诊断实体的批评。埃米尔·克雷佩林①和19世纪后期以及20世纪早期的许多精神病学家为精神病的演变赋予了一个特别地位：疾病的进程将会决定它如何被分类。例如，早发性痴呆（dementia praecox）会趋向认知和情感的枯竭。"dementia"一词意味着腐烂和分解，一种有机物的变化过程遵循其不可逆转的规律，病态地侵入了灵魂。如果不是这样，它就不是早发性痴呆。

这种朝向痴呆的渐进运动是定义性的特征，它将痴呆

---

① 埃米尔·克雷佩林（Emil Kraepelin），德国精神病学家，现代精神病学的重要奠基人，他发展了精神疾病的病因学，强调外源性疾病和内源性疾病的区分，前者是可治愈的，后者以退化理论（遗传性）为基础，被认为是慢性发展、不可治愈的。在此基础上，克雷佩林更新了精神疾病分类学，不再以主要症状的简单相似性来分组，而是根据症状和病程特征将已有的诸多精神疾病归类为不同的综合征及其亚型，对当下主流的DSM诊断系统产生了深远影响。此外，克雷佩林也是优生学理论的坚定支持者（本书在后记中详细讨论了这一理论），撰写了多篇文章为当时德国的卫生政策建言。

与躁郁性的精神病区分开来。因此，它差不多是无法治愈的，注定会有一个惨淡的结果，这种想法在疯狂的流行观念的形成过程中起到了一定作用。对患者和他们的家庭来说，这都意味着绝望。对于不良预后和精神崩溃的强调有力地塑造了人们的预期：如果一个患者看起来情况良好，他就不可能是精神病。如同一位精神病学家在和美国人类学家谭亚·鲁尔曼（Tanya Luhrmann）谈论某个被诊断为精神分裂症的患者时说的那样："她有一个伴侣，她实际上已经让这个男人想要娶她了，而且他显然是非常通情达理的，她不吃药也能过得挺好。我只是觉得这个标签说不通。"她不可能是精神病，因为她的生活没有以预期的方式崩溃瓦解。诊断的先入之见因此构成了偏见的载体：患有精神分裂症的人必须表现出明显的解体，并且无法吸引配偶。

这些关于精神病的僵化观念同样存在于精神分析学界。俄罗斯贵族谢尔盖·潘科耶夫（Sergei Pankejeff）1910年第一次去见弗洛伊德，经过四年的治疗后，弗洛伊德将这个病人的案例记录了下来。潘科耶夫在一个重要梦境中梦见一群狼可怕地盯着他，由此以"狼人"的称号出名。后来他又回到弗洛伊德那里做了一段短暂的分析，之后在卢斯·麦克·布伦丝维克（Ruth Mack Brunswick）那里继续分析，她将他诊断为偏执狂（paranoia）。尽管有充分的临床证据，这个诊断还是令新一代的分析家难以接受。美国分析家穆丽儿·加德纳（Muriel Gardiner）很了解潘科耶夫，她对这个诊断提出异议的理由是"他给我留下了非常有条理、非常可靠的印象，他的穿着总是得体又仔细，对人彬彬有礼，善解人意"。这个态度和鲁尔曼的访谈对象一样带有偏见，似乎患有精神病的人必须以一种明显的、恼人的方式维持精神病的状态，最重要的是，他们没有权利过丰富、忍耐、有序的生活，甚至没有权利认真打扮自己。

这些偏见似乎源于对克雷佩林观点的采纳，他认为精神病存在一种由其晚期状态定义的慢性恶化，如果是这样，那么我们应该记得，克雷佩林自己以及同时代的精神病学家后来也质疑这些观点。一些母语是英语的精神病学家没有读过克雷佩林的德语原文，以为早发性痴呆正如它的名字所暗示的那样：是一种始于青春期（早发性）并会恶化（痴呆）的疾病。然而克雷佩林在他的第八版教科书中承认，这个术语用得不恰当，他和布鲁勒对他们最初的悲观预期都不再持绝对态度，并承认了积极发展和改变的可能性。

克雷佩林承认，"疾病"可以被抑制，或者，在某些案例中实际上可以被"治愈"，这指的是"一种完全的和持久的康复"。伊曼纽尔·雷吉斯（Emmanuel Régis）谈到了一种"并不痴呆的早发性痴呆"，并补充说，克雷佩林的悲观主义可能是由于它的框架以医院为基础，而不是以其他医生在城市中的实践为基础。克雷佩林的许多同事也批评"痴呆"一词的使用，因为这个词的含义是心智能力的长期损坏和精神衰退。

在法国，菲利普·夏斯兰（Philippe Chaslin）对早发性痴呆概念提出了一个精彩绝伦却被忽视的评论，他提议用

"不协调的疯狂"这一概念作为替代，强调临床治疗中的可治愈性和可改善性。"痴呆"一词暗示了一种病态的器质性过程，而他指出，有些病例在青春期或成年早期发作并迅速恶化，另一些则不然，虽然两者最初的症状表现相同。和其他许多精神病学家一样，夏斯兰坚持认为精神病患者可以保留他们所有的心智能力，这再次质疑了克雷佩林最初构想的含义。问题不在于器官的功能（如记忆或意志），而在于不同官能之间的关系：换句话说，在于它们之间的不协调。

因不协调而形成的症状当然可能恶化，但它们同样可能好转或完全消失。也许有些人会感到惊讶，尽管对于克雷佩林概念的简单化理解遭到了如此多的批评，尽管流行病学家和那些"幸存者"组织努力强调积极的预后，一种诊断的悲观主义如今却依旧伴随着我们，无论是在咨询室，还是在医院的病房。虽然我们应该更明智，但如今的风险社会强化了这些偏见。无论是公共医疗服务，还是私人医疗服务，诉讼的可能性都变得非常之大，临床工作者经常不得不向患者及其家属介绍病情可能发生的最坏情况。他们的托辞是"科学"的语言，即我们如今极为珍惜的能产生统计数据的临床试验和研究。不乐观的结果以坦率的人道主义方式被传达，却没有意识到作出预后本身可能会对患者产生的重大影响。当一位稳定了两年的躁郁症患者被告知，统计数据表明他很有可能在未来6—12个月内复发时，这会对他产生怎样的影响？

与"痴呆"一词所暗示的衰退印象相反，20世纪早期的许多精神病学家发展了他们对一种疯狂的观察，这类精神病主体的所有官能都完好无损。如果有思维障碍，它只有在接近特别敏感的区域时才会变得明显。因此，丹尼尔·保罗·施瑞伯（Daniel Paul Schreber）仍然可以敏锐地表达法律论据和专业知识，尤其是在涉及自身监护的情况下。这位德国法官关于自己的"神经症"的回忆录于1903年首次出版，他相信自己正在被转化为一个新种族的创造者，居住在一个由神圣光芒和丝线组成的奇异宇宙中。他能够用法律论据和个人陈述来让法庭相信，他应该从精神病院中被释放出来，继续负责自己的工作。

弗洛伊德在讨论施瑞伯案例的时候观察到，我们所认为的疯狂的那些定义性特征，如妄想和幻觉，实际上并不是原初症状，而是继发症状。与其说它们是疯狂的构成要素，不如说它们是对疯狂的反应，是自愈的尝试，布鲁勒、荣格、拉康和温尼科特都会同意这一点。试想，如果你身边的人开始没理由地窃窃私语，散布关于你的失德和性行为的恶意八卦，接下来会发生什么呢？你必须得构想一个理由。一位女士解释道，如果不是意识到有一个道德败坏的替身穿着她的衣服假装是她，她又如何能理解所有那些关于她的可怕流言。与其说这是疯狂的怪异流露，不如说这是一个具有解释力的假设，这并非精神失常，而是理性对精神失常的反应。也许这是个好主意。因此，正如伊拉斯谟和帕斯卡尔的著名论断，疯狂和理性并不是对立的，而是同一的。

但为什么一开始会有流言蜚语？随着这个逻辑推理过程的继续，一个妄想体系可以被构建出来。例如，那个替身被安排到这里是为了破坏她的名声，从而确保她无法继承遗产。如果电视或收音机开始说话，它是为了提醒这个人一些事情，或者可能是为了让他对抗什么。制造这些电器的工程师转而可能仅仅是其他某些力量的代理人。思考在这里并没有真正紊乱，只是比日常的思考更为有序：如果是其他人听到一个声音，他们或许只会认为这是疲劳的结果，随后继续自己的生活。但是精神病主体会认真对待这些事情。在查尔斯·拉塞格①和德·克莱朗博这样的精神病学家看来，精神病患者可以是理性推理的大师。他先是听到了声音，然后用绝对完好的推理能力来理解它们。

因此，妄想可以是尝试理解自身经验的一种方式，利用自己所能运用的所有推理演绎的能力来寻找答案。用G. K.切斯特顿（G. K. Chesterton）的话来说，疯子失去了一切，唯剩他的理性。这样的思维过程通常只会在隐秘的情况下进行，很少会被传播出去。早期精神病学家讨论的许多其他案例都呈现出了非常能干、聪明和善于表达的主体形象，他们谨慎坚持着神秘的、性的、宗教的或被迫害的信念体系。这些"从容的"案例挑战了将疯狂视为一种有机的心理分解之观点，然而在整个20世纪，他们越来越少地被关注到。对他们的研究从主流的精神病学转移到了

---

① 欧内斯特-查尔斯·拉塞格（Ernest-Charles Lasègue），法国精神病学家，对妄想和心身疾病有过许多研究。

存在主义、现象学和拉康学派的精神分析与精神病学。考虑到早期对此类精神病的关注，我们该如何解释这种兴趣的变化呢？

这个问题有三个主要答案：首先是偏执狂这一诊断类别的命运，它是"安静的疯狂"的最好例证；其次是药理学对精神健康状况的影响；最后，是以20世纪80年代的生物精神病学为特征的诊断程序的彻底修订，它实际上移除了精神病研究中的意义问题。这三个因素导致对日常精神病的研究逐渐消失，它曾经在20世纪早期的精神病学中是那般显著存在。尽管最近在一般人群中所做的精神病现象（如听到声音）的调查研究有助于对抗这一趋势，但它们的统计数据徘徊在2%到30%之间，低估了"安静的疯狂"发生的频率和隐蔽性。

偏执狂的问题曾一度将疯狂与正常能否共存的争论推至顶峰。克雷佩林在描述"真正的偏执狂"时提出了两个定义性的特征：妄想思维，所有心智功能与智力的显著留存。妄想通常伴随着夸大的或迫害的想法，并与清晰无损的思想和行动相结合。虽然克雷佩林曾认为它是慢性的和不可逆的，但他在多次受到批评后也承认，存在其他形式的偏执狂，事实上，在后来的一篇文章中，他将偏执狂描述为一种"精神扭曲"或"畸形"，而非一种"疾病过程"。但是，一个人的官能在这种情况下为何还能保存得如此完好？

这一问题的答案随着偏执狂被同化进精神分裂症的异质性群组而逐渐变得模糊。偏执狂曾经在医院诊断中占了很大比例，而精神分裂症诊断的普及非常迅速地吸收了它。

亨利·克劳德（Henri Claude）这样的精神病学家曾警告过不要混淆偏执狂（paranoia）和偏执状态（paranoid state），但这一区分被削弱，并经常被置于视野之外。我们可以在拉康的论文《论偏执狂精神病与人格的关系》（"De la psychose paranoïaque dans ses rapports avec la personnalité"）的标题翻译中看到这一点：虽然拉康在写这篇论文的时候，已经很清楚"偏执性精神病"（paranoid psychosis）和"偏执狂精神病"（paranoiac psychosis）之间的精神病学区别，但标题中的第一个短语却经常被翻译为"偏执性精神病"。任何一种精神紊乱都可能产生偏执状态，但偏执狂本身是带有区分性的诊断类别，它涉及构建一套稳定的信念体系，并指定一个迫害者。然而，很迅速地，偏执狂失去了它作为诊断的尊严。

精神病学家罗伯特·高普[①]和他的学生在德国图宾根大学研究的恩斯特·瓦格纳（Ernst Wagner）案例，在这里具有特别的意义。瓦格纳是一位很受尊重的教师，一个有教养、有智慧的男人，他过着井井有条的生活，从未引起过医学或精神病学方面的关注。然而，在1913年9月4日的晚上，他冷静地割开了妻子和4个孩子的颈动脉，然后从斯图加特乘坐火车前往米尔豪斯，在那里连续纵火后，他用绑在手上的枪朝着所有他能看到的人开枪，打死了9人，打伤12人。

---

① 罗伯特·高普（Robert Gaupp），德国精神病学家，神经学家，曾与埃米尔·克雷佩林共事，后任图宾根大学精神病学教授。

这场引人注目的暴力突发事件自然登上了新闻头版，并燃起了对"精神不健康"的一连串仇恨。人们认为瓦格纳是在精神失常的急性发作状态下疯狂杀人的，但高普勇敢而坚持地证明了，这个男人一直感觉自己承受着难以忍受的迫害，事实上他已经为这场谋杀计划了数年，正如他的笔记和日记证实的那样。高普调查的这些被书写下来的证据是极有用的财富和资料，它追溯了一个人在最终感到被迫要实现其谋杀计划之前数年的精神发展。这位精神病学家做出了最大的努力来挑战对瓦格纳的妖魔化，他说出了事实：瓦格纳和他的诋毁者们一样，是一个自身行动可以被解释的人，不需要求助于诸如"魔鬼"一类的观念。

对高普来说，这个案例的概念性价值在于它揭示了偏执狂完全可以与社区的正常生活相容。毕竟，瓦格纳有着持续至少 20 年的妄想，却能很好地扮演一个好市民和家庭好男人的角色，而没有明显的疯狂迹象。这与克雷佩林式的简化观点相悖，即偏执狂是一种不受生活事件影响的潜在发展过程。直到 1913 年 9 月 4 日之前，谁也没有想到会出什么问题。他在那晚杀掉了所有家人，然而就在前一天晚上，他还像往常一样彬彬有礼，与另一位老师的妻子和女儿寒暄了几句，尽心尽力地履行了自己的职责。

那些书面文本连同高普对他的访谈，呈现出了谋杀的逻辑。瓦格纳在 18 岁的时候开始手淫，这预示着一场自我折磨的灾难。他确信其他人能从自己的外表看出那罪恶的秘密，并将周遭人的言论解释为对这一秘密的暗指。1901年，他在米尔豪斯（Mülhamsen）获得了教职，尽管他在这个地方有各式各样的异性关系，但手淫仍在继续。一天夜里，从一家小酒馆回家的路上，他与几只动物发生了某种性接触：尽管高普多年来一直在询问，但关于他到底做了什么仍然没有一个详细的解释。没有人看到瓦格纳的行为，但他觉得自己对全人类犯下了罪。那晚之后，他在被迫害的极度痛苦中四处游荡，他将无意中听到的谈话解释为对他的行为的暗指，并感受到了当地人的笑声和嘲弄。他变成了被取笑的对象。

瓦格纳知道，如果他要报复就会丢掉工作，倒不是因为自己的攻击行为，而是因为他的罪行将会被人所知。他开始随身携带一把装满子弹的手枪，以防警察来找他，甚至在自己的婚礼上，他也会把枪藏在夹克里。婚姻并不足以缓解他的绝望，瓦格纳意识到他必须杀了自己的家人，因为孩子可能会携带他的性异常病菌。他觉得自己是米尔豪斯人蔑视和嘲笑的对象，当这种感觉蔓延到邻近的村庄时，他买了更多的枪，练习并计划着他的复仇。随着被迫害的感觉与日俱增，瓦格纳终于申请了调岗并搬到了斯图加特（Stuttgart），但即使在那里，他也开始相信自己的罪恶已被他人所知，并被嘲笑。他说，他必须杀掉米尔豪斯的那些人，以阻止流言。

但首先，出于同情，以及为了阻断不良遗传留下的污点，他必须杀了家人。孩子们不得不带着父亲的耻辱生活，这种想法让他无法忍受，因此杀了他们会让他们摆脱这种痛苦，同时也能消除他留在这个世界上的罪恶痕迹。随后，他将前往米尔豪斯纵火，并射杀他在那里的敌人。

谋杀由此被划成了两类：首先是对家人的利他主义谋杀，然后是对迫害他们的报复性消灭。两者共同承担消除错误的任务。

高普对这个案例的细致重构展现了偏执狂这一疾病何以在多年间持续发展，并对病人生活中的事件做出反应，它并非简单地遵循着一个预先确定的过程，同时，它的运作似乎在一定程度上可以独立于表面的行为。瓦格纳是一位受人尊敬的男士，一个好教师，也是社会的正常成员。他没有显示出任何我们可以将之与"精神疾病"相联系的紊乱，而高普的学生，如恩斯特·克雷奇默①，会将这些想法发展，强调生活经验在影响偏执狂病程方面的作用，并与当时许多同行持有的完全生物决定论相抗衡。拉康在1932 年发表以偏执狂为主题的博士论文时，发展并改良的正是这一传统。

然而，偏执狂作为一个诊断类别，在第二次世界大战过后很快就从西方精神病学中消失了。到了 1973 年，《英国精神病学杂志》（*British Journal of Psychiatry*）已经将它称为"一个过时的类别"，它的实质形式弱化，成了用以修饰的形容词：我们有"偏执性精神分裂症"（paranoid schizophrenia）、"偏执性人格障碍"（paranoid personodity disorder）和"偏执性反应"（paranoie reaction），但没有"偏执狂"。曾经在"偏执狂"和"偏执性"之间的区分已

---

① 恩斯特·克雷奇默（Ernst Kretschmer），德国精神病学家，以研究体态、体质与人格特征的关系闻名。

经消失，前者于 1994 年从最有影响力的教科书《精神疾病诊断与统计手册》（DSM）中被剔除，而且，尽管有少数捍卫者，但它在主流精神病学中亦不再被视为一个独立的类别。是因为强调表面行为的新做法恰恰导致了对不可见之物的失明吗？我所说的正是高普如此详细记录的安静形式的疯狂。

药理学的发展无疑在偏执狂的消失中起到了重要作用。新型的药物治疗似乎提供了惊人的希望，抗精神病性药物将重新定义精神病学的任务。人们通常认为，这一转变的关键时刻是 20 世纪 50 年代早期对氯丙嗪①的初次使用，它提供了新的平静，以及与世界保持距离的可能：一种"冬眠疗法"，这正是它最初的叫法。那些棘手的、激动的病人将变得沉默且无法动弹。此类治疗强调的是对表面行为的改变，而不是对根深蒂固的深层问题的识别，尽管在最初，这些药物中有许多被视为让心理治疗得以进行的工具，而不是具体的替代方案。

对精神类药物有许多具有说服力的批判之词，但我不想在这里详细讨论这些论据。我们只需要注意许多精神安定剂（neuroleptics）所具有的严重且长期的副作用：顺从、被动、糖尿病、帕金森类症状、牙齿病症、体重增加、流

---

① 氯丙嗪（chlorpromazine），也被称为冬眠灵、氯普马嗪，由法国科学家夏庞蒂埃在 1950 年合成。氯丙嗪是第一种被归类为抗精神病的药物，在当时显示出了惊人疗效，以至于接下来的几年里，许多其他旨在治疗精神病和精神分裂症的药物被引入。

诞以及语言表达问题，我仅仅是列举几例。这些药物也被证明对高比例的病人（高达三分之二）不起作用，并且，如果你服用它们，复发率和再次入院率会比不服用的病人要高。一些批评者认为，那些规律服用抗精神病性药物的人，其寿命有缩短 25 年的风险，不是由于自杀，主要是由于心血管和代谢问题导致的死亡。

值得注意的是，抗精神病性药物的这些副作用在被承认时通常被认为是负面的。顺从、被动以及个体认知过程的全面钝化，都被视为更大获益所付出的代价。然而在本世纪初，这些特征恰恰是药物治疗的目标。从胰岛素休克疗法到戊四氮注射再到电击疗法，早期医疗干预的发展都是为了破坏或强力损害大脑所谓的"高级功能"。毕竟，正是这些高级功能导致了精神病的症状。一位精神病学家在 20 世纪 40 年代曾说，治疗应该以"瘫痪大脑"和"削弱记忆"为目的。

实际上，电击疗法发展过程中的尤里卡时刻①诞生于乌戈·切莱蒂②看到电流能够被用来击晕屠宰场动物的时候，电流没有流经全身——他之前一直是这么做的——而是仅仅经过头部。让大脑变得迟钝是目的而非副作用：电击治疗就像是给失灵的瑞士手表来上一脚，让它恢复正常

---

① 尤里卡时刻（Eureka moment），这个词源自古希腊科学家阿基米德。传说阿基米德在洗澡时，突然发现了测量物体体积的方法，于是兴奋地大喊："Eureka! Eureka！"在古希腊语中，"Eureka"的意思是"我找到了"。这个故事后来被用以形容突然理解一个以前无法理解的问题或概念的时刻。

② 乌戈·切莱蒂（Ugo Cerletti），意大利神经学家，精神病学家，于 1937 年发明了精神病治疗中使用的电休克疗法（ECT）。

运转。它能够缓和症状，也能让病人更容易相处、更安静，也更服从。例如，戊四氮（Metrazol）会让人产生明显的情感深度缺失、逃避人际交往和自我观察能力的下降；如库尔特·艾斯勒（Kurt Eissler）指出的，这些特征会让病人成为更容易被社会接受的个体。

在药物扩张的时代，许多精神病学家在写作中也有所观察，其观点在今天看来与当时同样犀利。对精神病主体的心理治疗通常漫长且困难，很折磨人，而且还缺少我们可能会联想到的传统医学治疗所带来的那种满足感。一个病人能够通过医疗行为明显好转，这必然要好过只能在多年工作后以回溯形式追踪其变化的方法。而且，他们指出，许多被诊断为精神分裂症的患者状况未能改善，这一事实必然会引起主治医生的反感。由此，麻醉大脑的药物疗法就像它们的前身，如胰岛素休克疗法和电击治疗一样，可以被视为一种无意识形式的报复：在对患者有意识的悉心关注之外，还有一种无能和挫败的感受。某种程度上，这些治疗是对病情没有好转的惩罚。如杰拉尔·波米耶（Gérard Pommier）观察到的那样，今天的药物被贴上的标签不是"抗精神病"（anti-psychosis），而恰恰是"抗精神病性"（anti-psychotic）①，仿佛需要消除的是精神病患者本身，这是一种偶然吗？

这个维度当然可以增加它们的功效。一位女士开始感

---

① 在 20 世纪初期的精神病学语境中，"psychotic"一词不仅被用于描述症状，也被用来直接指代精神病患者。

觉"整个世界都在针对她"：街上的人在监视她，密谋着一些事情，广播和电视在谈论她。两年前，她嫁给了一位年龄很大的男士，一个富有的古董商。在嫁给他之前，她已经在他家里做了 25 年的家庭教师。新婚丈夫的家人和孩子显然都非常赞同这桩婚姻，这使得她在社会和经济层面都得到了跃升。精神病是在一个特定时刻触发的：她收到了一张以她的名义寄给她的支票，是她丈夫安排的。她感觉自己正在从新处境中获益，剥夺了本该属于孩子们的东西，无论他们曾经是多么慷慨和善解人意。似乎是通过投射，这种罪疚立刻就转变成了一种迫害感。一个疗程的电休克治疗带来了显著的改善，一段充满爱意的、"正常的"家庭生活随之而来。我们很难不把这个幸福的结果与这种治疗的性质联系起来：她所经历的电击，难道不是对她罪行的充分惩罚么？

对于电休克和戊四氮等物理治疗的许多早期研究发现，它们的疗效与病人和医生赋予它们的心理意义之间存在着密切联系。尽管使用的方法大为不同，"结果"却惊人相似，并且与实施的意图有关，即治疗师是有着强烈的期待，还是只把它当作例行公事。在这一点上，早期研究中最重要的教训之一总是会被遗忘：各式各样的休克疗法对身体的影响与情绪休克的影响大致相同。这表明重要的并不是物理程序的细节，而是它对病人的影响——它对他们意味着什么。曼弗雷德·布鲁勒指出，一项研究甚至表明，截肢可以产生与脑白质切除术（leucotomy）一样的"良好"效果。

如今，同样的原则仍在起作用，这一点毋庸置疑。药物不是在真空中被服用的，它们构成了交互的一部分，会对病人产生影响。说药物有效并不能说明什么，因为它们确切的作用差异很大。药物的成功故事或许更多地与公共关系有关，而非与科学进步有关。奇怪的是，第一代抗精神病性药物从来都不是有针对性的研究成果。它们都是偶然发现的：氯丙嗪曾是用于麻醉的镇静剂；利血平（reserpine）曾被用来治疗高血压；异丙烟肼（iproniazid）曾经是治疗肺结核的欣快剂；而尿酸锂（the urate salt of lithium）曾被用来镇静实验豚鼠。

临床医生注意到了这些药物的镇静和钝化作用，开始考虑将它们作为"抗精神病性"药物使用。这些使人麻木的特质将会在之后被推销为"治愈"或"治疗"的说辞。历史学家揭示了制药公司的公关部门如何将药物从化学抑制剂精心包装成了精确疗法。信息很明确：精神科医生在荒野中等待了数年的治疗方法终于到来了。

这包含着对早期疗法的遗忘，这种遗忘是很方便的。在科学的支持下，一直以来都有精神疾病的"治疗方法"呈现给大众和行业。直到上述药物在 20 世纪 50 年代出现并让医生们看到了曙光，他们才开始怀疑自己之前的做法是否正确。从 20 世纪 30 年代末开始，许多精神科医生就对胰岛素休克疗法的疗效非常确信，包括后来的戊四氮，他们认为它是康复的必经之路。氯丙嗪之所以如此神奇，并不是因为它比早期疗法要有效得多，而是因为如今的公关公司更为专业。倾向性叙事现在是一门大生意，有充足的员工来做这件事。

公共关系也试图改写社会变革的历史，这些变革据说是药物带来的。我们被告知，精神病患者现在能够在医院外继续过他们的生活，而过去40年间发生的精神病的去机构化也依赖新药物的医疗支持。如一个评论员指出的，新药物"使得绝大多数精神疾病能够在患者所在的社区得到成功且迅速的治疗，并能让患者重新在社会中发挥作用"。然而，历史学家已经证明，去机构化的倾向不只是新型药物治疗的结果。早在1954年氯丙嗪到来之前，社会和社区精神病学的变化（如开放政策）就已经开始清空疯人院的床位了。

在20世纪60年代的美国，新的医疗补助和医疗保障法为替代疗法提供了补助，疯人院开始将病人送往疗养院。社会福利法案也提供了残障津贴，因此医院将更多的病人送往了寄宿公寓和福利院。所有这些改变都发生在氯丙嗪和第一代精神安定剂问世大约10年后，这一点削弱了它们之间常被认为的因果关系。确实，从60年代中期一直到后期，越来越多的病人搬到了社区，但人们也观察到，越来越多的精神病主体开始出现在监狱或街头。与医院相比，这真的是一个更好的选择吗？而如今，尽管发现了氯丙嗪及其后继药物的作用，被诊断为精神病的人数却已经猛增了5倍。

我们也能在60年代看到药物法规的重大变化，当时的法规要求每一种新的化学制剂都要明确说明其活性成分、预期效果以及起效时间。这意味着一种新的表面精确性。

药物必须通过昂贵的试验，以证明它们比安慰剂和用于同一组病人的其他药物更有效。同样的，它们宣传要治疗的疾病必须有定义明确的轮廓。在这样的形势下，精神病学史学家一致认为，很大程度上是制药业创造了新的诊断类别。每一个新类别都带来了一种新药，创造了细分市场。

这种转变产生了显著的后果，历史学家以惊人的先见之明预测到了这一点。这些药物对可见的、破坏性的精神病症状起作用，久而久之，它们本应治疗的实际的"疾病"依照药物的效果被重新定义了。与其说药物是打开疾病之锁的钥匙，不如说疾病被定义成了适合这把钥匙的东西，就像灰姑娘的舞鞋一样。我的一位患者最近去看了精神科医生，在谈话结束时他询问了自己的诊断。那位精神科医生回答说需要等一段时间，看看他对开的药有什么反应。这正是历史学家曾预测到的情况。如人类学家安德鲁·莱考夫（Andrew Lakoff）观察到的那样，相比于询问"这是双相障碍还是精神分裂症？"，问题变成了"这是锂的反应特征还是奥氮平的反应特征？"。药物已经开始定义疾病：与其说是寻找适合某种疾病的药物，不如说是寻找适合某种药物的疾病。

对药物的新关注，以及药物实际上塑造疾病的力量，将研究的方向转向了那些药物可以对其产生作用的症状。这意味着早期精神病学家非常感兴趣的安静形式的疯狂被忽视了，因为大多数这样的病例并不会展现出扰人的症状，也不需要药物治疗。毫无疑问，那些被早期的精神病学家和如今的拉康学派视为"未发作的精神病"的病例，并不会被今天的大多数临床医生诊断为精神病，原因很简单，他们接受的教导让他们将精神病看成了另一种东西：与可见反应相关联的一组有限现象。

随着诊断分类被改写为一系列基于生物学的脑化学问题，高普和欧陆其他精神病学家极为关注的谨慎的偏执狂已经在很大程度上被遗忘了。药物的显著成功让精神病学对精神病在没有药物治疗的情况下可能的变化与发展，以及可能建构的补偿机制失去了兴趣。短期研究代替了老一辈医生二三十年的研究，这使得我们更难以看到那些人随着时间推移，会如何创造他们自己的解决方案和稳定精神病的方法，此外，这还会引入新的危险。

通过钝化个体的精神功能，药物治疗威胁了精神病主体构建自发性防御以对抗其疯狂经验的能力。一旦我们将精神病看成一种涉及建构和创造的工作，这里就存在一个真实而严肃的风险，即长期用药会不可挽回地损害这一工作。事实上，一些研究已经注意到，过去40多年里病人的改善程度逐渐下降，似乎他们的精神麻木阻碍了真正且持久的稳定化过程的发生。讽刺的是，公众在对精神病的认知中，往往会将抗精神病性药物实际存在的副作用（如流涎、抽搐、嗜睡）等同于精神病本身的主要症状。

看似成功的药物促进了重点的转移，从不通过药物治疗也能好转的过程转移到了其他方面。精神病主体如何逐渐找到一种平衡？与此有关的研究日渐减少。疯狂的医学化和沿着管理与官僚主义路线发展的国民医疗体系，意味着疯狂仅仅被视为一种需要用药物治疗的医学问题。渐渐地，资金从许多致力于为精神病患者创造治疗性环境的开放与进步的项目中撤了出来。精神科医生和病人的接触时间也极大缩减，这一事实将对精神病的理论和治疗产生灾难性的影响。如今，许多国家的医生与每个病人接触的时间少得令人尴尬，其中一些平均时间仅为每年 1 至 1.5 小时。

美国精神病协会（American Psychiatric Association）官网很好地展示了精神病医学化观点的主导地位，直到 2008 年，你都可以在上面看到精神科医生研究病人大脑 CT 图像的照片，其中大多数都穿着白大褂或外科手术服。这是许多人梦寐以求的至高无上的科学化精神病学，病人被缩减为一个大脑，成为精神科医生专业目光的对象。然而，正如理查德·本托尔（Richard Bentall）所说，且不谈对于一个与病人没有身体接触的医生来说白大褂并没什么明显的用处，唯一身穿手术服的精神科医生其实是那些做前额叶白质切除手术的医生，"这是这个行业一直急于忘记的一个外科手术"。

到了 20 世纪 70 年代晚期，疯狂越来越等同于那些可见的症状，药物将它们视为自己的目标。自然地，强调可见性意味着大量的偏见和价值判断会发挥作用。皮埃尔·珍妮特（Pierre Janet）在 20 世纪早期就已指出，相比于一个明显贫穷的患者，一个有钱的患者会得到不那么"严重"的诊断，而如今，人们也通过一系列著名的实验发现，那些抱怨自己想法离奇的衣着讲究、善于表达的人，比抱怨着相同症状的衣着寒酸、口齿不清的人更有可能被描述为"古怪的"，后者则更有可能被诊断为精神分裂症，被扣留在医院并接受药物治疗。

戴维·罗森汉（David Rosenhan）在他的著名研究中安排了八个"心智正常"的人——三个心理学家、一个儿科医生、一个精神病学家、一个画家、一个家庭主妇，以及作为心理学教授的他自己——到美国12所不同的医院就诊并争取住院。八个人之前没有任何症状，他们得到的指示是，就诊时要抱怨自己听到了一些声音，内容是"空虚""空洞"和"砰"这三个词。在这之后，如果被确诊，他们只需要像往常一样行事，不用再报告那些声音的出现。事实证明，这一切都比预想的要容易。除一人外，其余七人都被诊断为"精神分裂症"，他们的住院时间从一周到将近两个月不等，所有人出院时都被诊断为"精神分裂症缓解期"。医生给他们开了多种不同药物，数量接近2100片。令人惊讶的是，医院的工作人员似乎没有意识到这些人是"伪装的病人"，而住院的人却常会怀疑他们，一个病人就曾说过："你没有疯。你是一个记者。"

报告了这些初步发现之后，罗森汉又和一所重要的科研教学医院的工作人员说，他将在未来三个月内的某一时间再次进行这个实验。工作人员被要求根据入院患者可能是伪装病人的概率来对他们进行评估。有83个病人被一个或多个医生认为是伪装的病人，但事实上，在自己的双重虚张声势之下，罗森汉一个新招募者也没有安排，没有任何人被派去医院。尽管如此，所有的诊断却都已经作出了。他并非想否认精神痛苦的严重性，这个研究是为了挑战一个假设——理智和疯狂可以被十分清晰地区分。

这种可变性不仅反映在珍妮特观察到的经济状况方面，它也是跨文化的。向美国和英国的精神科医生播放同一个病人的影像片段，他们会得出极为不同的诊断。美国的精神科医生诊断精神分裂症的可能性是英国同行的两倍之多。20 世纪 60 年代至 70 年代早期的一系列研究也得出了类似结果。在一段影片中，一位年轻女士抱怨自己那不太严重的焦虑和抑郁症状，以及她想当演员的抱负受挫，观看的美国精神科医生中有三分之一将这位女士诊断为精神分裂症，但没有一位英国精神科医生作此诊断，他们更喜欢用"情绪不稳定"这样的术语。相比他们的美国同行，英国精神科医生一般较少作病理性的诊断，只有一种情况例外：他们诊断躁郁症的频率要高得多。我们可以想象，当一个人热烈地想要沟通，打破了司汤达所描述的"隐士之国"非常看重的距离和含蓄的文化礼仪时，淡定地抽着烟斗的英国精神科医生会作出什么样的诊断。

不同的文化和传统会以不同的方式作出诊断，这很明显。精神病分类的全球化还没有到来。随着这些差异被公开，以及新的药物立法的推动，寻找一个完全"客观的"精神健康诊断系统的需要愈发强烈。新的临床类别必须国际化，如此一来，市场就不再局限于某个地理区域，同样的症状在世界各地会形成同样的诊断。对表面症状的强调将会在很大程度上重新定义精神病学的工作，行为的甚至是穿着的外在可分类特征，据说可以超越研究者的偏见。关注外部症状实际上意味着个体自身经验的价值被降低了：重要的是他们有什么症状，而不是他们如何处理这些症状、如何看待它们，以及如何为自身的经验赋予（或不赋予）意义。

由此产生的 DSM 分类系统巩固了对于表面性和可见性的强调。这本教科书的每个版本都卖出了数十万册，对世界各地的精神病学实践和医学教育影响巨大。它被许多人视为黄金标准，书中列出了各种精神障碍，并解释了如何诊断它们。障碍主要根据行为来定义，因此我们生活中那些可见的、外在的部分被用来定义临床的类别。如果你紧张且腼腆，这种表现并不会被视为某个有待发现的潜在临床类别的症状，它本身就已经成了一个临床类别：社交恐惧症。

对于每一种所谓的"精神疾病"，DSM 都会列出若干外显症状，如果你符合了十个症状中的五个或六个，你就会被诊断为该疾病。例如，在分裂样人格障碍（schizoid personality disorder）的定义性特征列表中，其中一个症状是"不修边幅"。当我们意识到外部行为的定义构成了诊断系统的一部分时，其中的荒谬就变得令人担忧了，如果它能让一些人获得治疗和保险给付，它便能限制和分隔另一些人，并严重影响他们的生活。我们稍后会看到，这种强调用外部行为特征来定义人类的做法，其本身甚至有可能就是精神病的一个症状。

复杂的心理因果关系的理念，甚至是内在生活的理念都已不复存在。对于 DSM 来说，只存在两种病因：生物学的和与压力相关的。新诊断依据的是观察者能迅速将其分类的表面症状，而不是经过相当长时间才能得出可靠诊断的潜藏结构。如一位美国精神病学家所言：使用不断扩展的 DSM 诊断系统，就像是在分解感恩节火鸡时，根据其羽毛而非骨骼结构来下刀。

这个颠倒带有一种奇怪的讽刺。对疯狂的流行看法偏重于行为，毕竟这些行为很不合理：谈话时说出古怪的话，妄想观念，感情基调的突然变化。疯狂与依照惯例的预期行为之间的断裂定义了自身的特征：换言之，它脱离了某种合理性。如此，自然会有人认为对疯狂的研究应该从意义问题着手。然而，在以症状为基础的新范式中，意义和精神病主体的内心体验越来越不重要。最近一项调查研究了美国全科医学文献数据库（MEDLINE）中已发表的关于精神分裂症的论文，结果显示只有 0.17% 的论文与患者的主观体验有关。

DSM 影响巨大，就早期精神病学中那些有价值的理念而言，DSM 对它们最为明显的侵蚀或许便是瓦解了症状与结构之间的区别。任何人都可能有抽搐、失眠、恐惧症或进食障碍，但它在他们生活中占据的位置需要细致探索。例如，如果一个青少年停止进食，我们可能会发现这是因为她对一个同学有着浪漫的白日梦：她可能在想象，自己越瘦，就会越可爱。但在另一个案例中，拒绝进食或许是因为她觉得食物被下毒了，或者是她感觉自己的身体就像一个无法填满的洞。以同样的方式治疗两者并不明智，诸如厌食症的诊断亦毫无帮助，因为它将表面症状（对食物的拒绝）等同于障碍本身，而不是将一者视为另一者的症状。在 DSM 之前的诊断系统会将厌食症视为一个潜在诊断类别的症状，而不会让它自身构成一种诊断类别。

对失调的表面行为的识别消除了表面与深层之间的区别，自然会导致越来越多的临床类别：人类状态的方方面面如今都可以成为一种障碍。反过来说，循规蹈矩的表面行为也可以隐藏潜在的严重问题。例如，让我们想一下哈罗德·希普曼（Harold Shipman）案件，他谋杀了超过 250 个人，却作为受人尊敬的全科医生工作多年，在工作的社区享有良好声誉。他加入了地方学会，尽可能地参加当地组织的所有继续教育项目。他紧跟最新的医学研究，并维持着一个广受欢迎的繁忙诊所。他和蔼可亲、善解人意，也是一个绝佳的倾听者。然而，与此同时，他小心翼翼地杀害了许多病人。精神病专家在问询他的时候，找不到任何"精神疾病"的明确指征。

这一结果的荒谬性应当使我们意识到，用于精神健康诊断的 DSM 系统完全脱离了轨道。希普曼没有任何疯狂的明显症状——如我们在电影和主流精神病学手册中看到的那些——但这并不意味着他没有疯。事实上，早期精神病学传统关注的正是这种疯狂，它探索了疯狂的灵活性，这一传统能帮助我们精确定位希普曼的精神病，提出可能触发它并导致谋杀的因素。我们将会看到，真正重要的是发掘精神病主体在言说自身经验时呈现的逻辑。

诊断不能基于外部行为和表面特征，它依据的是两者在语言中的表达。一个在天主教文化中长大的少年有一天早上在教堂看到了圣母玛利亚的幻影，但这本身并不能说明什么。如埃斯基罗尔[①]所言，它是不是真正的幻觉，取决于这个画面如何被解释，这个人在辞说中为它赋予什么意义：它是会被理解为指向自己的神迹，还是会被理解为熬夜或迷糊状态的意外影响？

倘若我们认识到了这一事实，疯狂便永远不会被缩减为外部的、引人注目的症状。在这种情况下，思维不会被视作紊乱的，而是遵循着一种"理性"确实可能缺乏的严谨。诊断不能经由外部行为的分类，而只能通过如下方式作出：倾听这个人对其生活事件的看法，认真对待他们在言说中的位置以及他们自己发展出的逻辑。在这一传统中，正常和疯狂更多地被同化，而非被对比。那么，什么是疯狂呢？为了定义它，我们需要什么样的概念？如果疯狂不能与正常相对，它的对立面又会是什么？

---

① 让-艾蒂安·多米尼克·埃斯基罗尔（Jean-Étienne Dominique Esquirol），法国精神病学家，师承现代精神病学之父菲利普·皮内尔，是最早区分幻觉与错觉的人之一。

第二章

基 础

为了更进一步，我们需要引入一些精神分析的基本概念。它们将推动我们继续探索精神病的特殊性：它是什么，它来自何处，它所能采用的形式。若要从最简单处出发，那便是防御的概念。弗洛伊德在 19 世纪 80 年代的早期著作中主张，人类痛苦的绝大部分联系着我们对不安想法或形象的防御方式。如果我们经历了一个创伤情境或产生了一个令人不快的想法，我们会倾向于做点什么。不能只是把它留在意识中，它会在那里持续地影响我们，因此我们试着转化它。这种尝试有一个众所周知的方式：只要忘记它曾经发生过就行了。我们用失忆（amnesia）来应对那些回忆起来会让我们无法忍受的东西。每个人在日常生活中都熟悉这一点，心烦或争吵很快便会从记忆中抹去。

通常来说，通过一些提醒，我们便能记起日常生活中发生的口角，但弗洛伊德认为，更基本的创伤和令人不安的思绪无法如此轻易地被触及。它们被埋藏得太深了，并不会在我们找寻的时候主动显现。不过，我们仍然有一些线索：代替被遗忘的记忆，一个症状出现了，就像不断返回的幽灵。它可以是恐惧症、抽搐、头痛、强迫思维、身体麻痹或任何其他的精神或躯体形式，侵入我们的生活。医学通常无法解释这类症状，它困扰着我们，但我们的意识并不知道它的成因。

在弗洛伊德的一个案例中，他的病人艾玛（Emma）出现了害怕单独进入商店的恐惧症。她把这与她12岁的一段记忆联系了起来：她走进一家商店，看到两个男店员在笑。她惊恐地逃出了商店，脑海中想着这两人是在嘲笑她穿的衣服，并且其中一个人勾起了她的性欲。很快，另一段记忆的浮现让这段记忆变得更加曲折。8岁的时候，她曾两次进入一家糖果店，店主隔着衣服摸了她的阴部。虽然她第一次进店就发生了这事，但她仍然再次进了这家店。把这两个场景联系起来后，她意识到，较近记忆中店员的笑让她想起了早先记忆中那个店主的咧嘴笑容。然而，在感受到单独进入商店的恐惧时，她并没有想到这一切，只有在引出并连接了那两段记忆之后，它们才进入脑海。当时，她只是觉得自己的衣服有问题。

因此，症状（她的恐惧症）充当了创伤场景的纪念物，直到与弗洛伊德开展了分析工作之后，这个场景才被记起。这种被弗洛伊德称为"压抑"的防御形式是神经症的特征，他认为，这就是为什么我们中的许多人对自己的婴儿期和童年都很少留有记忆。被母亲疏远，对爱的幼稚要求被挫败，这些悲惨事实意味着我们在最初的岁月之上撒下了失忆的网。我们拥有的少数记忆似乎总是显得琐碎且无关痛痒，它们就像屏幕，而在屏幕的另一边，是我们无法直接记起的重要而痛苦的经验。

在弗洛伊德看来，失忆并不是防御的唯一形式。也有通过移置运作的压抑，将一个事件的情感量转移到一些细碎偶然的细节之上。以糖果店为例，假如艾玛实际上能够完全想起发生的一切：店主、性侵犯和逃离商店，这些都被讲了出来，但她没意识到它们的重要性。然而她可能会害怕门没关好，每天花费数小时仔细检查家里的每一道门，看它们是否关得严严实实。这个症状——检查关门的强迫仪式——似乎与那段记忆没有直接联系，而那段记忆本身则被描述得与其他记忆没什么不同。然而，那个场景的情感量和创伤量被转移到了"门"这个细节上，也许呼应着她进出那家商店的门。

临床上经常难以定位这些重要记忆，因为它们可能会被平淡无奇地讲述，仿佛没有任何重要之事发生。将症状与先前记忆联系起来的线索必须被回溯，在此过程中，来访者有时可能会意识到这些事件在那时对自己意味着什么。当医生询问病人，是否身体症状出现的那几天发生了特别的事情时，他们总是会遇到这种情况。在得到否定的回答后，可能需要详细的询问，事情才能豁然开朗，原来病人在那段时间经历了亲人死亡、分手或其他明显的相关事件，只是它们在他的心思之外。

压抑的这两种形式——借由失忆的压抑与借由移置的压抑——代表了神经症的两种主要形式：癔症与强迫症。它们在生活中无处不在，但防御的强迫形式更少被注意到，因为这类人通常不怎么抱怨它。与之相反，癔症的症状更惹人注意，它们寻求一个见证者，无论是医生、伴侣、家人还是朋友。癔症与强迫症的症状往往是提出问题的一种方式，这个问题与个体的性欲或存在有关。在艾玛这里，除了害怕单独进入商店的恐惧症，或许还有一个问题：成为一个男人的性客体到底意味着什么。

我的一位患者抱怨自己总是纠缠于对她暧昧不清的男人：和他们在一起，她说，"我从来不知道我身在何处"。然而她会逃离那些明显喜欢她的男人。她意识到，她的症状其实是一种永远在问"对你而言，我是什么？"的方式。如果伴侣对她的爱毫不含糊，这个问题就无法被提出。如果生活中没有解决性欲或存在困境的现成方案，我们就会花费大量时间，以各种方式提出这些问题。我的患者变换不同的关系，是在探究她的女性性（femininity），而我们通常会在女性性或男性性（masculinity）的代际传递中发现问题：母亲被指责没有赠予女儿女性身份，或者她自己也不够女性化，父亲被指责没有引导儿子进入成人生活，或是违背了自己的理想，诸如此类。

可是，倘若一个人的症状不是提出问题的方式，而是强制实施的解决方案，那会怎样？这正是神经症与精神病最为根本的差异之一。在恩斯特·克雷奇默描述的海琳·伦娜（Helene Renner）案例中，这位女士被一位男同事吸引了。她恪守道德准则，与这些性冲动作斗争。她尽自己所能地压制那些想法，与他相处时非常矜持，但又感觉到他在某种程度上回应了自己的关注。每当他和办公室的其他女同事说话时，她都很受伤，她意识到自己无法再在两人面面相坐时承受他的目光，吸引和排斥混在了一起，她与它们抗争了相当长的一段时间。后来，她想起了一段早年经历，在她12岁的时候，叔叔——她现在住在这个叔叔家——不顾她的反对上了她的床。什么也没发生，但她那时担心自己可能会怀孕，并借这个难以忍受的想法责备自己。再想到当前的情欲，她确信自己一定是个邪恶的怪物。

她开始觉得人们会察觉到她的淫荡模样，再一次地，可能怀孕了的想法强行闯入她的脑海。对婶婶倾诉这些也没有帮助，事实上，婶婶变得不耐烦了，和她说话时不在乎有没有关窗。如此，她觉得一切都完了。她开始认为街上的人在看着她，并会听到那些提及她怀孕的议论。尽管她知道这样的怀孕是违背一切自然法则的，但她怀疑是否有人趁她睡着的时候向她体内注射了精液。公司里的谈话也开始提到她："她很坏""真是头猪"，她听到了这些。

她开始害怕警察正向家里赶来，要逮捕她和叔叔。报纸似乎在影射她的罪恶，每一天都多披露一些她的事情。"没过多久，"她说，"一切似乎都与我有关，以至于除了针对我的指控之外，我在谈话中听不到任何其他的东西，在报纸上也看不到任何其他的内容。"回到故乡、返回原来的工作岗位，对她来说是一种改善，然而当她被迫与其他人紧密合作时，事情又变糟了。一天，她看到一块砖上刻了"1906"，她认为这标记着自己迷恋上那位年轻男士的日期。她从其他迹象推断出，警察安装了一个机器来读取她的思想，随后又推断出，她的那些性冲动是别人强加的。

这个案例看起来与艾玛截然不同。思想中的性内容没有被压抑，而是被归咎于其他人。仿佛全世界都知道她的一些事情，并斥责她的邪恶性欲。倘若无法单独进入商店的症状在艾玛那里是模糊的，那么它在海琳那里便是透明的：她会避开公共场所，因为那里的所有人都知道她怀孕了，知道她是一个道德堕落的女人。如果艾玛在无意识中将怀孕联系于性侵，她也许会出现腹胀或背痛，或者其他与怀孕相关的症状，但有关怀孕的实际想法可能不会进入意识，而是一直被压抑着。与之相反，对克雷奇默的这位精神病患者而言，怀孕的想法就明摆在那里，显而易见。

我们该如何解释神经症与精神病之间的这种区别？弗洛伊德认为，精神病有着更强的防御机制，令人不快的想法如此有力地从意识中脱离出来，以至于从外部返回。毕竟，压抑总是不完全的：它留下了症状，可借此追踪被压抑的材料。但在弗洛伊德看来，精神病涉及一个更极端的过程。那些扰人的想法或经历不只是被遗忘，或者，它们所含的情感量不只是被移置：确切地说，它们将被完全废除。这样的人会表现得仿佛这些念头从未存在，它们仿佛被赶出了心灵。弗洛伊德在 1894 年指出，"自我拒绝不相容的想法及其情感，表现得好像这个想法从未出现在自我之中。但这种拒绝一旦成功，主体便陷入了精神病"。

弗洛伊德认为，关键不在于令人不安的想法的内容，而在于它的排斥机制——Verwerfung，拉康将这个术语翻译为 foreclosure，即"除权"。在弗洛伊德的一个案例中，一位女士产生了偏执的想法，认为邻居在暗地里谈论她与寄宿家中的男人有着什么关系。她确实和他发生过性关系，但她后来否认了这一点，转而坚持认为那是周围人对自己的指责。在弗洛伊德看来，她把"坏女人"的指责归咎于外于她的事物，从而让自己避免了最初的责备：曾经的内在批评现在从外部听到了。本来她必须接受来自内部的评判，现在她可以拒绝它了，因为它来自外部。

这个过程有一些绝对的东西。事实上，这位女士所拒绝的想法不能被描述为令人不安的或令人不快的，因为这样的形容会暗示某种思考。弗洛伊德的观点是，它们实际上是无法想象的，就好像它们从未恰当地登记在我们的思想中。这意味着这个人不能为它们负责：它们只是从外部返回了，这要归咎于其他人。在亨利·弗卢努瓦（Henri Flournoy）描述的一个案例中，一位60多岁的女士开始确信C博士正在策划对她的阴谋。他派遣密探跟踪她，通过"电击她的感官"影响她的身体，当他靠近的时候，她会感觉到身体的变化。这些身体感觉源自他的外部影响力，就像他对她"施了魔法"。实际上，他一年前为她治疗过静脉曲张，她那时报告说感到一种"热量"，就像"周围燃烧着火焰"，"这种热量会升腾到我的头顶，就像有人在挤压我的胸和背，这是我人生中第一次有这样的感觉"。每次他到访，她都会有这种身体感觉，这种"震颤"："有了这种感觉，我想一个年轻女人在顷刻之间就会坠入爱河。"从那时起，她便觉得他在跟踪她、窥伺她，她也会觉得儿子怀疑她是这个医生的情妇。

"热量"和身体感觉的描述显然勾起了爱欲反应，然而，因无法主观地承担这些反应，它们便被系统地归咎于外部：这些感觉来自医生的魔咒，而不是她自身性欲的朝向。我们可以在这里对比神经症的口误与精神病的幻觉。当神经症主体口误时，他们会感到尴尬并对此负责，因为他们知道是自己说出了这个口误。但在精神病主体的幻觉中，令人不安的元素来自外部：不是我们，是大他者（Other）。它来自"外部"而非"内部"：不是我们在不由自主地说话——就像神经症的口误所呈现的那样——而是大他者在直接地向我们说话。

弗洛伊德认为，一个想法被投射到了外部，或是以彻底的、毫不妥协的方式分离，因此这些人完全无法认识到也许自己才是这个想法的来源。要同化被投射的想法是不可能的。或者，他们能认识到自己是来源，但只有在认定自己是分裂的时候才会如此：不是我，是我体内陌生的生物学过程。查理斯·梅尔曼（Charles Melman）描述了一位出现幻听的年轻男士的案例，那些声音会带有预见性地评论他的思想和行为，并和他进行奇怪的对话。他说，那些声音说话的方式非常复杂，用着他自己都不知道的术语。他必须查字典才能知道诸如"精神运动性""存在主义的""幻觉症"和"灰质"这些词的意思。但是，梅尔曼问道："是谁在说话？"这位年轻男士斩钉截铁地说，"是我的神经元"，"是我的大脑，我知道那是我"，然后他问梅尔曼："大脑可以分裂吗？"即便他承认，侵入他生活的幻听现象源于他自己，但它们仍被指定为外来的，以分裂的大脑的形式来自外部。

　　压抑作用于那些已经被符号化和结构化的东西，它们已经被思考过，但这个更极端的除权机制并不承认第一阶段的整合。被拒绝的元素从未被准许进入这些人的精神世界，似乎没有符号化的可能。它就像一种无法同化的意指①，是无法被思考的东西。由于在无意识中没有位置，它将成为这些人思维过程中的空白点，或者在一些案例中，它将作为幻觉从外部返回，完全不会让他们觉得它是属于自己的。因此，他们会利用任何可用的知识来解释它也就不足为奇了：大脑神经元、无线电波、警察安装的一个机器，诸如此类。

　　可以用一个例子来说明这个过程。一位女士产生了妄想：她被一个同事下毒了。在一次时间很长的会议中，他坐在她旁边咳嗽、气喘，几天后她开始感觉不舒服，她觉得是他故意传染了她。于是她说，"我身体里有什么东西在生长"，"他放进去了"什么东西。她想象病毒在体内失控扩张，最终会爆开她的肚子。在童年和青春期，母亲从未对她说过任何有关女性生殖器官的事：她根本就没有来月经，仿佛她的身体内部没有性别。母亲甚至会把葡萄的籽去掉，仿佛是在否认它们有生殖的内在能力。无法思考有关怀孕的想法，它便以妄想的形式返回：一个男人往她体内引入了一种有毒元素，它会在里面生长并冲破她的身体。

---

① 意指（signification），出自索绪尔的语言学，用以表达能指和所指之间的关系，即言语产生相应意义的过程。

其中的精神病性过程不仅有对某个观念的排斥——它随后会从外部返回——还包括这种排斥的转换，某种使防御更加有效的变化。在弗卢努瓦描述的那个女性案例中，她最初的妄想会改变形式：很快，她认为是儿媳对那个医生有情欲，她自己身体的感觉是儿媳在他靠近时所体验到的。因此，很明显，是她自己对那个医生的情欲被拒绝了，先是归咎于医生，然后是归咎于儿媳，她自己没有任何责任。她没有意识到是自己想要跟踪他，而是确信他在跟踪自己。她的感觉无法被同化，然而它们并没有被压抑，而是被粗暴地赶出了她的脑海，以妄想的形式返回。妄想的第二种形式是将她拉开：她现在一点儿牵连也没有了，只有儿媳受牵连，她是因为知道了儿媳的真相才被跟踪和监视的。

倘若患者的现实体验能够变化得如此突兀迅猛，我们就必须提出一个问题：假设世界能够如此全然地被转换，它会是什么样子？艾玛只要不单独进入商店就能回避一部分现实，克雷奇默和弗卢努瓦的患者则坚信世界在谈论他们，那些报纸，甚至连砖块都在向他们传递信息。什么样的世界会经历如此怪异可怕的蜕变？

在精神病的某些时刻，现实开始分解，我们在这一点上了解了现实最初是如何被建构起来的。邻居的闲话、街上行人的影射、报纸上的评论、会说话的神经元和传递信息的砖块，这些皆显示出世界开始说话了。患者现实中的一切都成了一个信号，与他交流、与他耳语、对他说话：

倘若现实曾经是沉默的，现在它则无法停止说话。而现实能够做到这一点，难道不是表明了它在一定程度上是由语言构成的吗？

处在精神病学所谓的"精神自动性"之中，患者可能会觉得自己的任何行动或想法都受到了内部或外部声音的评论，这是一种对于其存在的连续评论。"现在他去了商店，他正在买报纸……"，有时候，这种语言没有直接的内容：患者察觉到有人不断对自己说话，但不知道对方到底说了什么。听到的只是没完没了的嘟囔或低语，随后可能会被理解为威胁或恐吓。这表明语言在独立运作，仿佛脱离了我们对世界的日常体验。它已经开始自主运转。

在一些案例中，言语对现实的掌控消失了。蕾妮（Renée）深刻地描述了它，她是玛格丽特·薛施蔼的青少年患者，被诊断为精神分裂症，但经历了一段长程治疗后，她能够离开医院，追求自己感兴趣的职业，并书写自己的经历。这个不同寻常的文本记录了意义在她那里是如何消解的："我的眼睛看到了一把椅子，然后是一张桌子；它们也是活的，坚持着自己的存在。我试着通过喊它们的名字来逃脱它们的掌控。我说，'椅子、水壶、桌子，这是一把椅子'。但这个词空洞地回荡着，被剥离了全部的意义：它离开了那个物体，与之毫无瓜葛，以至于一方面它是活生生的、嘲弄人的东西，另一方面，它又是一个被抢走了意义的名字，一个空无内容的信封。我也没有能力把它们结合在一起，只能站在它们面前，整个人都很恐惧和虚弱。"现实的语言崩解了，我们面对着能指（蕾妮的那些词）与物体之间的裂缝。

这些例子显示了语言如何能够脱离我们的意识控制，或在字面意义上瓦解，就像蕾妮那样。它们表明，我们习以为常的现实事实上是由不同层面组成的：砖块、报纸、桌子和椅子都可以失去它们的常用意义，变得神秘且具有威胁。失去它们的常用意义，意味着意义不是它们所固有的：它们是我们所说的"能指"（signifier），它们可以与它们的常用意义，即所谓的"所指"（signified）断开连接。现实焊接了能指和所指，这样我们就不会一直追问事物的意义。但在精神病的某些时刻，这种焊接瓦解了。我们稍后会讨论原因。

语言当然不是一切，精神病也阐明了构造我们世界的另一条线索。在一些案例中，视觉形象似乎有自己的生命，患者体验到了自己的形象和自己之间的彻底分离。一位患有精神分裂症的女士描述，她结婚后在餐厅放置了一面镜子，当注视它的时候，她感到自己成了它的一部分。她说，她的形象被困在镜子背后的金属中，当镜子从家里搬走，她能在身体内部感受到这个时刻，仿佛镜子包含着她。

在动画片中，我们有时会看到角色冲出悬崖边缘后还在继续奔跑，我们也会想到一只鸡被砍了头后仍在走来走去的可怕农家场景。一些精神病主体便是如此描述他们的日常存在，他们好像已经死了，只是他们的身体还没意识到这一点。他们四处走动、社交，但感觉与所有人都相隔万里。身体的形象已经脱离了任何有意识的占有或控制。这些例子表明，我们的身体需要在形象中被整合。当这个过程被破坏时，形象便会分离，就好像我们身体的视觉形式并非真的是我们的一部分。

身体本身也不是既定的。一位患者不断抱怨自己没有身体，她必须整天用舌头触碰口腔以确信自己的存在。另一位患者谈到他的身体是怎样破碎的，以及他如何能够看到它的一部分附着在别人身上。身体的解体在精神病中很常见，例如这样的一些话语："我的腿不属于我，它们是别人的。它们正在被移动，这是为了看看它们是否还能用"；"我感觉我好像随时都会破裂成无数碎片"；"我的胃被换成了别人的胃"。在精神分裂症中，主体能够感觉到他们的身体不属于自己，或者他们实际上是别人，抑或他们的身体感觉属于另一个人，正如我们在弗卢努瓦描述的案例中所看到的那样。

他们或许会体验到怪异的、侵入的感觉，不局限于身体的任何部位。施瑞伯观察到，大多人对性兴奋的体验只局限于性器官，而对他来说，这种体验遍布整个身体，"从我的头顶到我的脚底"。刺激的感受侵入身体，可能会被感觉为快感或痛苦，抑或两者的混合。这些体验通常是持续的，一种永不停歇的侵袭：不会减弱，没有停顿，没有让人可以避难的安全空间。他们自然会寻找出路，用一些方式掌控或缓和这些纠缠他们的感觉。

拉康认为这三个维度——语言、视觉形象和身体——相互绑定，从而为我们的生活赋予一种稳定感，并且实际上建立起我们基本的现实感。当它们被解开，每个维度都会扰乱和摧毁个体的生活。他将这三个辖域称为"符号界"（the symbolic）[①]、"想象界"（the imaginary）和"实在界"（the real）。符号界是语言和律法的世界，想象界是身体形象，实在界是身体的力比多生活，是侵扰我们的病态兴奋和性唤起状态。那么，它们是如何连接的？这与精神病本身又有什么关系？

20世纪30年代，拉康以心理学和动物行为学的材料为出发点，第一次提出了想象界的概念。许多动物在面对自己的镜像时都会产生生理变化，似乎映像对它们的身体有着直接影响。例如，一只雌鸽在镜子中看到它的形象时，可能会开始排卵，因此，人类的婴儿在自己的映像中，或是在其他孩子的形象中，经历了一场奇怪且强制的捕获。与其他动物不同，人类出生得过早：大脑和神经系统仍在发展，要花上几年时间才能掌控运动机能。新生儿无法照料自己，婴儿要活下去，必须依赖成人。但是，拉康想要知道，婴儿对身体运动机能的掌控过程是如何发生的？

---

① 符号界，也被译为象征界。拉康的这一概念取自索绪尔的语言学和符号学以及列维-斯特劳斯的人类学，并在结构主义的基础上形成了自己的理论。它与弗洛伊德意义上的象征主义并不相同。符号界当然包含象征，因为这是人利用语言表达自己的过程，是能指朝向所指的运动，例如一个人把向日葵象征成生命的激情。但符号界更强调的是语言（能指）决定人的过程，拉康将能指定义为"为另一能指代表主体的东西"，主体（无意识）则是"能指的效果"。因此符号化是能指及能指关系对主体形成效力的过程，这当然不是在真空中进行的，而是在大他者的辖域中发生。

包括亨利·瓦隆[①]在内的一些心理学家注意到了婴儿在某个阶段对镜像的迷恋，这种迷恋与所谓的"互易感"（transitivism）现象有关：如果孩童 B 被打，孩童 A 会哭，这表明 A 认同了 B。一个孩子把他或她自己放在了另一个孩子的位置上。拉康的观点是，当我们还是婴儿，处于动作不协调且无能为力的状态时，我们认同了那些看起来对于整体性和完整性保有承诺的形象：通过外部的视觉形象，我们把自己看得比自己本身更为强大或有力。这个形象可以是我们自己在镜中的映像，也可以是另一个孩子的形象。父母都知道，如果身边有一个稍大些的、已经学会走路的孩子做伴，自己的孩子学走路就会更快。因此，在（尚未完整的）身体图式和（在这个不完整之处捕获了我们的）身体形象之间存在着差异。

在拉康看来，他所说的这种"想象性认同"是有代价的：如果我们占有了别人的位置，我们就会想要他们想要的，从而建立起人类嫉妒的基本功能，尤其是围绕着对物品的占有。在此处，我们发现了许多嫉妒、竞争和同情的现象，它们充斥着幼儿园。在最为根本的层面上，想象性认同意味着为了获得我们自身的统整感，我们得先在自身之外找到它。我们通过模仿他人来察觉自身。正如心理学家詹姆斯·鲍德温（James Baldwin）所言，人自我的建构

---

① 亨利·瓦隆（Henri Wallon），法国心理学家，政治家，1931 年围绕儿童如何发展自己的身体概念描述了"镜子实验"，它与拉康镜子阶段的关联详见《拉康精神分析介绍性词典》"镜子阶段"词条（第 222—223 页）。

与另一个自我的建构同时发生。我们在镜像中迷失了，但也被找到了。

镜子阶段的概念表明，在我们经验的两个辖域之间，即在不完整的身体图式和镜像的虚假统一之间存在着不一致。事实上，瓦隆的学生雷内·扎佐（René Zazzo）注意到，婴儿对反射面的兴趣似乎是在其动荡不安的阶段之后出现的。我们借助一个辖域来解决另一个辖域的问题。因此，被捕获在形象中既帮助了我们，又阻碍了我们。通过认同镜中反射所提供的虚象或他者的形象，我们得以掌控自己的身体；但与此同时，它会异化我们，为我们与对应者的关系赋予侵凌形态。对形象的认同承诺要让我们统一自身，但这一诺言从未完全兑现，因为夺走我们统一性的，正是那个给予了我们统一性的东西。我们靠着某个并非我们的、外在于我们的东西，紧紧抓着自己的统一性。

维持这个状态几乎是不可能的。倘若我们的世界被限制于自身与映像之中，我们便会陷入无休止的斗争，要么废除对方，要么废除自己，别无他选。我们想要对方想要的，对方亦是如此，从而制造出一种你死我活的张力。正如康拉德·洛伦兹①的动物行为学工作所示，如果附近没有第三者，毁灭就会发生。他举了一个例子，鲣鱼在交配的时候，如果没有竞争对手，就没有其他对象可以作为攻击性张力的目标，那么这两条鱼最终会相互残杀。若玩家

---

① 康拉德·洛伦兹（Konrad Lorenz），奥地利动物行为学家，研究集中在动物行为的比较心理学领域，特别是鸟类的社会行为。

只有两个，冲突情感和暧昧情感的表达便等同于毁灭。

　　想想所有的西部片，新秀枪手总是试图挑战经验丰富的老手，后者具身化了整体性和完整性的形象，是前者想要成为的人。被拒绝后不久，新秀枪手便会冲进酒吧，下定决心要与这位老手进行一场瞩目的自杀式双人决斗。电影《豪勇七蛟龙》（The Magnificent Seven）中就有这样一个经典场景，年轻的豪斯特·巴奇霍兹（Horst Buchholz）在酒吧里挑战尤·伯连纳（Yul Brynner）。在那个思绪狭窄、酒醉上头的时刻，整个世界就只有他和他的对手，他们两人必有一个要死掉，这是唯一可能发生的事。这是纯粹的想象，这就是为何中介（mediation）是必须的，要有来自外部的干涉，以超越这个毁灭的、致命的空间，在这个空间里只有主体和他的镜像——他所渴求的完整形象。

　　一个形象总归要有自己的位置。孩子打量镜中形象或与其玩耍时，通常是在母亲面前。大人赞许镜中的这个形象，通过说话，通过爱意的和赞扬的目光，把这个形象与孩子绑定在一起。孩子的映像经由这些通道被母亲的力比多投注，而这些互动的细节将决定孩子如何栖居于他的身体形象。母亲可能会用孩子的名字，教他把字词和形象联系起来，也会做一些关联："你有着你爷爷的眼睛，你奶奶的耳朵"，等等。这些话有着决定性力量，可以塑造生命，即使我们并未意识到它们的影响。一位极看重亲吻并选择成为歌手的女士惊讶地想起，她所知道的关于自己出生的一切只有一个事实，即她是被父亲的话语迎接着来到这个世界上的，那句话只有短短几个字："多漂亮的嘴啊。"

话语将我们定位在符号世界，孩子很早就明白他们不只是生物学的偶然，也在家族历史中有自己的位置。他们热切地探寻自己存在的意义：我出生之前是在哪儿呢？我是被期待的吗？被想要的吗？被欲望的吗？多亏了符号界的坐标将我们定位在这个世界，我们才有可能思考我们是谁，以及我们来自何处。这些坐标让我们得以超越想象界，因为它们给了我们一个位置，一个并非由我们的映像或相似者的形象所定义的位置。以那个新秀枪手为例，他陷入了对抗其导师的僵局中，只有当第三者介入，叫他冷静并最终给了他"豪勇七蛟龙"成员的位置时，想象界的毁灭漩涡才被征服。他离开了二元关系，成为符号组合中的一项，披上了那件为他在结构中赋予位置的披风。现在，他是"其中之一"：不再是尤·伯连纳的翻版，而是成为团体的一部分。这一桥段展示出，想象界必须被结构，被符号关系调和。

如果没有这一点，我们就会停留在一个致命的、杀气腾腾的空间里。想一想坎布里亚（Cumbrian）的持枪歹徒德里克·伯德（Derrick Bird）。2010 年夏天，他在一次震惊英国的杀人狂欢中开枪打死了 12 个人，打伤了超过 20 人。枪击事件发生后，所有人都在寻找他的动机，聚焦于据说他所承受的来自税务局的压力，以及他对已经被自己杀死的双胞胎兄弟的怀疑——怀疑兄弟从已故父亲的遗产和母亲的遗嘱那里骗走了他的钱。虽然在这里过多猜测是不明智的，但我们很难忽视一个虽小却引人注目的细节：

他们的家人一度宣称，兄弟俩将合办一场葬礼。试想一下，将受害者和凶手埋葬在一起，这个想法该是多么令人震惊。然而正如这家人所说："他们一起来到这个世界，也会一起离开这个世界。"

这是我们所能有的关于想象界的最佳例证，这对双胞胎仿佛仅仅是彼此的镜像，这种对称性凌驾于他们的生命和谋杀的现实之上。鉴于此等同性，围绕遗产和遗嘱生发出不对称性便更为合理了：作为偏爱的标志，它构成了对镜像关系的质疑。他们不再等同了。由此，剩下的或许便只有两人之间杀气腾腾的空间了。事实上，伯德的双胞胎兄弟是他的第一个受害者。

符号界指的是家族中预先存在的辞说，以及人类学家在对亲属关系和社会组织的研究中发现的律法体系。符号界为我们在世界中赋予位置，它确立坐标和边界，主要通过言说传递。虽然经常被等同于语言，但它实际上不止于此：不只是语言，而是语言加上律法。此律法首先是禁止乱伦，它不仅被理解为内化的限制，分离了母亲和孩子、孩子和母亲，也被理解为组织着任一社会的互惠放弃制度。在列维-斯特劳斯的论述中，这瓦解了家族群体中对女人的独占性：一个男人放弃他的姐妹和女儿，这一事实意味着她们随后可以流通，让其他人有机会娶她们——假设那个社会中的其他男人也遵守同样的律法。婚姻规则和继承规则高度结构化，控制着人类行为的范围，它们决定着哪些婚可以结，哪些不可以，以及通过这些交换，家庭和社会群体如何被重组。这些规则就像语言的语法，通常不会被记录下来，至少在它们变成科学研究的对象之前不会。人们遵循这些律法却对此毫无意识，这表明符号界这套系统虽支配着人类关系，却经常在我们的意识之外。

符号秩序的诸元素并非各自孤立，而是彼此依存。人类学家研究了那些看似独特的行为或特征，它们通过一些途径，在当下所处的整体情境中获得了自身的意义。例如，在捕猎、仪式或魔咒这些不同的情境中，假装成动物或许有着不同的意义。就其自身而言，模仿动物并没有一个固定不可更改的意义，它是结构中的一个元素：整体组织并授予部分以意义。看似相同的行为会有不同的起源和社会意义，并因此与其他行为有着不同的关系。相反地，在不同的文化背景下，两种截然不同的行为原则上可能会有相同的功能。

人类学家还指出，自然界的元素总是会被卷入复杂的符号系统。动物、颜色、星球和植物，在不同的文化和环境中有着不同的意义：太阳在一个社会群体中可能是残忍的凶兽，而在另一个社会群体中又会是仁慈的守护者，就像黑色在一种文化中——甚至是在同一文化的不同世代中——联系着悲痛，而在另一种文化中又与欢乐相关。人类学的这些观点与语言学家费尔迪南·德·索绪尔的著作相呼应，他将语言本身视作由诸多相差别的元素组成的系统，这些元素的意义取决于它们之间的关系。言语没有任何内在意义，它凭借在网络中的位置来表意，就像十点钟的火车每天可能会有不同的班列，但它仍是十点钟的火车，因为它不同于九点钟和十一点钟的火车。符号界的每个元素都是在与其他元素的关系中呈现自身的价值，这个系统之所以起作用，是因为它引入了元素之间的差异和对比。

这些思想曾令早期的人类学家感到失望，他们想要相信"原始"社会是与自然和谐共存的，是与居住地保持着某种连续性的。复杂的符号系统构成了这些社会的世界，对于该系统的研究揭示了语言对现实的组织作用，以及语言如何引入某种否定性（negativity），在建构我们世界的同时又与这些世界保持距离。毕竟，差异和对比的系统需要列维-斯特劳斯所说的经验现实的"贫瘠"，在这个意义上，现实被分解成单元和单元集，它们可被认为是不同的。复杂系统可以由两个元素的内在对比构成，例如"红/绿"或"黑/白"，它们是基本的"＋/－"符号矩阵的实例化。我们将不连续性引入世界，这样的对比在世界中并不必然存在，而经由这个过程，我们的现实变得有意义、可区分。高/低、地/天或熊/鹰都可以作为编码的一部分，在不同的文化中传递相同的信息。索绪尔将符号矩阵比作用来切土豆片的厨房用具——他为这个比喻的平庸感到抱歉——一个预先设想的能适用所有经验情境的网格，由此产生的元素都将保持某种整体的属性。

符号秩序的一个决定性特征便是它所引入的这种否定性，这种与所谓的直接经验的距离。进入符号界意味着接受社会的规则和惯例，连带着接受社会运转所必要的禁止和限制，这些都会影响身体本身。弗洛伊德把身体的性欲能量称为"力比多"，人的成长则与身体兴奋的抽离和重组有关。我们被告知何时吃、吃什么；何时能排便，何时能看或能听，而何时又不能；我们必须穿上衣服遮蔽我们的身体；我们不能在人前触摸自己；等等。父母总是如此精疲力竭，因为他们不断地在为孩子的力比多设限，把符号界的诸"不"传递给孩子，让其得以成长为恰当的社会存在。符号界修剪了身体，移除了力比多。

身体越是被如此抽离，世界就变得越适合生活。儿童将周遭事物等同于身体功能，从而对它们有了兴趣：一个小孩被滴水的水龙头迷住了，因为它让他想起了阴茎；墙上的洞如此迷人，是因为它看起来像一张嘴。如果儿童所做的这些等同没能逐渐展开并符号化，那么对世界的兴趣也会意味着恐惧：缺少这些，世界便仅仅是一个巨大的身体，墙上的洞可能会对孩子构成威胁，要把他吞噬。随着符号界发挥其效力，现实的诸元素转化成了符号系统，其价值取决于系统的其他部分，而非身体的等同。如果身体太多地在场，我们就无法进入一个共享的社会空间。如果符号界在运作，现实就会成为一种外在于身体的经验。

若符号界未运作，世界和身体便会处在一个连续体内。如蕾妮所说："我在尿尿时外面正下着瓢泼大雨，是不是我自己的尿液打湿了这个世界呢——对此我是一点也确定不了，我被恐惧狠狠攥住了。"在另一个案例中，一位患者觉得其他职员在她的办公室说"水"这个字时，他们是在说她。她的办公室有一台饮水机，必须得拍打一下，它才能出水。当有人拍打它时，她觉得他们是在打自己。为什么？她解释说："我从不用走的，我都是跑，就像水一样，我活该被打。"

经由语言，符号界进入了我们身体的实在，并为我们组织它们。它在我们体内铭刻了律法，提供了中介的原则。拉康认为，符号秩序包含着此原则的特许代表，他称之为"父之名"（Name-of-the-Father）。"原始人"会将女人的怀孕归因于她在圣石或圣泉边遇到了神灵，而不是归因于性交的事实。20世纪早期的人类学家偶尔会困惑于这种归因的发生。他们问道，如果原始人几个世纪里都在性交和生孩子，他们怎么会没注意到其中的联系？然而，在拉康看来，这种对理解的"原始"缺乏，事实上揭露了父性（paternity）的真正结构：真实的祖先和父性的符号功能是不同的，后者必须框定繁殖。神灵和神圣空间构成了繁殖的符号背景的一部分，是符号化繁殖并使其成为此人世界的一部分所必需的。若无这样的背景，人类几乎不可能理解自己是生物过程的起源。

只要一个男人和一个女人生了孩子，组织生殖过程并为其赋予意义的第三项就已在场，无论其形式是神灵、神圣空间、宗教仪式，还是医学和社会的辞说。我们在阅读神话和传说时会看到这样的故事：一个女人在一条神鱼游进她嘴里后便生了孩子，相比于将其解释为符号化的一种粗糙形式，我们其实可以将它理解为对超越骨肉特征的神话表象网络的诉求。这条游进嘴里的神鱼与其说是阴茎进入阴道的伪装象征——在梦中可能确实如此——不如说它召唤了一种超越母亲和父亲的秩序，其对于准许繁殖行为并为其赋予意义而言是必需的。这些神话、故事和意义的质地，让我们得以在生物学的身体层面和社会关系层面共同定位正在发生的变化。

拉康尤其关注父亲在这种配置中的位置，不是真实的有血有肉的祖先，而是在怀孕和为人父母的时刻所诉诸的符号位置。与母亲身份的确定性相对照，他注意到了父亲身份更为抽象的本质。"父亲总是不确定的"，这句谚语强调了父亲身份需要的承认不是生理性的，而是符号性的。许多文化中所承认的合法父亲可能并没有自己的亲生孩子，这一事实呼应了这种非生物性的、人为的功能。事实上，这个符号位置通常会被一个非人的形象占据，即任何与所涉的生物存在具有相异性的人或物，它们在神话和民间传说中由神灵或神仙代表。

对儿童恐惧症的研究在这里有着重要意义，它让拉康得以发展其关于父亲功能的思想。恐惧症一般分为两类：会很快消退的短暂恐惧，涉及创造和建构的持久恐惧，如弗洛伊德在小汉斯案例中探讨的那样。汉斯在三岁半时产生了恐马症，这经过了大量的转换。从单一元素（马）开始，他创造了一套囊括日常生活所有方面的语法。这匹马会咬人或不会咬人，跌倒或直立，与马车相套或没有相套，诸如此类。汉斯以他的恐惧客体（马）为工具，创造了一个系统来重整他的世界，他创造出一些禁止——自己可以做什么、不可以做什么，可以去哪里、不可以去哪里。当恐惧平息后，他的焦虑就少了许多。

那么，这个恐惧症起于何处？在那一刻，他遭遇了人生中的两件大事：他经历了初次勃起，他的妹妹出生了。他会如何理解这两次意外的创伤性冲击呢？它们对他和母亲之间的诱惑关系产生了剧烈影响。这个令她欣喜又满足的小男孩有了阴茎，她并没有很严肃地对待，只是温柔地取笑它。而新到来的妹妹意味着她的注意力不再只是围绕着她的儿子。这两个事件让汉斯必须重新考虑他和母亲的关系，并为自己找到一个新位置。为了做到这一点，他需要父亲的帮助，然而这位父亲不怎么有用，并在面对妻子时表现出了一种无能。事实上，两人在汉斯的恐惧症解决后不久便离婚了。

所以汉斯的症状有什么功能？拉康认为，这是一种诉诸父亲的符号功能的方式——真实的父亲令他失望了。是马，而非他的父亲，成了神秘、可怕、强力的形象，将真正重整他的世界。他的恐惧症是一个适当的创造过程，我们可以在弗洛伊德发表的著作中逐步了解它。如书中所写，汉斯专注于诉诸父之名并使用其功能，以便穿越与母亲的俄狄浦斯式缠绕，并为勃起中出现的新的和令人不安的身体变化确定位置。这一过程的结果将会是一套新的符号性配置，一个他在世界上的全新之地。

马塞尔·帕尼奥尔①的回忆录《父亲的荣耀》（*My Father's Glory*）完美地阐释了这种对于外部异质元素的诉求。年少的马塞尔非常仰慕当老师的父亲，然而当他的姑姑露丝和更富有、更文雅的朱尔斯先生交往时，父亲的形

---

① 马塞尔·帕尼奥尔（Marcel Pagnol），法国剧作家，小说家，电影导演。

象就被削弱了。两家人租了一栋假日别墅，男人们出去打猎。马塞尔的父亲在此之前从未杀过野兽或鸟类，而朱尔斯是个专家。他的枪新奇华丽，父亲的枪却像个老古董，颇有些滑稽。马塞尔打量着两把枪的尺寸，他觉得有些丢脸，并感到自己莫名地萎靡不振了，那是一种他无法理解缘由的不满。当他意识到发生了什么时，问题依旧存在：他的父亲，了不起的教师，现在变成了一个被朱尔斯叔叔教育的小学生，朱尔斯才是专家。生平第一次，马塞尔说，他怀疑起父亲的"无所不能"。

随着两人打猎的继续，他们摆放战利品的区域被整齐划分为两部分，一边是他们能够并且确实打到了的动物，如普通石鸡、家兔或野兔。另一边留给了一种区别于其他所有动物的特殊动物：欧洲石鸡。这是猎人的终极奖赏，但它的价值与它的罕见相配。在协助两个成年人捕猎的时候，马塞尔尽其所能地修补着父亲那残破的形象：在某一刻，他搜集了一些羽毛以暗示父亲打到了一些东西。被禁止跟随的时候，他仍偷偷跟在后面，对父亲的拙劣表现深感沮丧，直到后者突然时来运转。父亲打到了不止一只——这已经足够神奇了——而是两只欧洲石鸡，其中一只落在了马塞尔的头上。当朱尔斯误以为马塞尔的父亲没打中那两只珍稀的鸟儿，并将此判断劝告于他时，马塞尔带着战利品从灌木丛中冒了出来。

回到镇上，居民们都被这个前所未有的壮举惊呆了，他们为马塞尔的父亲和死去的鸟儿合影留念。随后，父亲把照片的复印件寄给了他自己的父亲，这让欧洲石鸡有了连接三代人的价值。此时，马塞尔感受到了对父亲的全新爱意。这个故事呈现了父性辖域中的差别。在带有更好猎枪的朱尔斯叔叔到来之前，父亲是理想化的。之后父亲逐渐蒙羞，直到狩猎的插曲出现，他用两只欧洲石鸡为自己戴上了羽冠。它们的功能就像纹章，不仅修复了跨代的认同——寄给爷爷的照片——也赋予了它们的持有者某种地位。毕竟，这两只鸟儿在叙事的开始就呈现了独特的价值，作为一种神话般的奖赏与其他动物区别开来：与其说它们是真实的鸟类，不如说它们是象征物。符号性的元素为儿子和父亲共同加冕，托举了后者被削弱的形象。

在这里，我们可以想到无数的电影和电视剧，一个家庭的真正救赎是借助某种动物〔电影《新灵犬莱西》(Lassie)〕甚至是外星生物〔电影《E. T. 外星人》(ET)〕的形式实现的。营救行动不是由真实的父亲而是一个非人类的主角来执行，仿佛是在强调生物学意义上的祖先和父性的符号功能之间的明显差异。正是父亲的符号性特征让拉康采用了"父之名"的表达，似乎在人类关系中引入秩序所必需的外部力量超越了血肉之躯，处在符号的辖域内。

我们可以在乔伊的案例中看到这一过程的停滞。乔伊是一个9岁的男孩，在芝加哥大学的索尼亚山克曼培训发展学校度过了数年时光，那是一个精神障碍儿童中心。他在那里遇到了布鲁诺·贝特尔海姆①，后者在《空堡垒：

---

① 布鲁诺·贝特尔海姆（Bruno Bettelheim），奥地利出生的心理学家，早期研究自闭症的专家之一，大部分职业生涯在美国度过，其思想源于弗洛伊德的精神分析，并通过扩展精神分析疗法来进行自己的儿童心理治疗实践。

婴儿自闭症与自我的诞生》（*The Empty Fortress*）一书中大量描写了他和乔伊的工作。乔伊 4 岁时在一个特殊教育托儿所第一次得到治疗，那时他对周围的任何人都不感兴趣，只会跑来跑去，像螺旋桨那样旋转自己的手臂。一旦他发现了一台电风扇，任何东西都别想再吸引他，和电风扇分开后，他又会开始东奔西跑，旋转手臂，并发出像风扇或飞机螺旋桨一样的声音。他会以近乎机械的准确度来模仿这些声音，而其他东西，比如铲子、棍棒或勺子，只有在被用来旋转时才会吸引他的注意。

这种奇怪的着迷有何起源？原来，他最初是在一个机场出现了对风扇的兴趣，他会在那里见到将要离别或完成任务归来的父亲。在这之外还有一个事实：他的母亲曾与一个男人相爱，那个男人后来死于一场空战，不久后她便嫁给了乔伊的父亲。贝特尔海姆意识到，正是这种与父亲的联系赋予了螺旋桨独有的价值，然而他指出："即使螺旋桨和机场与他的父亲有着直接联系，我们也不能认为是父亲这个人导致了乔伊的固恋。"他的直觉很准：这里重要的并非父亲这个人，而是父亲作为一种功能，然而乔伊对这个符号维度的诉求失败了。

相比于汉斯的马，乔伊的螺旋桨没有中介和重组他的世界。它们不是为他所用的工具，反而是支配着他的一个元素。虽然它们很明显地联系着母亲之外的某一项，指向父亲或那个阵亡的爱人，但它们并未产生精神运动或辩证化，反而形成了一种停滞，仿佛他被困在了符号化可能已经开始但从未完成的时刻。螺旋桨不是他能使用的象征物，事实上，它将乔伊冻结在了一种孤立的重复中。它们并未开辟他的现实，而是收缩了它。

通常来说，符号父亲的功能会通过真实父亲来传递。当孩子在某个时刻将父亲抬升为某种英雄时，父母会对此感到好奇。即便他在现实中可能是无用之人或虚弱不堪，他会突然变成一个冠军，有能力完成最惊人的壮举和成就。隐藏在这转变之下的逻辑会是什么？如果孩子面临着与母亲分离的问题——其中也包含母亲与孩子分离的问题——他会假设母亲毫无招架之力地被另一个更强大的人物迷住，毕竟，还有比这更好的策略吗？孩子本质上是虚构了一个故事，以表明母亲没有绝对的权力，而是自身有缺失，受制于父性的律法。

在这个过程中，孩子将真实的父亲转换为一个想象中的强力之人，以此诉诸符号父亲。神话和民间传说中经常会出现这种努力，即通过对父亲的呼吁来改变母亲的形象。一个大怪物最终被一个小矮人控制，或者奥兹国的巫师［《绿野仙踪》（*The Wizard of Oz*）］最后被一个胆小卑微之人打败。这些杜撰彰显了一个看似无所不能的存在实际上却受制于律法——是一个傀儡而非操纵傀儡之人——正如母亲作为全能存在的地位被一个观念挑战，即她自己受制于超越她的律法。这一定也是俄罗斯套娃让大人和小孩都如此着迷的原因之一。一个模型套着另一个，明显代表母亲的套娃正是在此结构上表明作为包裹的模型总是被自身包裹。我们可以推测，如果俄罗斯套娃只有一个核心的人物模型和一个包裹它的外壳，它将远没有这么有趣。重要的是，包裹第一个模型的第二个模型本身也是被包裹的，就像孩子必须找到方法来证明，母亲自己受制于一种超越她的力量。否则，孩子就会完全被她的力量摆布。

这个削弱母亲力量的过程，正是拉康对弗洛伊德的俄狄浦斯情结理论的再阐述。在弗洛伊德那里，男孩和女孩的第一个性客体都是母亲。他们对身体亲密和爱的要求直接指向她。对男孩来说，父亲是争夺母亲之爱的竞争者，随着对两性差异的认识，他突然意识到自己可能会失去阴茎，于是他退缩了：由于阉割的威胁——他将其归咎于父亲——他放弃了对母亲的要求。于是对母亲的渴望变为无意识，在日后的生活中，他可能会寻找在某些方面唤起母亲形象的女人。

对女孩来说，性差异在童年早期也是决定性的。她责怪母亲没有给她一个阴茎，于是求助于父亲，此时父亲不是竞争者，而是拯救者。他将能够给她一个阴茎——不是解剖学意义上的器官——而是以给她一个孩子的形式。因此，男孩对母亲的俄狄浦斯之爱被阉割的想法所阻碍，女孩对父亲的爱则被阉割的想法所确立。

弗洛伊德的理论比这两段总结更为复杂，但这个总结让我们理解了儿童的俄狄浦斯历程的基本概念。拉康的版本很是不同。他把与母亲的原初关系看成是有问题的、令人不安的。与她的亲密或许很重要，但也是焦虑的来源。她有权依凭自己的意愿施与爱和照料。这给了她一种真实的统治权，与她提供的营养相呼应。作为食物的提供者，她不是简单的给予者，而是被孩子感受为决定给予的那个人。一切事物在某种意义上都取决于她：她可以给出或扣留奶水，这让食物成为母爱的标志。

随着对她的反应有所预期，一种基础的信任也许会在母亲和孩子之间建立起来，这包含了对上述想法的压抑，即她的行动取决于她的意愿。这是对符号秩序本身的信仰，是母子关系从属于"我们要照料后代"这一符号律法的基本立足点。但有时候，这样的基本信任并未登记。符号秩序没有得到保障。在蕾妮的精神分裂症回忆录中，她记得妈妈会怎样说话："我对你有绝对的权力；如果我想，我可以杀了你。""你心里想的一切我都知道；我有权知道，就连你的梦也是。夜里在你的房间，我知道你在床上有没有动来动去；你的身体、你的思想、你的灵魂都是我的。"

这种将孩子抵押出去的状况在另一个例子中也得到了体现，美国分析家哈罗德·塞尔斯（Harold Searles）如此描述：一位女士睡在家里的地下室，她的母亲睡在地下室上面的地板上，一根细线的两端分别系于两人的手腕，这样她就能立即回应母亲的需要。虽然这些例子看起来很极端，但它们呈现了许多婴儿的精神处境。正如稍后会看到的，我们很难不去将"事物'取决于'别人"的经验与我们在精神病中发现的那种想法联系起来，在后者中，事情的发生是由于别人的意愿。飞机从头顶飞过或刮风是因为一些阴谋诡计，似乎与照料者相处的基本情境泛化成了一个人的全部现实。没有任何中介可以证明母亲自身受制于律法和约束。

孩子自然想要在这样的依赖氛围和与之相关的无助中寻找一个赖以存在的安全空间，也会质疑自己在与母亲的关系中所处的位置。自己对她有什么价值？为什么她有时候在，有时候又不在？她想要的是什么？拉康认为俄狄浦斯情结是回答这些问题的方式，它在爱与恐惧交融的原初情境中建立了秩序。如此，俄狄浦斯进程有了三个阶段。起先，孩子意识到母亲对他或她自己之外的东西感兴趣：她的欲望超越了她的宝贝。这假定了母亲的缺席已经登记在孩子的精神结构中，代表着她没有被她的孩子填满，因此能够离开他们。

能够就她的来来去去提出问题，涉及对母亲行为的基本符号化，即有能力思考她的缺席，并根据自己的感知来思考她如何施与或保留她的情感。拉康把这个最初的谜题称作母亲的"欲望"，此时，孩子的核心任务是寻找一个解释。拉康在此提到了欲望，人类学家和社会科学家格雷戈里·贝特森①则谈到了母亲的"情绪信号"（moodsigns），他创造了这个新词，以表明母亲的在场需要被解码。这个过程常伴随着一些游戏，一个东西被抓着然后被丢出去，与此同时，孩子的嘴里会发出对应着这两种状态的明显相反的声音：在弗洛伊德的著名例子中，他的小外孙把一个

---

① 格雷戈里·贝特森（Gregory Bateson），英国社会学家，语言学家，符号学家。20世纪50年代，贝特森和同事们在讨论与精神分裂症相关的沟通复杂性时提出了著名的双重束缚（double-bind）理论，他们的研究结果表明，精神分裂症的沟通混乱并不一定是大脑器质性功能障碍的结果，破坏性的双重束缚是患者家属之间常见的沟通模式，在长期的双重束缚中成长可能会导致思维和交流的习得性混乱。

棉线轴拽过来时说"Da"（这里），丢出去时说"Fort"（不见了）。

这不是一个自动的过程，如我们在一些案例中看到的那样，有的孩子无法就母亲的缺席提出问题。她的消失会被体验为一个无法忍受的空洞，或不容解释的背叛、抛弃。但是，如果这个最初的符号化真的发生了，孩子就会为母亲的欲望问题寻找一个答案。她的缺席表明有什么东西吸引了她。这意味着她不是全能的，她是有缺失的：否则，为什么她总是被拉走呢？

在第二个阶段，孩子或许会试着探索这个"超越之物"，在诱惑和威信的游戏中测试它。这时，孩子变得像一个小情人，试图"成为"母亲的重要之物以满足和补全她。就像在镜子阶段朝向虚假的整体形象的运动一般，这些新的努力也遵循着同样的想象模板：他打算变成一个他所不是的形象。到了第三个阶段，孩子会承认一个事实，即这种努力注定失败。他或她现在理解了，在母亲之外的那块磁铁不可能是自己，而是与父亲有着某种联系。

孩子会经常反对这种联系，尽最大努力把父母分开，但除了让他们的野心受挫的戏剧性和动荡之外，还有一个基本问题：他们还有哪条路可走？他们是会停留在母亲的世界里，还是会选择其他方向？在这里，父亲的功能不仅是向孩子表明他不是母亲唯一的客体，它也同样影响着母亲，限制了她自己想要紧紧抓住孩子不放的倾向。它同时在孩子与母亲、母亲与孩子之间建起了一道栅栏，是对母亲想要与子女重新融为一体的愿望的主动否定。

男孩和女孩此时都必须学会放弃曾经的努力，不再试图诱惑她，成为她欲望的客体，他们必须围绕着自己所认同的父亲的某些标志，重新组织他们的世界。这些标志提供了一个新方向，可谓是一条摆脱厄运的途径。用分析术语来说，孩子必须放弃试图（在想象层面）成为母亲的阳具（phallus），并接受自己（在符号层面）拥有或得到它：对男孩而言，是对未来的阳刚气概的承诺；对女孩而言，是对未来的生育的希望——她的孩子在无意识中等同于阳具。

无论是女孩还是男孩，这都改变了与母亲的关系，因为它为母亲确立了范围，即一种意义，她的行为现在与之关联。首先，孩子注意到母亲不是全能的而是有缺失的，其次，这个缺失被命名了。父亲的功能是为事物赋予意义：它可以解释母亲的欲望。它将孩子关于她的想法聚集到了一个围绕父亲——尤其是围绕阳具——而建构的集合中。阳具不是真实的阴茎，而是一个意指，一个缺失之物的指示物，一种关乎完成或实现的不可能性的指标。因此，它没有视觉形象，它无法被捕捉或被清晰定义。如果它在俄狄浦斯进程的第一个时刻意味着力量或完满，那么现在它承担着一种更为基本的丧失的价值，即我们当下既无法成为也无法拥有的东西。它总是遥不可及，是符号化之不完全性的表现，这样一来，它便为孩子的生活引入了悲伤，但同时也引入了一种秩序、一个符号性框架，让孩子得以逐渐走出母亲的世界。

儿童的身体兴奋和精神兴奋的经验通过这个框架被转

化为欲望，它意味着减去而非增加：母亲永远地丧失了。力比多此时被引到身体之外，朝向周遭那些让我们无意识地想起她的元素。由于母亲被禁止了，是不可触及的或被禁止的人或客体，所以其日后的重现便会激起我们的兴趣。母亲因此被清空了：她变成了无意识欲望的极点，而不是真实的、实际的存在。关于她的爱欲记忆屈从于压抑。我们可以从孩子哭喊着"我要妈妈"的样子中看到这一点，即使他已经被妈妈抱着。"妈妈"这个词指代的是无法触及之物，已经超越了他面前的血肉之躯。这一点同样可以由一个事实所反映，即最常见的电脑或银行密码是母亲的名字或电话号码，仿佛生活中最隐秘的仍然是她。

拉康称这一过程为"父性隐喻"（paternal metaphor）：父亲代替了孩子补全母亲的渴望，母亲现在在无意识欲望的消失点占据着她的位置。如我们所见，父亲不只是一个真实的经验层面的形象，他也是一种功能，一个存在于孩子符号世界的第三方。"父之名"一词本身就唤起了这种代替，因为将父亲的名字传递给孩子意味着它替代了母亲的名字。随着时间的推移，拉康会修改他的观点，认为儿童诉诸的符号功能不一定与父性有关。父亲不过是能为孩子的世界提供中介原则的众多事物中的一例，某个能缓和与母亲关系的第三项。任何东西都可以算作父之名，只要它致力于引入限制，并将符号界、想象界和实在界扭结在一起。它可以是一项职业追求、一种生活方式、一个活动：重要的不是它是什么，而是它做了什么。

同样，父之名也不是一个点，而是一个过程。它不能被缩减为任一有形的元素，它是通过复杂的家族关系传递的。对孩子而言，重要的是我的一个病人所说的"铆钉"的可用性，即他们在周围的符号网络中可以利用的那些支撑点。它们可以表现为多种形式，如家庭成员、附属物品或关于家族历史时刻的神话。许多年前，法国某家医院的一群病人听到精神病缺失了父之名之后，跑去问他们的精神科医生，是否可以给他们做父之名的移植手术。将父之名看作单个孤立的元素，如同拼图游戏中缺少的那一块，这本身就是一种妄想。

对俄狄浦斯情结的这种描述似乎太理想化了。人们可能会反对说，在现代家庭中，父亲要么完全缺席，要么在母亲缺席时才会在场，所以她的消失很难被联系于她想要同他在一起的欲望。由于很少见到他的孩子，父亲更有可能成为一个玩伴，而非一个权威人物。这些批评很有趣，阐明了家庭结构中的变化，但它们忽视了一点，即俄狄浦斯情结并非家庭中真实权力关系的反映，而是一种建构，一种由儿童产生的为其世界带来秩序的虚构。如果把阳具意指作为母亲欲望之关键看起来很滑稽，那么，它确实如此：这便是为什么后俄狄浦斯生活像一出喜剧，正如我们在"继续"系列电影①中清楚看到的那样。

这个一度没完没了的英国电影系列将同一组演员置于

---

① "继续"系列电影，英国20世纪知名的系列喜剧电影，也是英国所有系列电影中数量最多、连续上映时间最长的一个系列。"继续"系列电影的幽默特色是随处可见的段子与对英国各种体系和习俗的讽刺相融合。

各种不同的情境：比如《护士也疯狂》（*Carry on Nurse*）、《风流大国手》（*Carry on Doctor*）、《露营趣事》（*Carry on Cemping*）、《百鸟嬉春》（*Carry on…up the Khyber*）、《警伯奇遇记》（*Carry on Constabe*），实际上，从家庭动力到医疗服务，再到大英帝国主义和工会，生活的方方面面都被提及了。这个系列证明，整个现实都可以被缩减为一个阳具笑话，因为这些电影中的所有幽默基本上都是性的双关语。这就是后俄狄浦斯生活，孩子现在（无意识地）通过一个阳具透镜看待事物，几乎没有其他可能性。

有趣的是，这意味着随着我们长大，我们对世界的认识会越来越少，我们的感知和敏感性越来越受限。就好像有一个过滤器被引入了我们的头脑，它只允许我们把握现实的某些方面。与母亲的原初关系或许包含着一种极大程度的协调：婴儿能够以不可思议的速度注意到母亲的情绪。她的（和其他人的）行为被赋予的意义可能很宽泛，但随着阳具意指的确立，这个意义被缩减了。生活变成了一部《继续》电影，我们所理解的都是范围有限的意义。

但是，在精神病中，我们会看到父性隐喻没有运作，阳具透镜也没就位，结果通常会是一种超协调（super-attunement），病人能够不可思议地感觉到分析家的情绪和思想。恰如我的一位精神病患者所言，"我和神经症患者的不同是，他们会把自己的东西投射到你身上，而我真实地知道你的感受"。虽然疯狂经常被定义为与现实的脱节，但事实上，如精神病学家尤金·闵可夫斯基（Eugène Minkowski）观察到的，它是与现实联系太过紧密。

库尔特·艾斯勒注意到，一位精神分裂症患者有时会让分析家重复他刚说的话，尽管他躺在沙发上无法看到艾斯勒，但他提要求的时刻恰恰是艾斯勒不再倾听他的时候。"在那些我确实无法重复这个病人说的最后几句话的时刻，他直截了当地要求我重复他刚说的话。"多么令人惊讶，这个要求只有在艾斯勒无法满足的时候才会出现。类似地，艾斯勒描述说，他把一个梦和儿童性欲关联起来的解释招致了这样的评论："你不是在向我证明这一点，你是在向自己证明"，而那时艾斯勒恰好正在考虑向同事证明一个相关的观点。这位患者与他的分析家的无意识相当协调。

俄狄浦斯过程为我们的生活引入了一种否定性，确立了意义和对意义的限制。与此同时，它对我们的力比多、我们身体的兴奋以及依恋的力量与方向都有影响。这一过程最重要的部分是缺失的建立。我们放弃了母亲，创造了一个空的区域，后来的客体最终会占据它。我们的力比多已经或多或少地从身体中排出，与缺席的标志相连接。

放弃母亲也意味着放弃我们想象中为她所是的自己。随着符号过程运作，我们必须放弃自己的渴望，即补全她或满足她。我们登记了一个事实，即我们无法成为她的一切，她对我们之外的东西感兴趣。认识到她的行为有着与我们自己无关的原因，这既是不幸，又是解脱。如果没有这种认识，一切都会被解释为指向自己：母亲因为我们而快乐或悲伤，这个位置或许会被孩子渴求，但它最终难以栖居。成为另一个人情绪的唯一原因给我们带来了沉重的负担，似乎我们总是有责任。我们会停留在一个没有中介的世界，在我们自己和母亲以及我们想象的她想要的东西之间没有中介。

俄狄浦斯情结的这些观点总是包含两个层面：对某个过程的认识，如母亲的欲望，以及之后对这个过程的命名，即父亲。问题不仅在于感知母亲的缺失，还要命名它、登记它。拉康在这里的观点呼应并改变了贝特森的观点，后者将童年的关键过程视为他所说的"元交流"（communication about communication）的建立。儿童面对着许多动机和信息，必须学会如何将它们分类。例如，如果有人问"你今天打算干什么？"，这则消息既可以被理解为一个字面意义上的问题，也可以被理解为对昨天所做之事的责备。语境和语气大概会决定哪种解释更有可能，信息由此可以被标记，被分配到众多不同集合中的一个，从而让听这句话的人理解它的意思。

拉康的理论关注同样的问题：孩子如何解释母亲的言说和行为，这个解释会如何把这两个元素分配到某个集合中。俄狄浦斯过程通过命名的行动，收集了母亲之欲望的各种不同表象，并生成了无意识的分类。对贝特森和拉康来说，此过程中的问题都暗示了精神病。正如我们很快会看到的那样，这些问题不仅能让我们区分不同类型的精神病，而且，如果父性功能在精神病中不起作用，它们也能向我们展示，其他形式的集合建构如何能够帮助个体创造一个侵入性更小、更能承受的世界。

因此，俄狄浦斯情结做了三件事。第一，它引入了意义，这是通过把母亲的欲望问题与一个答案——父亲和阳具——绑定在一起做到的。第二，它限定了力比多——我们的性依恋和性兴趣的强度——从而将被禁止的母亲形象（或她的一部分）转入了性欲望的视野，于是就有了力比多的定位，一种将我们的欲望客体定位在身体之外的锚定。第三，它让我们自己得以处在与大他者的关系中，找到一个安全的距离并搬入另一个空间，在那里不只有我们和她。

但若这些过程未能发生，如果有什么东西阻挡或妨碍了这条贯穿俄狄浦斯情结的通道，又会出现什么状况呢？

第三章

精神病

　　我们已经看到，俄狄浦斯情结有三个基本结果。首先，它确立了一个新意义；其次，它限定了身体的力比多；再者，它建立了一段距离，让孩子不再是母亲的独占客体。一旦我们认识到这些过程，精神病的许多临床现象便会瞬间清晰起来。与其将这些现象视为障碍、混乱或崩溃的迹象，不如将它们理解成解决这三个基本问题的尝试：一个人的现实如何能够被赋予意义，身体的力比多如何能够被锚定，以及与大他者的安全距离如何能够被创造出来？

　　施瑞伯在1893年的夏天发病时，整个世界对他来说都仿佛变得陌生了。日常之事显得奇怪，有些不对劲，似乎它们蕴含的意义于他而言是晦涩难明的。成为一个"在性交中百依百顺"的女人该有多好啊，这个"与我的本性相去甚远"的念头困扰着他：由于与他的男子气概冲突，他不能接受这个想法。很快，他的身体开始经受奇特的变化：他会在夜里频繁射精，而他的神经带给了他所谓的"感官欢愉"的感觉。

　　幻觉和身体感觉持续不断地折磨着他。那些声音含混不清地说个没完，他感觉自己被困在了一张与上帝相连的身体和精神之网中，而这个上帝待他并不好。随着构建妄想的漫长过程结束，意义和他对身体的感觉在一定程度上恢复了。他知道他被选中了，是一个特殊的存在，而他的使命是孕育一个新种族。他的躯体症状带来的极度痛苦和他听到的声音的强度都减弱了：原来"可怕的和胁迫他的"的东西现在"越来越无害"。他那沉湎肉欲的感觉现在集中于一个场景，即他在镜前用"女人的饰品"打扮自己，并凝视镜中的自己。

对于那个暗示着他的女性化的恼人想法，现在他顺从了，这是为了"人类最大的利益"：他已经"与自己和解"，接受自己被改造为一个女人，不是像他起初认为的那样作为一个下流的性客体——"一个妓女"——而是作为一个将要创造新种族的人。他在自己身体上感觉到的女性享受不再被拒绝，而是被视为他有"权利"和"责任"去培养的感觉。这是试图恢复他所说的"世界的秩序"的方式，有声音曾向他描述过这个和谐的系统，他觉得这个系统已经被打破了。

由此，这个妄想为施瑞伯对其世界的体验赋予了意义，并成功地将他对身体力比多的弥漫感觉分配到了一个更有结构、更局部的点上。这是通过他被分派到一个特殊位置而实现的——一个被选中为新种族的孕育者的人。虽然不理解身体和周围发生的变化一直令他备受折磨，但现在这些变化已经透出了意指。如果说他在构建妄想的前几年与上帝的距离总是存在问题——要么太近，要么太远——那么现在这段距离则变得更稳固：他甚至可怜这个对人类之事掌握得如此之少的上帝。

因此，妄想完成了三项关键的俄狄浦斯任务：处理意义和力比多的问题，以及自身在与更强大的大他者关系中的位置问题。尽管施瑞伯的妄想并不像他所希望的那般强大，在1907年母亲去世、妻子萨宾娜中风之后，他被迫再次住院，但它还是向我们展示了妄想建构的目的：它不是精神病的原发症状，而是修复的努力。看起来是恶化的迹象，实际上可能是更大的重构过程的一部分。

还有一个例子可以说明妄想的这种恢复功能。一个年轻女孩被侵入感极强的母亲带大，她的母亲不停地看着她，其情绪波动令人恐惧且无法预测，逐渐地，她发展出了一种确信，即她是这个世界仅存的人类。她周围的一切，她的家人和她认识的人都是幻象，是外星人为了研究她的反应而创造。她的生活只是观察和记录人类生活的一个宏大且极为复杂的实验的一部分。独处在浴室时，她会体验到一种身体兴奋，并认为自己正在被外星的医务人员详细检查。这个结构严密的妄想让她得以生存。它让她的世界有了意义，解释了她母亲的怪异行为，并使她在事物的计划中占有一席之地。如果没有它，我们可能会想，她如何能够理解那些情绪波动，以及她所遭受的强烈的、无休止的凝视呢？

和施瑞伯一样，妄想在一个有意义的计划中为她分配了位置。尽管没有他的光线和神经系统那么精细，它还是为三个俄狄浦斯问题带来了解决方案：构建一种意义、限定力比多和确定一个位置。相比于作为不可预测的母亲的猎物，她成了被选中进行实验的人类，这使她离开了纯粹被动的受害者的位置。妄想给作为一个客体的经验带来了新的转折：对施瑞伯来说，是从一个堕落的"妓女"转变为人类未来的载体；对我的病人来说，是从她母亲的"笑柄"转变为科学研究的对象。在这两个案例中，通过给予主体一个位置，妄想都帮他们摆脱了一种境地，即自己仅仅是一个被残忍对待的东西，因为现在这些对待有了目的和意义。随着时间推移，施瑞伯和我的病人的妄想系统都会变得没那么成功，但它们展示了这些首要关切何以成为精神病工作的核心。

我们可以从美国精神分裂症患者路易斯·沃尔弗森（Louis Wolfson）的作品中看到这种从客体到行为主体的转变。在 1970 年出版的关于自身经历的书中，他描述了一个关键的童年场景：母亲在旁边看着一个护士强行把一支直肠温度计塞进他体内。这次创伤性的侮辱在沃尔弗森的许多精神病现象中都留下了痕迹，包括在街上强迫性地喊出"灌肠！"这个词。然而 20 世纪 80 年代期间，一个新想法似乎产生了。母亲死后，他开始沉浸在清洁地球的想法中。转变由此发生：他不再处于被动位置，即一个任由大他者的残酷意志摆布的纯粹客体，而是成了一个拯救任务的指挥者。正如塞尔日·安德烈①指出的，清洁他身体的

①　塞尔日·安德烈（Serge André），比利时精神分析家，弗洛伊德事业学派和比利时精神分析学派成员。

侵入性尝试变成了清洁地球的愿望，就像施瑞伯有辱人格的被女性化的经验在日后变成了他的光荣使命，即化身为上帝所选的一个新种族的开创者。沃尔弗森的想法涉及一种状态的转变，从成为力比多侵入的一个地点，变成了要计划排尽整个星球上的力比多。

这些例子告诉我们，妄想不是一个问题，而是一个解决方案。150多年来，从拉塞格和布鲁勒到拉康，精神病学家都观察到了那些通常被视为疯狂的症状的东西实际上是对疯狂的反应。弗洛伊德观察到，最为"惊人和显眼的"精神病现象是"修复或恢复的尝试"。对弗洛伊德而言，妄想不是精神病的原发症状，而是一种自我治愈的尝试：它"就像一块补丁，贴在自我与外部世界的关系中最初出现的裂口上"。我们所认为的"病理性产物实际上是恢复的尝试，是一个重建的过程"。当一个人的世界出现裂口时，妄想会提供意义来修复：过往的车辆是来监视我的，窗帘摆动是因为有监听设备，今天以不同方式问候我的朋友是与我的迫害者结了盟。因此，妄想是一种积极的而非消极的现象，是一种治疗的尝试而非病态本身，即使它经常会失败。

在弗洛伊德看来，许多精神病与修复有关，即努力重塑现实或重建与它的关系。虽然妄想的怪异常常让它显得恰好相反，但它的治疗功能是非常明确的。在一个案例中，一位有钟情妄想（妄想性地确信自己被某人所爱）的女士写信给那个"爱她"的男人，要求他给她寄一封正式的信，信中要否认他试图影响她，并要证明他只是个陌生人。她给了他一个模板，他只需要将其抄写下来，签字并寄回给她。这不是精神科医生的建议，而是妄想活动自身的产物。她甚至还送了一枚邮票，这表明了治疗进程是如何包含在疯狂的姿态中的。

在妄想出现之前，几乎总会有一段时期，病人觉得世界上存在某种意义，尽管它还不确切，还难以捉摸。地铁上的海报、报纸上的文章或一则电视广告似乎都会涉及他们，但他们不确定是以怎样的方式。他们只知道这与自己有关。迅速地或逐渐地，整个现实开始有了意义：它在说话，即使它的信息模糊不清。这段令人困惑的时期让病人直面意义本身——在意义被固定和明确之前。而妄想的任务是补救，在困惑的地方注入一个固定的、确定的意义。

一位英国经济学家、银行家和战时情报分析家以约翰·库斯坦斯（John Custance）为笔名写下了他的精神病和妄想的结晶。在参加一个战争纪念仪式时，"突然，我仿佛刹那间看到了那数百万生命的牺牲不是徒劳的，它是一个伟大形态——'神圣目的'的形态——的一部分。我也感到了一种内在的信念，我与这个目的有关；似乎有某种启示正在向我传递，尽管那时我还不清楚它是什么"。"神圣目的"毫无疑问与他有关，尽管他参与其中的明确意义还被搁置着。此后不久，他出现了幻觉，男性和女性的性器官在他头上盘旋颤动，这是一个标志，他知道，是"爱的力量"的标志，这个名字也是在那一刻强加给他的。

后来，他在题为"实际理论"的章节中结束了他对疯狂的非凡描述，并就宇宙和他在宇宙中的位置给出了一个基本解释，这和施瑞伯"世界的秩序"的想法有些类似。这个理论是这样被命名的：有一天，医院的一个护士问他为什么总是用"实际上"这个词，他想表达什么？他想解释却解释不了，直到他突然意识到这正是"理想的名字"，他可以借它为"困扰我的神学幻影"命名。这道幻影现在可以被"限定和标明"。实际理论既简练又多面：它搞明白了整个人类历史、当前世界事件、善与恶以及对立面之间的关系。

妄想常常分为两类：寻找意义的短暂尝试，这不会持续太久；更有条理的系统，随着时间而建构，通常更稳固。这些系统可能会相互关联成复杂缜密的信念体系，为病人世界中的绝大多数事物赋予单一或有限的意义。尽管我们都要考虑怎样活着才有意义，但通常只有精神病主体才会认真对待它。任何人都可以思考这类问题，但系统的构建者总是那些人，对他们来说，这样的任务有着真实的、关乎存在的紧迫性。

正如我们在上一章看到的那样，神经症主体通过俄狄浦斯情结，在某种程度上解决了意义的问题：当他进入父母的阳具世界的悲喜剧时，他的视野便被收窄了。在此之前，意义是一个亟待解决的问题。母亲的在场和缺席必须被理解：她的来来去去被体验为意味着什么，然而这个意义需要时间来确定，并在日后可能与父亲以及阳具意指关联起来。

这个过程会创造出我们称之为俄狄浦斯情结的网格，

将能指和所指焊接在一起以组织这个世界。但如果在连接这两个辖域时出了问题，如果没有可用的意义帮助这个人建构他的现实，又会发生什么？在一个案例中，一位男士在父亲死后便不再能确定词语的意义了，无论去哪里他都必须在背包里放一本厚重的词典。他必须确定自己已经理解了一切。在另一个案例中，一位男士解释说"几天前有个年长的农民被叫了'父亲'，我脑海里瞬间闪过一个念头，我是他的儿子。遇到这样的词时我总是会经历这些意义，它们直接扑向了我"。他不得不为词语赋予"第二意义"，特别是当它们由别人说出口的时候。

词语与意义脱节，或者它们太过紧密。能指与所指关系的这些奇怪变迁在精神病中很常见。美国评论家范·维克·布鲁克斯（Van Wyck Brooks）描述说，他发病时所有的刀都变成了割断他喉咙的工具，所有的建筑都会让他从上面跳下去，每条皮带都是绞索，每扇门的顶部都是用来固定绞绳的支架，所有的瓶子都是可以吞下去的碎片。日常生活的这种可怕转变让这些元素有了新的、不可分割的意义。他周围世界的语义已经发生了不可逆转的变化。各个能指——一把刀、一扇门、一个瓶子等——不是根据它们的背景而有不同的意义，它们现在只意味着一件事：夺取他生命的手段。

这种变形在诸如《死神来了》（*Final Destination*）这样的电影中被触发了，我们知道主人公们将在离奇的家庭事故中可怕地死去。我们会在每个场景中寻找潜在的死因：冰箱、洗衣机、晾衣绳、擦亮的地板，都会产生致命的共振。试想一下，如果这不是孤立的恐怖，而是持续的体验，那这个人的生活将会变得多么惊惧和难以应付。意指没有被压抑，而是附着在现实的方方面面。在《死神来了》的例子中，这个意指不只是死亡人数，还有某个大他者杀人的愿望。

我们可以在精神病的某些时刻看到，主体努力地创造意义，不仅破译词语的意指，还努力揭示事物之间的关系，而在另一些时刻，主体则努力逃离已经变得太固定、太侵入的意义。如果父性功能在神经症中确立并限制了意义，那么在精神病中这一过程并未发生。因此，要寻找一种替代，比如一串密码或一个计划，甚至是一个小玩意儿，它们将为世界带来秩序和意义。如刘易斯·希尔（Lewis Hill）所言，"与其他人相比，精神分裂症患者非常严肃，极度在乎意义。他们试图找到某种统一的原则，试图在这个世界上找到某种和平、对称或和谐。由于它在现实世界中不存在，他们便在别的地方寻找"。

那么，精神病会采取哪些形式？与今天充斥市场的不断增加的诊断数量相比，拉康派趋于简洁：他们不认同DSM 的 360 个标签，而是认为只有 3 个互斥的精神结构：即神经症、精神病和性倒错。在精神病中还有进一步的 3 种划分：偏执狂、精神分裂症和忧郁症，而对于如何定位自闭症和躁郁症仍有争论。这些诊断源于古典的而非当代的精神病学，它们的含义可能与今天的专业读者所熟悉的内容完全不同。随着本书的继续，它们的含义应该会逐渐清晰，但我们要先谈一谈对术语"精神分裂症"的使用，这或许很重要，因为它经常被误解，要求完全放弃这一类别的呼声也很广泛。

如今在精神病学中对精神分裂症的定义超过了 40 个，更不必说在精神分析和相关领域了。克雷佩林强调情感和意志的问题，但同行们抱怨他从未给出一个独特的诊断标准。与之相反，布鲁勒确实给出了一个诊断标准，但他又认为精神分裂症是一组障碍，而非单一的、一体的类别。对克雷佩林和布鲁勒的批评在 20 世纪头几十年里很常见，尽管有许多警告，"精神分裂"这个词还是被不加区分地使用，以至于它经常成为"精神病"的同义词，或者仅仅用来标记那些特别难缠的病人，就像今天的"人格障碍"这个类别一样。

急于恢复某种精确性，精神病学家作出了新的区分：如精神分裂性躁狂（schizomania）、精神分裂（schizonoia）和精神分裂性情感（schizothymia），这只是其中的几个例子。随着这些新类别持续从精神分裂症的概念中衍生出来，德国精神病学家卡尔·雅斯贝尔斯（Karl Jaspers）评论说："就像雨滴在水面上形成的波环起初小而明显，然后越来越大，相互吞噬、消失，在精神病学中也是如此，时不时地出现一些疾病，它们不断扩大自己，直到因自身的规模而灭亡。"后来的批评者搞清楚了令雅斯贝尔斯哀叹的分类混乱，他们认为疯人院把患有精神病的人和脑部被梅毒感染的人混在了一起。这导致了克雷佩林研究所的模糊性和治疗的悲观主义，它把器质性解体（disintegration）

的一种特殊形式误认为是精神病。

存在于大脑中的梅毒螺旋体 1912 年才被发现，因此许多被诊断为精神分裂症的人似乎只是得了未确诊的器质性感染。但事实上，克雷佩林和他的学生也有同样的想法，而且这似乎进一步证明了精神病有严格的器质病因学。至于梅毒感染，人们在 1912 年之后开始研究那些精心记录的病例笔记，以了解它在多大程度上可能是病人病情的原因。在大多数病例中，它都不是，可惜克雷佩林的批评者错过了这项研究。

今天，DSM 第四版修订版通过一个选择过程来定义精神分裂症：在五项主要的症状清单中，你至少要表现出其中两项，这五项症状包括妄想、幻觉、言语紊乱、明显的紊乱或紧张行为，以及所谓的"阴性症状"，如情感平淡或意志减退。一些失调必须持续超过六个月，如果妄想内容怪异，或者幻觉涉及实时评论或多个声音相互交谈，那么只需要其中一项症状就可以作出诊断。DSM 的批评者经常指出这种诊断标准是多么无可救药的模糊，因为它意味着两个人可以都患有精神分裂症而没有任何共同症状。同样的，它把我们前面讨论过的"未触发的精神病"问题抛在了一边。

真是多亏了 DSM，今天对精神分裂症的诊断仍在产生混淆和偏见。患者常常被教导将其看作一种不治之症，需要持续的化学抑制。对于那些天真观点的反驳，以及该领域中范式的转变，也都被可悲地遗忘了。在对精神分裂症研究的大规模回顾中，曼弗雷德·布鲁勒于 1951 年写道：

"大多数研究者不再认为精神分裂症是一种疾病实体、一种遗传性障碍、躯体疾病的一种表现，或是一种易受'特定'躯体治疗影响的障碍。"可是到了后来，因为对简单化疾病模型的渴望，加上对"精神病人"始终存在的偏见，布鲁勒所说的那种认知恰恰是今天大多数人看待精神分裂症的方式。

同样经常被遗忘的是许多精神病学家在 20 世纪 70 年代的观察，他们断言最常见的精神分裂症类型并不需要住院治疗。克雷佩林最初悲观的生物学终结论已经一去不返，临床描述也常常会颠覆"一个孤僻、精神紧张的人"这种普遍形象；与之相对的，"新的"精神分裂症患者在探寻社会。他们会想要寻求关系、结婚、工作、旅行，探索自己的性欲，并尝试使用药物。精神分裂症与其说是一种疾病实体，不如说是利用社会网络对抗解体的尝试。精神分裂症患者被赋予的视觉形象不再是紧张，而是外向、健谈，渴望社会的连接。遗憾的是，这个概念并没有产生应有的影响力，但它呈现了生活方式是如何被用来寻找平衡的，这是我们今天不能忽视的事实。我们会回到这个问题上。

既然"精神分裂症"这个词在当下的使用存在问题，为什么还要提及呢？拉康在此有所保留，他几乎没怎么用过这个词，有时还用"所谓的"这个前缀来限定它。然而精神分裂症候群的理念在临床和概念上具有一定的有效性，标示了多样的情况，在这些情况中，身体形象没有坚实的统整感，力比多主要返回到了体内，稳固的妄想建构被削减或直接缺失。如杰伊·瓦茨所言："把这个群组绑在一起的恰恰是绑定的问题。"正是通过比较、对比精神分裂症与偏执狂和忧郁症，它们的轮廓愈发清晰。

我们已经看到，妄想思维可以是暂时的、未发展的，也可以是系统的、扩展的。为了区分不同形式的精神病，并阐明随之而来的各种妄想性构造，我们可以回头看看俄狄浦斯情结所处理的三个基本问题。相比于在表面特征上建立分类，比如精神病的各种主题（宗教的、心灵的、幻想的），不如将意义、力比多的定位以及个体与大他者的距离等基本问题作为基础，才有助于真正澄清诊断。如果说父性隐喻在神经症中调和了这些问题，那么在精神病中这个过程并未发生。它成了精神病主体的遗留问题，每个人都要自己发明解决这些问题的办法，而他们的应对风格可以让我们区分和定义精神病可能采取的不同形式。

在偏执狂中，一种意义结晶了：病人知道世界出了什么问题。有一个针对他们的阴谋，他们有一个要完成的使命，一则要传播的信息。无论妄想的实际内容是什么，他们的处境被赋予的意义都有一种稳固性。力比多被定位在外部：在迫害者身上，或者在社会或世界秩序中的一个错误之上。联邦调查局、天主教会或英国石油公司是邪恶的，必须被揭发。有一种"不良"（badness）在那里，已经被定位和命名。偏执妄想的内容可以是完全真实的：英国石油公司可能会因为破坏自然而受到指责。偏执狂不在于想法本身，而在于这个想法被持有和传播时的一种确定性和僵化，以及它在此人生活中占据的位置。

偏执狂并不是偏执状态，这两者经常被混淆。任何人都可能变得偏执，而且有些情况足以让我们所有人都产生偏执的想法。但这与偏执狂本身有很大的不同，偏执狂主体会建构某种东西，发展一个思想体系作为对他们崩溃经历的回应。偏执狂涉及知识的创造，一个以错误或迫害者为核心的信念系统，它有很强大的解释力，而且超越了"一个人被别人针对或诋毁"这样的简单假设。也有许多偏执狂的案例，其关注的不是某个迫害者，而是这个世界必须解决的某个问题。

构建一种知识以组织这个人与世界的关系，这是偏执狂主体独有的工作，要与我们在精神分裂症候群中经常发现的偏执思想和想法进行区分，正如亨利·克劳德指出的那样。缺少第三项的铭刻会使得这种可能性永远存在：病人会感觉被一些人威胁或迫害，又或是觉得另一些人太过亲近。在精神分裂症中，偏执性的想法通常是在防御对解体的恐惧。我的一位患者可以非常精确地追踪他的转变，从他第一次感到焦虑并失去对其思想的控制，到他将仇恨的各个目标集结起来：税务检查员、他的邻居、某个老教师。这种仇恨，他说，"让我更能控制我的思想，我知道它们要去哪里"。如另一个精神病主体所言，"恨是塑形之道"。

偏执狂的妄想与偏执思想的不同也体现在另一方面。在偏执狂中，自己和大他者是严格分开的，但精神分裂症主体的偏执思想很有可能会模糊这个界限。大他者存在于他们自身之中，完全的分离似乎是不可能的。精神分裂症主体可能会认为他们的思想甚至感觉都不是自己的，而是不知怎么从外部插进来的，或者甚至是别人的经验。与之相反，偏执狂患者认为外部力量外在于他们的行动，而非在他们体内，而且从来不会觉得他们的思想从头脑中被窃走了，或者他们的思想是被插入到自己头脑中的。自身和大他者之间的分裂因此得以维持，这意味着偏执狂患者从根本上来说是无辜的：总是别人的错，无论是邻居、中央情报局还是国家。

相反，在忧郁症中，它总是主体的错。尽管有人反驳，甚至法律也证明他们无责，但他们仍会抱着妄想性的信念确信自己做错了什么。所错之事可能被认定为轻罪或过失，但最终涉及的正是他们的存在，即他们生存的核心，它被残酷无情地裁决了。自己负有无法挽回的罪，没有什么能做的了：意义是固定的。他们可能会向身边人不停地责骂自己，如果治疗师试图劝解事情并非他们的错，或者如果法庭判其无罪，那么他们便有可能做出危及自己、有时也危及他人的行为来证明自己的罪。

一些临床工作者认为忧郁症是偏执狂的翻转，尽管有些情况下，忧郁症主体还没有给自己定罪：他们停留在一种可怕的未定状态，一直坐在法庭尚未宣布判决的被告席上。自我责备通常也是相当隐蔽的，也许隐藏在用酒精或药物自我毒害的做法背后。忧郁症主体可能永远不会公开地自我责备，并向周围人散布这些指责，尽管当它发生时，往往是大喊大叫、重复乏味的。

究其根本，忧郁症的错误是在主体身上，而非大他者那里。如朱尔斯·赛格拉斯（Jules Séglas）所说，忧郁症从未遭受来自外部的攻击，因此不会向民事权威或法律权威寻求辩护：他已经输了，或被定罪了。在偏执狂中，错误确实在大他者那里，如果它经常采取被迫害的形式——大他者在攻击我、危害我、指责我——那么当大他者被等同于自然或这个世界的某些抽象品质时，它的基调也许就没有那么强的侵入性。关键在于，这个人想要为错误赋予秩序，打击某种不良，无论它们是人类安排的，还是自然过程的一部分。这可以兼容任何类别的科学研究。例如，如果不良被认为是一种疾病，他便可能会献身于有价值的医学研究。

正如皮耶拉·奥拉尼耶观察到的，偏执狂主体可能会坚持认为，世界必须被"构造为符合某种秩序、法律、已经被群体遗忘或背叛了的知识"。他经常会把自己说成法律或知识的唯一解释者或合法继承人，无论是宗教信条、社会或教育理论，还是某种形式的科学真理。除了创造一个新秩序，恢复这个世界失去的秩序或体系的想法也很常见。这个人可能会在《圣经》或古代文献中寻找一些必须被再次传播的隐秘知识，为世界带来理性、和平或秩序。这些努力可以吸引广泛的受众，正如我们在民众对世俗和宗教运动的兴趣中看到的那样，这些运动声称可以获得一种神秘的智慧。

偏执狂的目的是谴责或打击大他者的不良力比多，无论它是具身化为一个人、一个机构、一种疾病，甚至是一个种族。他的靶子往往代表着道德、纯洁、礼节或体统的腐败。在一些案例中，偏执狂的努力价值会被社会认可，在另一些案例中，则被当成凶手谴责。希特勒将犹太人等同于危害种族纯洁性的污点，这曾经——现在仍然——被许多人接受，正如1986年瑞典总统奥洛夫·帕尔梅（Olof Palme）遇刺事件，一些人认为刺杀是道德体系支持的合法行为，另一些人则认为这是一起不可接受的暴力谋杀事件。

当今社会对偏执狂的误诊并不意外。在偏执狂那里，力比多被分配给大他者，这意味着主体是无辜的。总是别人的错。有问题的不是我，而是开着飞船跟踪我的外星人。偏执狂主体处在抱怨者的位置指责大他者的错误，而这往往与常态相符。他们不会抱怨自己的任何症状，如果他们相对保持安静，则可能是在逐步建立对迫害者的认识，构建防御，或致力于他们认为的世界运转问题的研究。

当一个真实事件发生——通常是事故或遗产问题——主体随后诉诸法律为自己申冤时，偏执狂可能会变得更为明显。给当局和报社的信随之而来。当代社会鼓励我们把自己看成受害者，几乎所有的人类活动都是合法的，除非我们能够控诉它们。社会力量由此创造了一种景观，控诉不是公民的最终求助手段，而是界定所有交易的基本特征。今天的孩子甚至可以正式控诉他们的父母，并对他们提起诉讼。因此，在现代主体性和偏执狂之间，在正常和疯狂之间，存在着一种和谐。

旧时精神病学所认为的偏执狂的定义性特征——无辜和不公正感——如今已经成了当代个人的特征。当然，有些时候人们会受到外部机构的迫害和虐待，我并不是要否认这一点。但重要的是他们如何解释它，如何处理它，如何理解它。强烈的是非感往往是潜在精神病的标志。将责任归咎于外部世界的做法越固定、越没有弹性，就越有可能被诊断为偏执狂。有时候，我们遇到的偏执狂患者会极为详细地和我们描述他们遭受的所有不公：朋友的背叛，工作中被欺骗，一些可怕意外或灾难的降临。尽管每个例子似乎都无可指摘，但一连串的抱怨却暴露了偏执狂的僵化特征。个别例子似乎确实是运气不好，别人似乎确实有错……但同样，正是控诉者的无辜应该引起我们的注意。

虽然有些偏执狂主体看起来认了命或很平静，但有些一直在忙碌，而且往往是重要社会变革的推动者。神经症主体不会太过争取，宁愿活在别人会为他们安排好生活的幻想中。他们避免风险，而偏执狂全身心投入自己所相信的事业，我们社会中最好和最坏的变革都归功于他们。由于他们的使命是传达真理，并谴责某种形式的不当行为或不良事件，因此他们很可能会做很多好事，而且，正如我们之前提到的，偏执狂的妄想可以与某个真理完全兼容。匈牙利医生伊格纳茨·塞梅尔韦斯（Ignaz Semmelweiss）观察到分娩时卫生条件不佳会导致婴儿死亡，从而拯救了数百万人的生命，但他认为自己的想法是真理，这种妄想性信念让他被关进了疯人院。

临床工作者通常对此有所误解，如果病人遭遇了可怕的事，似乎就能排除妄想的存在。然而真实事件和妄想是可以完全兼容的。一个人可以在童年时被虐待，也可以有被虐待的妄想：关键在于这个人如何围绕事件构建意义，他在生活中为它赋予什么地位。童年或成年生活中的严重创伤往往会转移人们的注意力。治疗师可能会对病人承受的苦难感到难过，以至于他们听不进去创伤事件是如何被处理的。事实上，我们有时会发现，看起来将一个人推向了精神病的创伤事件，其实是由此人与周遭关系的最初变化促成的：例如，多疑和不信任会导致病人与周围的人产生摩擦。这类摩擦的影响会在后来被误认为是精神病的原因。

与宣扬创伤历史相反的，是强调身体或精神的健康，我们可以比较两者的不同效果。一个人体检后确认了自己没病，他坚持要告诉周围所有人自己的健康状况非常之好，这可能就像忧郁症主体不断抱怨他们注定要走向毁灭一样，是一种妄想。这些思想的内容可能完全正确——诊断结果证明了这一点——但它们在此人辞说中占据的位置能够标示精神病，这是自尊心的喋喋不休所暗示的，它并不考虑听者的感受。相比于那些一直抱怨创伤事件的情况，临床医生在面对这种情况时，诊断会下得更迅速。

不论妄想想法的内容正确与否，这个人与它的关系才是重要的。在偏执狂中，它经常被视为必须传达的信息，这种对真理的激情可能伴随着对错误、虚假或社会传统的拒斥。它的形式可以是摒弃现代技术、医疗服务或大众饮食习惯，也可以与回归自然的计划相联系，仿佛自然本身就是纯粹的"真理"。

如今，地球上的每个人都被鼓励尽其所能地拯救世界，这个事实在偏执狂这里是有用的。世界改革者或拯救者现在可以与其他人共存，而不至于引起太多关注。我们都被邀请以微小举动拯救地球。同样，将世界恢复到先前状态的想法，也与当下对生态的大量关注很好地结合了。可能有一种有机秩序的形象，就像电影《阿凡达》（*Avatar*）中流行的那样，一切都以一种无缝的生物学方式连接一起。

"使命"的观念很有意思，它微妙地改变了人们对精神病的普遍看法。20 世纪 50 年代末和 60 年代的研究使人们愈发关注精神病主体在家庭中的交流网络。人与人是如何相互交谈的？在表面的交流之外有哪些潜在的交流？精神病主体接收到的是什么信息？

格雷戈里·贝特森和他的同事认为，信息在许多情况下是矛盾的或混合的：孩子被告知要做某件事，但他们也明白自己会被告知不要做这件事。来自父母的爱意举动可能掩盖了敌意或焦虑，但这不能被公开承认。在一个例子中，一位住院病人见到了母亲，他看起来很高兴，伸手去拥抱她。她僵住了，然而当他收回手臂时，她说："你不再爱我了吗？"当他脸红时，她补充道："亲爱的，你可不能这么容易尴尬，这么害怕自己的感情。"他只和她多待了一小会儿，她离开后，他袭击了医院的一个助理。

贝特森认为，精神分裂症主体会发现自己陷入了这种"双重束缚"的境地，在相互冲突的信息之间变得瘫痪。事实上，要知道一个信息是什么样的信息，对他们来说并不简单。它是一个直接的命令吗？是一个玩笑？是一个真正的询问？从这个僵局开始，可能会有各种反应：总是假设有一个信息隐藏在接收到的信息背后；表现得好像所有信息都一样，没有任何分量，对它们一笑置之；或者干脆忽略它们，越来越少地看到和听到正在发生的事情，脱离自己的环境。在贝特森看来，这三个立场分别对应着精神分裂症的偏执型、青春型和紧张型。

来对比一下吧，看看精神分裂症中的混合信息这一概念与偏执狂的立场有何不同：偏执狂主体的困境可能恰恰在于一个事实，即他们没有接收到矛盾的信息。我们可以将弗洛伊德对小汉斯的讨论与一个被确切告知其角色的孩子相比较：对前者而言，很显然这个小男孩从母亲那里接收到一个信息，又从父亲那里接收到另一个信息，更不用说这些信息内在的矛盾了；对后者而言，也许，他会被告知自己是死去孩子或祖先的替代品。正是信息之间对话张力的停滞和不可能性，可能会促成对偏执狂立场的选择。

精神分裂症主体的童年呼应了这个观点，我们有时能观察到它们。即便受到关怀和爱护，他们的价值可能还是有一种"无名性"。一位女士曾向我解释她如何平等地爱她的五个孩子，并补充说，"当你有了一个孩子，你就有责任去爱他"。或者，另举一个例子，当问及乔伊的出生和婴儿期时，他的母亲把他描述为"有些模糊的熟人，听说过这个人，但对他或他的事情不感兴趣"。孩子可能会感受到这种特殊性的缺失，而且正如皮埃尔·布鲁诺（Pierre Bruno）所言，它与未来的偏执狂所体验到的"指定"可以形成对照，仿佛他被指定为某个角色、位置或使命。与精神分裂症相反，偏执狂随后会严格指定自己的迫害者，然后用一个名字固定住他们。

旧时精神病学十分重视偏执狂患者为迫害者命名的时刻，或者为处在大他者位置上的任何东西命名的时刻，这可以为我们了解潜在的动力学提供重要线索。我们先前在讨论俄狄浦斯情结时看到，关键时刻涉及符号化母亲的来来去去，意识到有一个超越她的空间将她从孩子身边拉走。这随后会与父亲联系起来，尤其是与阳具意指联系起来。在偏执狂中，这个运作并未发生，他们仍试图对母亲的欲望做出自己的解释。他们成功地命名了它，我们在此看到了与精神分裂症的一个主要区别：在后者的各种亚型中，真实地符号化母亲的欲望存在困难。

精神分裂症的问题是，那个超越母亲的空间的登记出现了困难：因此他们会拼命试图在周遭引入或创造某种形式的缺失。我们在与儿童精神分裂症的工作中清楚地看到了这一点，他们经常试图从治疗师的身体上拿走一些东西：发带、眼镜、笔。这种尝试也可能会采取别的形式，即试图找到一个他们不会被关注的地方：如果大他者太过在场、太过紧密、太有侵入性，主体就必须制造一个空间，在那里他们可以远离这种接近性。由于空白空间没有在最初登记，精神分裂症主体便竭力找到一个。同样，迫害者不会像在偏执狂中表现得那么一致和持久，他们往往更短暂，甚至会被称为"他们"，而不是一个能锚定身份的单一名字。

因此，在偏执狂中存在对大他者欲望的命名（中央情报局、联邦调查局等），而在精神分裂症中，主体仍停留在尝试理解这个欲望的水平上。偏执狂涉及对大他者欲望的一种解释，而精神分裂症则任其敞开。因此，意义在偏执狂中或多或少是固定的，但在精神分裂症中是不稳定的。我们在临床中看到的情况确实如此：那些建议或干预并不会影响到偏执狂患者的控诉，而精神分裂症主体可能会描述他们的敞开，他们对发生在自己身上的一切都难以抵御，似乎没有一个核心的统一意指能够保护他们，为他们指明方向。这在言说中也许会很明显，话语从一个主题转向另一个主题，没有能够让它聚焦的意义。

通过对比谢尔盖·潘科耶夫和哈罗德·希普曼，我们能够清楚地看到这种差异。潘科耶夫的一生或多或少都在指望分析家、精神病学家和心理学家告诉他该怎么做，指望他们能够帮他整理、理解他的经验和身体，而希普曼却没什么可说的。他不苟言笑、沉默寡言，但他确信自己掌握着医学知识，并肩负传授它的使命。希普曼没有借助精神病学家、警察或法医调查人员，并拒绝任何对话。对他来说，意义没有疑问、没有悬置，不像我们在精神分裂症中发现的那样。

我的一位年轻的精神病来访者整天都会重复"wassup?"这个词（怎么了，"what's up?"的缩写），就像患了抽动秽语综合征（Tourette's syndrome）一样。这个词会在他的脑海中回响，也会不断从他的嘴里传出，他把它与说唱歌手Jay-Z联系起来。虽然这个缩写的叠句很常见，但他还是被一段视频击中了，在那段视频里，Jay-Z似乎只是在不断地重复这个词。我们可以认为这种模仿是对这个说唱歌手的惊叹和迷恋，但它似乎也呈现了这个主体的基本立场："wassup？"指示着意义层面的停顿，就像他被卡在了对这个基本问题的询问上，这与偏执狂主体相反，事实上，后者确实知道怎么了。

意义的不稳定与精神分裂症主体描述的一些身体感受相呼应。他们可能会抱怨身体疼痛或有怪异感觉，也许会寻求医学建议来命名和理解它们。有趣的是，我们在这些诉求之外通常会发现一个愿望，即希望告诉对方有些东西发生了变化。这些改变用身体作方言：他们试图传达的信息是事情不再像以前那样了，它们现在变得不同了。如同符号化母亲欲望时出现的问题，这都是无法理解的。在偏执狂中，主体可能觉得自己被迫要传递一则关于世界或宗教或科学的信息，而一些精神分裂症主体只是想说情况发生了变化。并且，一般来说，他们希望这种变化可以用某些方式来代表、登记和命名。

倘若在神经症的俄狄浦斯情结中，父亲的功能命名了母亲的欲望，把它固定下来并提供一个意义，那么在精神病中，命名的新方式必须被发明出来。命名的努力是如何加密在妄想中的？对这个过程的探究很令人着迷。我们可以想到詹姆斯·蒂利·马修斯（James Tilly Matthews）著名的"空气织机"（Air Loom）。马修斯是伦敦的一个茶叶经纪人，1797年因扰乱了下议院的一场辩论而被关押在贝德莱姆疯人院。他开始相信他的身体和思想受到了名为"空气织机"的可怕机器的影响，这台机器位于医院附近，通过"气动化学"作用于他。它造成的那些折磨对他来说是如此真实，以至于他不得不创造新的词汇来称呼它们。控制这台机器的是一个团伙，他将他们命名为"手套女""阿奇爵士""校长杰克"和"中间人"。这个冷酷无情的团伙不仅折磨他，还必须记录这一行动：它包括一个"记录员"，其任务是做速记。因此，在马修斯构建的妄想中存在一种命名功能。

施瑞伯法官在他的《回忆录》里也描述了类似的功能。他告诉我们，他保存了一些书籍或笔记，它们记录了他的一切思想和言论，以及他拥有的物品和接触的人。他不确定到底是谁在记录，他猜测一定是"在遥远天体上被赋予人形的生物"。它们没有智慧，它们的手被"自动地"引导：它们唯一的功能就是持续做书面记录。

认识到命名功能的重要性，就可以对精神病主体为构建其世界所做的努力保持敏感。命名的努力需要被我们尊重和鼓励，而不是把这些产物当作毫无价值的或臆想的东西加以否定。反过来，神经症和精神病可以被看作命名的不同形式。在神经症中，俄狄浦斯情结通过诉诸规范的虚构之物，成功命名了母亲的欲望，而在精神病中，主体必须创造：对偏执狂来说，是对世界出现的问题命名；对忧郁症来说，是对他们自己出现的问题命名；而对精神分裂症来说，命名是一个长久的、未解决的活动。

倘若我们现在从意义的问题转向力比多的限定问题，对比便会更进一步。对神经症来说，力比多总是联系一种丧失感。享受永远不够：它转瞬即逝，遥不可及。这是与母亲的符号性分离造成的：她总是不可触及，我们可能会被一些细节吸引，使我们想起与她在一起时神话般的、失去的享受。但在精神病中，恰如我们所见，力比多不是与一个负号相连，而是与一个正号相连。它太在场了。在偏执狂中，它被定位于外部的大他者（迫害者或这个世界的错误）；在精神分裂症中，它侵入了身体。

施瑞伯指出，尽管他所谓的"肉欲神经"对男人而言只会局限在他们的性器官周围，但对他自己而言，这些神经布满了他的全身，"从我的头顶到我的脚底"。因此他会感受到"女人的感官快感"。性兴奋并不像神经症主体那样局限于性欲区，而是穿透了整个身体。我的一位患者感觉她的性器官一直延伸到头部，她的大脑会习惯性地像阴道一样"膨胀"起来。

被这种过度（excess）侵入的精神分裂症主体可能会想办法否定它，求助于医生、外科手术或自我伤害，试图将正号变成负号。力比多剥夺了身体的统整感，他们可能会拼命地想要通过运动、去健身房或格外关注衣着打扮来重新建立身体界限。我的另一位患者感觉她的身体在溶解，内和外之间没有任何屏障。她很害怕她的内脏真的从身体里掉出来。为了拯救自己，她买了一个小巧玲珑的昂贵手提包，由此创造出了与开放空间截然不同的界限感。她以前过马路时从未注意过车辆，觉得被碾过去是一种解脱，现在她小心翼翼：不是为了保护自己，她说道，是为了确保手提包不被弄坏。

在另一个案例中，一位患有精神分裂症的女士解释说，她已经几年没有打扫过公寓了：屋里有成堆的垃圾、没洗的餐具和食物的残渣，到处都是血迹、尿液和粪便。出于对健康的关注，当她有雇用清洁工的想法时，我鼓励了她，以为对个人空间的美容护理能改善她的精神状态。她知道应该对自己的居住环境做些什么，但同时又很担心，因为对她来说，公寓就是她的身体：不是"像"她的身体，而就是她的身体，这便是为什么她必须把那些废弃物留在身边，这能让她知道自己身体内部的真实位置，从而让她安心。当清洁工进入公寓时，她的精神病发作了。将第三者引入完全就是她身体的地方是一场灾难：她说，现在她不再知道她的内脏在哪里。内和外的分界崩塌，她觉得身体被肢解了。

在精神分裂症那里，对身体界限的关注至关重要。"我的身体没有边界了，"一位病人解释说，"没有像其他人的皮肤那样用来分隔的东西。任何东西都能够而且也确实会在任意时刻闯入。我总是受到攻击。""那些本应该在我身体里的器官，"他继续说，"却在我的身体外面。"他们有时会感觉自己身体的一部分和别人的那部分交换了，反过来也一样。"我的身体内部发生了变化"，一位女士报告说，她的一部分手腕被另一个女人的手腕取代了，现在她害怕她的胳膊也会有同样的命运。"我的手，"她说道，"不属于我。""就好像〔另一个女人的〕恶心的身体部位取代了我自己的。"她不得不做出激烈的努力来保留身体的其他部分，保护它们不被侵占。

精神分裂症的身体变化可以有许多不同的形式：有各种各样的感觉，如身体内部的运动、拖拽或推动、热或冷、器官或身体部位缩小或肿大、器官消失、生命力过剩或完全耗竭、燃烧感、身体局部或整个表面的抓挠或瘙痒。病人可能会抱怨受影响的身体部位变窄、变宽、变平、变肿、变干，打结或移位。他们会感觉身体被绳索或钳子勒紧、挤压，或者有异物插入，并且有破裂、拉扯、压迫或脱位的感觉。

力比多被包裹在身体里，意味着精神分裂症主体常常专注健康问题，也解释了为什么精神病总是首先表现为疑病症。即使没有明显的妄想，他们也可能因为奇怪的疼痛或感觉咨询全科医生。通常来说，他们会被带去顾问医生那里做检查，医疗检查一项又一项地做下去，却始终查不到问题所在。身体感觉也许会被定位到某个明确的区域，但与任何已知的诊断无关。不过，诊断线索可以从病人描述其经历的方式中找到：他们会在不同的医生那里重复相同的词或表达，或者他们的话里充满了奇怪的比喻和想象，以试图确定那些感觉。

力比多的涌入使得身体太过在场、太过物化。但在某些情况下，我们看到的正好相反：身体被体验为一个二维图像，而不是一堆难以忍受、折磨人的东西。布鲁勒引用了一些病人的话，他们觉得自己"只是一个影像"，或"感觉像是投影在墙上的动态图像"。虚拟图像的二维性变成了主体真实的身体经验。一位女士精神病发作后无法在镜子中认出自己："我只看到了空无。我只不过是一个幻象。

我想打破镜子杀死幻象，看见真实。"她必须在镜子前坐上几个小时，不断重复自己的名字，以便和自己的形象重新建立联系。

上述所有例子都表明身体形象的构建存在问题，就像镜子阶段的统整没有运作一样。"我的身体没有固定在一起……我的脖子和头没有连起来，"一位男士抱怨道，"我的胸膛以下没有任何东西，我的胃是敞开的，我的头盖骨也是。"身体边界的不稳定可能会引发一些身体习惯，如节食、健身或自残。切割或烧伤身体的一部分，正如一位患者所说，是一种方法，能够"让我的身体成为我自己的"。所有这些做法也许都是在尝试找到一种栖居于身体的方式，在寻到替代途径之前，试图消除它们显然是危险的。

精神分裂症中身体一致性的缺失，意味着想象和实在维度没有与符号维度牢固连接。没有东西可以钉住身体形象，没有结构化的内部框架。因此，在一些案例中，视觉形象可以漂浮起来，或者身体被感觉为一个外部表面，病人无法坚实地依附它。詹姆斯·乔伊斯（James Joyce）描述了自己年轻时的一次经历，当时他被几个男孩殴打，却感觉不到真实的疼痛：就好像他的身体形象只是从身上剥离了。镜子阶段将我们的形象焊在我们身上，并将其指定为我们自己的，精神分裂症在这个地方出现了问题：他们真的会和其他人搞混，无法察觉到身体是自己的，或者遭受着他人身体对自己身体的侵入。

当精神分裂症危及了身体的完整性时，自杀似乎是个解决办法，是重建身体边界的方式。如上文那位女士的解释，"我的器官和内脏都在外面，这太难忍受了，我实在是想要解脱，我想跳窗，到那时，希望能在地上找到一具尸体，所有的内脏都能被放回去，然后缝起来，这样我就可以正当地下葬了"。她的自杀想法不是为了死亡，而是想要把器官重新放回身体里，然后用"正当地"下葬的想法，在符号维度上将两者挂钩。还有一个病人，她不顾一切地要恢复自己身体的秩序，她说，"如果我上吊或摔死，至少我的身体会是完整的"。她对犯罪电视剧中尸体现场勾勒的粉笔轮廓非常着迷，这对她来说似乎是"终极解决方案"：被包含且有边界，提供了身体本应该有的"完美形象"。

精神分裂症中力比多对身体的侵入，以及偏执狂中它在迫害者那里的定位，都可以和忧郁症形成对比。在后者中，力比多既不在大他者身上，也不在身体内，而是在形象上，即他们的自我：他们没用，是废物、垃圾，并且以无休止的自我诋毁来坚持这一点。错的不是大他者，就像在偏执狂中那样，而是他们自己：他们是世界灾难的根源。神经症主体会怀疑"是我的错吗？"，与之相反，忧郁症主体确信某些事情——或者所有事情——是他们的错："都怪我。"活在这种无法承受的罪疚中，可能会自杀。就好像忧郁症主体在自己身上藏着一个首要的、本体论的错误，他们甚至可能不得不牺牲自己来确保世界得到拯救。

要注意，并不是每一个坚称自己有罪的精神病案例都是忧郁症。持续的自我责备也可能是自大偏执狂的表现形式，正如卡尔·亚伯拉罕（Karl Abraham）指出的那样。在"最大的罪人"的意义上，宣称自己有罪能掩盖自身的偏执。瓦格纳就是一个很好的例子。他谴责自己与动物发生的性接触是犯下了难以言状的罪行，后来他为了清除有传播风险的不良基因，杀死了自己的家人，但他并不是忧郁症。他谴责那些据说在迫害他的人，并将他们命名为米尔豪斯人，这种向外性和命名行为都证实了这一点。

值得注意的是，在谋杀发生前后，瓦格纳都写了一些他想象中会出版或演出的诗歌和戏剧。他相信，他将被公认为是德国最伟大的戏剧家。我们很难不把这与偏执狂的主题联系起来：当周围的世界裁决他为罪人时，他的文学创作却可以把他评判为伟大的作家，似乎后者的荣耀构成了他那同等程度的妄想性谴责的对应物。如他后来所写，"抛开性的领域，我是我认识的所有人中最好的那一个"——一个只想从艺术视角被评判的人，因为在这个领域，他不再是他的经历和痛苦的囚徒。

为什么在精神病中"成为例外"的主题无处不在？无论是英雄还是替罪羊，主体都占据了独一无二的位置。重要的是，不要太过草率地把它解释为一种自大妄想（delusion of grandeur）。如布鲁勒所说，国王和君主、教皇和他所护卫的耶稣都很乐意做卑微的工作。基督的新娘会毫无怨言地洗衣，国王也很乐意做农活。虽然地位很高，但耶稣或教皇可以满不在乎地谈论他们的处境。如何解释这个明显的矛盾呢？

尽管自大妄想的确存在，但它们不过是为主体赋予例外地位的诸多妄想的子类。正如阿瑟·伯顿（Arthur Burton）多年前说的那样，这些人表现出的自恋更关乎存在，而不只是自私。他们对自我膨胀的兴趣并不大，只是为了生存。那么便需要创造一个独特的个人空间，它不是现有集合或群组的一部分。我们可以想象孩子的幻想，他们想要在家里创造一个家，一个特殊的小房间或藏身处，与屋子或花园相连，但又不是它们的一部分。在精神病中，这不是一个幼稚的奇思妙想，而是一种必要。

为什么创造这样一个空间在精神病那里有如此重要的功能？我们一般会认为这只是被害妄想的转化："因为他们都在攻击我，所以我一定有某些特殊的秘密、天赋或力量。"施瑞伯解释说："由于上帝只与我进行了神经接触，我在某种程度上就成了上帝唯一的人类，或者说，这个人类成了一切事物的中心，所有发生的事都必须与他有关，因此，从他自己的观点来看，他也必须将一切与自己关联起来。"这样看来，主体关于自身的想法似乎来自他们为大他者所占据的位置。

这基本上是西奥多·梅内特（Theodor Meynert）、卡尔·韦尼克（Carl Wernicke）和19世纪末的一些法国精神病学家的观点，他们把自大妄想看作被害妄想的合理化。但在临床上，这样的次序并不常见。事实上，如果这是一个演绎过程，我们可能会期望大多数的迫害观念变成自大观念。原因肯定在别处。一个例外的位置难道不是给了这些人解决童年问题的方案吗？他们对大他者来说是什么？——面对这个问题，例外位置让他们的存在既处于其所栖居的世界，又在其之外。被包含太多会无法忍受，所以他们必须在别处建立一个安全空间，代替这个从未为他们提供第三项的地方。

施瑞伯想要成为新种族独一无二的开创者，这个想法既解决了他被迫害的可怕经验，也创造了这样的空间：他现在占据了一个有意义的位置，而且对他来说，是合乎逻辑的。例外位置是提供大他者缺失之物的地方：世界的秩序已经打破，为了恢复平衡，必须有人进入这个空间。他进入了这个在逻辑上必要的空间，或者更准确地说，他把这想象为他的未来。

我们经常在精神病主体的发明计划中看到这一点。无论是商业上的新点子还是一些小工具，他们已经明白了这个世界缺少的是什么，现在努力去提供它。看似只是在追求经济回报，但往往还有一个潜在逻辑，即计算大他者缺少什么，然后生产一些东西填补它。这是解释大他者欲望的一种方式，不是从迫害的角度，而是从缺失的角度。偏执狂主体可能会有补全大他者的抱负，而精神分裂症主体通常更谨慎：计划被搁置到未来，因此仍有一个空白空间将他们与大他者隔开。

当然也存在着真正的自大妄想，我们经常会在这类人身上发现既被母亲重视又被母亲贬损的童年历史。"我很有价值""我空虚又可鄙"，童年历史的节奏在这种迅速交替的想法中回响。当我们探索这些想法时，经常会发现他们把自己附在别人身上，像被施了魔法一样认同这个人，仿佛他们真的就是他。一个病人告诉我，她没有必要去参加招待会，因为某个名人会在那里。我问她什么意思，她解释说他在场就等于她也在那里。失去这个人物或与之分离，可能导致的不是忧郁症，而是自杀。在临床上，与精神病的这部分工作极为困难，因为大他者对病人如此生死攸关，但同时也如此具有毁灭性。这些人通常在生活里什么也不做，因为大他者代替了他们，这种境况在躁狂期和抑郁期都是难以忍受的。

在躁狂性的情绪高涨中，一切皆有可能，病人会有一种与世界交融的感觉，感觉自己是某个人或某个过程的一部分。在电影《音乐之声》（*The Sound of Music*）中，修女玛丽亚解释了她为什么会在祷告时迟到：在山上的时候，她说，她觉得自己就是大自然的一部分。我们可以将这种富有感染力的快乐与精神分裂症时常出现的自大想法相比较，在后者中，病人不需要这个世界，很可能会从其中退离。在偏执狂中，情况非常不同，因为真正的偏执想法很少会有情绪表达：这就是为什么他们可以冷静沉着，然后像我们在瓦格纳案例中看到的那样，前去杀人。在触及偏执的领域之前，一切都显得很正常。

第四章

语言和逻辑

我们如何解释精神病之间的这些差异？如果偏执狂和精神分裂症都会感觉被外部影响，为什么这种影响可以实实在在地侵入精神分裂症主体，夺走他们的思想和身体？一个患有抑郁症的人会告诉你，他走路和吃饭就像是别人在做这件事一样，他们和自己的行动脱节了，但精神分裂症主体会有不同的想法，他们实际上是被迫做这些事的。这是一个至关重要的区别。行动、感觉和思想可以从外部产生，而不只是被体验为一种疏离感。

首先，是什么东西从外部作用于我们？对婴儿来说是照料者，我们生来就在他们的辞说中，几乎完全依赖他们，而我们自己的主体性往往是通过拒绝来主张和形成的。例如，当拒绝喂食时，我们表明自己与他们不同，我们不只是他们的木偶。如果我们可以通过行动做到这一点，那么言说也可以，但这其实很复杂，因为是他们教会了我们说话。我们从他们那里学习语言，如果我们承认思维依赖于话语的结构，那么在某种程度上，我们的思想也来自他们。

正如弗洛伊德在一次讨论中所言，在维克托·陶斯克（Viktor Tausk）发表了关于精神分裂症的外部影响的论文后，他评论说，"婴儿认为别人知道自己想法的观念，其根源在于学习说话的过程。婴儿从别人那里获得了语言，由此也从他们那里接收了思想；因此，儿童感觉别人知道他的思想，别人为他'制造'了他的语言以及他的思想，这个观念是有一定现实基础的"。如一位患有精神分裂症的女士所说，她年轻的时候，父亲能听到她的想法，并理所当然地把这些想法从她身上拿走了。

让·皮亚杰（Jean Piaget）还指出，在孩子看来，大人比他们知道得多，而且掌握了更多的语言技能，因此他们可能也会假设，大人知道他们的想法。大人也会试图理解他们，推测他们的想法和欲望，这会加强孩子的假设。那么，当一个孩子意识到大人其实并不知道他的想法时，这就是关键的时刻，它反映在儿童与真相的关系上。能够说谎意味着不受父母的控制：他创造了一个只属于自己的空间，因此大多数孩子都会经历一个玩弄真相的阶段。他们可能会保留它、拖延它或明目张胆地反驳它。通过这个过程，照料者对孩子思想的支配被削弱了——如果不是被质疑的话。

但在精神分裂症中，这种支配并不总是被打破，它可以影响身体和头脑。患者可能会感觉自己被欺骗、被催眠、被侵入、被操控、被剥夺意志。偏执狂主体能为自己的身体和思想划定边界，而精神分裂症主体会感觉自己受制于某种外部力量，这种力量控制着他们，并随时可能将他们抛弃。他们处在客体的位置，被某个强有力的大他者使用，也许会想成为一个被动的玩物，这是我们在偏执狂那里很少见到的主题。如克雷佩林观察的那样，偏执狂患者并不会废除自己的意志。

不过，明显的意志缺失与语言有关。在精神分裂症中，语言似乎具有渗透性，好像词语和图像可以直接产生效应。一些精神分裂症主体会服从来自外界的任何命令或建议，这也是他们的童年经常看起来幸福且风平浪静的原因之一。在持续和被动的服从中去做他们被告知的一切，这消除了其他人童年时期容易出现的戏剧性。阿列蒂的一个病人走路时看到红灯就会停下来，如果看到箭头，就会按指示的方向前进，如果看不到标志，他就会被定在那里。

服从并没有产生任何我们以为会有的冲突，比如怨恨、抗议或难堪。相反，话语如指令般被遵循：他们可能会因为杂志上的建议开始练瑜伽，因为朋友牵线而结婚，或者因为别人的建议而去看心理治疗师。正如塞尔日·勒克莱尔（Serge Leclaire）所言，这就像汽车仪表盘上的故障灯，它们告诉司机应该去哪里，却不指示他们要做什么。一个年轻人告诉我，他在学校刺伤老师仅仅是因为另一个男生叫他这么做。他对这个老师没有特别的敌意，但在听到那个男生的命令时，他感觉自己没有选择，只能服从。刀刺向受害人的那一刻，他感觉自己就像一台机器，没有情感、没有感受。

语言的渗透性可以在多个层面起作用。安迪·沃霍尔（Andy Warhol）会把他的奇怪肤色解释为色素流失："我看到一个女孩走在街上，她的皮肤有两种颜色，令我非常着迷，一直跟着她。两个月后，我的皮肤也变成了两种颜色。我甚至不认识那个女孩——她只是我在街上看到的路人。我问一个医学生，我是否只是因为盯着她看就被传染了。"安迪的想法呈现出一种直接性，仿佛一件事可以直接导致另一件事，这或许在人们对疾病的普遍认知中有所体现：某人有这个问题是因为这个原因。致病因素、致病条件和诱发原因之间的复杂网络被抹去了。

我们可以在二联精神病（folie à deux）的案例中看到这种渗透性，患病的两人似乎共享同样的妄想系统。精神病学家曾对这一现象非常感兴趣，他们会将两个病人分开，以查看妄想仍否存在。结果经常是，一旦分开，其中一人就会看到自己受同伴主导的影响而陷入的"错误"。但同样频繁的是，对错误的认识迅速取代了"错误的"妄想，我们可以观察到其中的可疑：实际上，他们的渗透性并未改变，即使妄想已经变了。他们现在相信另一个人，他告诉他们曾被妄想所骗。因此，治愈——认识到妄想的荒谬并丢掉它——可能恰恰是疯狂的标志。

但语言为什么会具有渗透性呢？虽然每个人在某种程度上都被出身其中的辞说塑造和引导，但精神分裂症缺乏中介的现象仍令人震惊。在病人的描述中，外部力量会直接进入主体。如果这首先来自父母，就意味着孩子仍被焊在父母的想法和言词上，无法脱身。这种侵占也发生在身体层面。安娜·弗洛伊德（Anna Freud）注意到，孩子的身体首先是另一个人的客体。照料者对那个身体拥有绝对权力，照料它、关心它。外部和内部过程都与这个大他者相连。例如，饥饿的感觉与照料者的意愿密不可分：如果我们饿了，那不仅仅是因为我们没有食物，而是因为大他者没有喂给我们食物。大多数内在感觉都会以类似的方式连接着照料者，就像他们有能力作出回应一样。因此，大他者与我们实际的身体（包括内在和外在）紧密相连，以至于内在发生的一切都取决于他们。这个事实在精神分裂症中一定尤为重要，不只是因为我们在其中发现了奇异的身体感觉，还因为这些感觉被归因于外部影响。毕竟，我们只在精神分裂症中发现了意志的紊乱，仿佛我们的内在生活——我们的思想和我们的肉体——不属于我们，这在偏执狂中是没有的。

如果符号界没有将孩子与母亲分开，母亲便会继续包含着孩子。如一位患者说："我看着我的手臂，它们不是我的。它们在没有我的指示下活动。是别人在移动它们。我的手脚和思维都像是系在绳子上，而这些绳子被别人拉着。"大他者存在于主体之内，病人可能会竭尽全力把他赶出去——通过自残，甚至在某些情况下自杀。吉塞拉·潘果夫（Gisela Pankow）观察到，这些自杀行为并不是试图杀死自己，而是试图杀死自己内部的某个东西。

这样的案例向我们展示了主体与大他者保持着过于紧密的连接，无法建立适当的边界。这种共生关系不仅与他人的身体有关，而且，如拉康指出的，还与来自大他者的能指，与他们的观念、他们的辞说、他们的言语有关。这就是为什么我们经常会被一个家庭中的相同叙事所震惊：

父母和孩子完全用同样的方式描述家庭的历史或事件，个体的辞说仿佛被整个吞噬了。某种腹语术在代际传递。

皮耶拉·奥拉尼耶描述了珍妮的案例，她是一位患有精神分裂症的女士，刚开始在医院接受奥拉尼耶的治疗时非常紧张。渐渐地，珍妮能够谈论自己的生活，但她的话似乎完全反映了她母亲的生活。她对自己成长过程的描述与母亲的叙述完全吻合，为那些事件赋予了与母亲相同的意指。她的母亲非常善良，无私地照顾着孩子们，珍妮一直是个好女孩，很快乐，没什么大问题，直到多年后她住院治疗。

当珍妮开始回忆起童年的更多细节时，她描述了母亲如何把她和妹妹关在壁橱里，保护她们不遇到她们的父亲——他被禁止进入这个家。她还记得，多年来她和妹妹有时会被母亲绑在餐桌旁，一绑就是几个小时，母亲这么做是为了在做裁缝工作时保护她们不被针刺伤。她描述这个场景的时候没有任何情绪，当奥拉尼耶向她提出这一定很痛苦时，珍妮坚定地回答说，这是为了保护她们。

当然，某种程度上这是真的。把女儿们绑在桌腿上确实可以防止她们被到处散落的缝纫针刺伤。然而，她从未想过，母亲也许会在这些年里找到其他解决办法。她无法质疑这些童年场景的意义，但在精神病发作的时候，她会认为那些迫害者要把她绑在床上杀死她。电视会对珍妮说话，尤其是涉及有人被禁锢的暴力场景时。看到被绑在树上的探险家即将被剥头皮的画面，她会把这解读为一个信息，即她也将经历同样的命运。她说，她的医生想要"禁

— 114 —

锢我的身体和思想，这样就能对我施加这种惩罚"。

将这些妄想与童年场景联系起来让珍妮瞬间就得到了解脱，但它只持续了一次会谈的时间。这表明奥拉尼耶试图传递给她的意指未能融入她的心灵，反而被她以妄想的形式返了回来。在这个案例中，精神病的标志不仅仅是无法同化的思想，还有她与母亲辞说的一致。她甚至想不到去质疑母亲对她童年事件的说法，这呈现了一种共生关系，不是与母亲的身体，而是与她的言语、她的思想共生。

主体与语言的关系在精神病中经常被研究，我们可以再次比较偏执狂和精神分裂症。在偏执狂中发现的意义冻结，与精神分裂症中的一词多义、丰富意义非常不同。精神分裂症主体当然会做很多意义的关联，试图解释他们身体的经验或可能听到的声音，但这些努力通常是不够的。缺少了俄狄浦斯情结确立的意指，他们便会被太多的意义支配：有时候，这会生出对文学和诗歌的敏锐，但通常来说，他们会被意义淹没、侵袭。因为连接能指和所指的铆钉被拆掉了，而他们却一直未能构建出妄想，将两者重新钉在一起。

遗憾的是，主流精神病学关于语言与精神病的许多研究都专注于实验，它们将受试者幼稚化，并误解了关键问题。这类测验要求被诊断为精神病的患者定义诸如"桌子"或"椅子"之类的词汇，或是将词汇分组，或定义俗语。它们会显示出精神病主体的某些缺失或缺陷，这并不意外，但大多数研究者似乎都没注意到测验任务本身的荒谬性。毕竟，实验者要求受试者给一个词下定义，这本身意味着什么？

测验的材料并未考虑到这个至关重要的问题。当西尔瓦诺·阿列蒂问一个病人"什么是生活？"时，她回答道："我得知道你说的'生活'具体指的是什么。是《生活》杂志，还是能让另一个人感到幸福的心上人？"他起初把这个回答当作"精神分裂症思维"的例子，但后来又有了不同的理解："你让我，一个高中毕业的人，来定义连林奈（Linnaeus）和达尔文（Darwin）都做不到的事情？"

当阿列蒂让这位女士定义"傻瓜"时，她说："当一个傻瓜称另一个傻瓜为傻瓜，这个傻瓜就是一个傻瓜。"他曾把这看作对同一个词的精神病性复述，但后来意识到她是在暗指：如果他因为她是精神病人就认为她是个傻瓜，那他可真是个傻瓜。他花了很多年才明白这一点，但这样的实验今天仍在继续，阿列蒂最终所理解的东西并未得到承认。这些测试的负面结果令人想起理查德·纽豪斯（Richard Neuhaus）的结论，他认为南太平洋诸岛的人视力比欧洲人差，因为他用西方的眼科字母表测试他们时，他们表现不佳。

这些测试不仅将受试者当小孩儿对待，还忽视了另一个问题：一个人是在对谁说话。格雷戈里·贝特森指出，精神病主体特别关注元语言过程。如果有人说了什么，他不仅会考虑所说的"内容"，还会有一个重要的问题："你现在对我说这些，但你为什么要说呢？"路易斯·沃尔弗森的母亲曾问他："能给我一张纸吗？"而他在回忆录中用了不下 12 页的篇幅来分析她这句话可能的意义。鉴于这种敏感性，还有什么比他们在测试情境中问出下面这个问题更自然的呢："你把我带到了一个特殊的房间，坐在那里拿着笔记本或录音机，问我什么是桌子或什么是生活。你到底想要什么？"

自己是在对谁说话的意识，在不同类型的精神病中有着细微的差别，观察这一点是很有趣的。早期研究者认为，在所谓的"精神分裂症言语"中，词与词通过声音相连，而不是通过意义的指向，即正在传达的信息。如路易斯·萨斯（Louis Sass）所言，"信息的流动和它的意义不是由所预期的整体意义引导，而是主要由语言系统内在的、通常无关的特征所决定"。就好像听者的需求被忽略了一样。这有时被解释为说话者有过多的选择，以至于他无法说话或行动，换句话说，他被选择的多重性麻痹了。

我们经常听到病人的想法跳脱不定。说话的节奏可能很奇怪，听者会遇到出乎意料的突然转换或含蓄表达。布鲁勒强调说话时的中断，他认为这表明了思维的中止。如我的一位患者说："不是我决定停止思考，也不是我想要屏蔽一切：只是存在着一种拼接。就像电影剪辑一样，先是一件事情，然后是另一件事情。"拼接可以理解为除权的效果：当说话者接近一个无法同化的意义时，就会出现空洞，从而突然转向另一个主题或想法。

这些含蓄表达呈现了一个更为潜在的困难。我们在说话时需要考虑对方，调整我们的用词和理解。通过采取的语调、说话的方式和打算传递的信息，交谈对象被包含在我们的言语中。这就是为什么有时候我们会紧张：我们的话说得很糟糕，因为我们太清楚它们会遭到听者怎样的评判。但无论情况如何，我们说话时他者总是在场的，我们需要这个他者才能把话说出来。除了有血有肉的听者，这个他者也会引出一个更抽象的功能，即一个处在言说中、让我们能够被听到的地点：大写的他者，即大他者。当一个朋友对我说："我有了一份新工作，对吗？"这个功能便被包含在他的句子中，在"对吗？"之中。它标记的不是听者的特殊性，而是铭记在言语中的一个地点，这个地点对于我们定义自己的位置是必要的。正如沟通理论学家所言，词不仅定义了世界，也定义了使用它们的人。

拉康关注到了言说中存在的这个大他者，及其对意义走向的作用。这一过程在精神病中遇到了问题，大他者很难被纳入言语，有时根本不可能，造成的结果是，听者不会被编码到主体的言说中。我以前在治疗社区和一个人聊天，他从未说过"我住在夏马拉，对吗？"，这可能会让人觉得，说话者似乎忘记了他正在和另一个人说话。意义不会随着说话而被建构，不依赖大他者的引导和塑造，而是可以预先形成。这有时可能表现为幻觉。说话者要么陷入毫无意义的日常唠叨，没有符号性的重心，要么可能成为神的交流对象。处于前一位置或许会使他们更容易受到暗示和前文讨论的渗透性的影响。同样的，对话者要么处于一个空壳的位置，有点儿像木偶，要么是彻底相异、有着潜在威胁的存在。

无法定位大他者不仅会影响听者的位置,还会对说话者自己的位置产生非常根本的影响。毕竟,正是通过大他者,我们才能在言说中找到自己的位置。当这一点受到威胁时,甚至人称代词的参照也会出现问题。在拉康所讨论的一个广为人知的例子中,病人不确定她的句子"我刚从猪肉铺那里过来"中的"我"指的是谁。我们经常在幻听中发现这种情况,一个代词被体验为一种暗指:当被问及这个代词指代的是谁时,主体会犹豫不言,尽管他们知道那些包含着代词的句子或短语与他们有关。一个病人说她无法寄信,因为"没有寄信的人"(there wasn't anyone to send it from),这句话很好地唤起了她的摇摆不定。这并不是一个口误——用"from"替代了"to"①——这正是她的本意:她根本没有可以说话的位置。"我"对她来说是一个洞。

请注意,我们一直在讨论的语言问题在精神分裂症主体那里绝不是持续存在的,这一点非常重要。大多数时候,精神分裂症主体的说话方式和其他人一样,只有在一些特定时刻,问题才会出现。关于精神病主体语言的许多概括,实际上都只适用于某些案例的某些时刻。例如,我们经常听到有人说,在精神病主体那里词被当作了物,但再一次提醒,这只适用于特定情境下的某些词语。

在陶斯克报告的一个著名片段中,一位年轻女士认为她的眼睛被扭曲了。她通过对爱人的一连串责备来解释这

① 把"没有收信的人"误说成了"没有寄信的人"。

一点：她无法理解他，他看起来总是不一样，他是个伪君子，他是个"眼睛扭曲者"（Augenv-erdreher）。这个词的意思是"骗子"，这个习语让她转而想到他扭曲了她的眼睛：因此她现在有一双被扭曲的眼睛。这个表达对她来说已经变成了字面意思，因为词直接塑造了她的身体经验。这种转变被认为是具象化思维（concrete thinking）的实例：如布鲁勒观察到的，如果一种隐秘的爱在他们心中燃起，精神分裂症主体可能会认为有人在用真正的火焰燃烧他们。

另一个例子中，一个男孩因为父母离婚时的紧张情绪被送到家庭医生那里。医生向男孩解释说，他有一些"坏神经"，它们就像皮肤下的蠕虫。于是，他每天都会把自己的手和脸浸泡在水中二三十次，原来，他通过钓鱼了解到，虫子如果干了就会爆裂。因此他必须不断保持他的神经湿润。这个男孩把医生的比喻理解成了字面意思，这类过程在精神病中并不少见。收信人收到一封带有污渍的信，他会认为这意味着他的性格有污点。塞里厄和卡普格拉讨论了一位女士的案例，她会仔细检查所有的信件，以字面形式来解释标点符号。当她的兄弟给她写信说"我们希望你能好起来"（Nous désirons ta guérison）时，她注意到句子结尾的句号（point）特别大，这让她把这句话重读为"我们不希望你好起来"（Nous ne désirons point ta guériso）。因此，字词甚至标点符号都会被理解成字面意思，而不是习语或比喻等修辞手法。

我们该如何理解这种阅读呢？阿列蒂提到了主动具象

化：一位患者觉得妻子让他的生活很痛苦，他在吃她准备的食物时，会感到口中有奇怪的味道。他认为妻子在败坏他的生活，这个想法被转化成了感知，即奇怪的味道，这意味着她给他的食物下了毒。另一位患者认为自己是个腐败的人，并幻觉出自己的身体散发着恶臭。这不是一个隐喻过程，因为这种恶臭并不象征任何东西：它只是等同于他的存在。正如阿列蒂的观察，在我们看来这气味可能是他对自己感觉的象征，但对他本人来说并非如此。

在这一点上，理论家通常会援引抽象和具体的区别，就好像"腐败"这个抽象概念变成了"臭味"这个具体概念。在抽象层面无法维持的东西变成了具体的表现。在库尔特·戈尔茨坦（Kurt Goldstein）看来，"精神分裂症语言"涉及抽象思维的削弱。人们通常认为精神分裂症患者无法对一个抽象概念——如"桌子"——进行普遍化的思考，而只能思考具体的桌子。概念无法从真实的具现中被抽象出来。我们前文引用的例子已经驳斥了这个相当荒谬的观点，正如玛丽亚·洛伦茨（Maria Lorenz）所言：阿列蒂患者的回答呈现了对具体（《生活》杂志）和概念（自己的情感生活）两者区别的完全把握。

我们还可以想到乔伊，他在某个时刻放弃了"正确地"命名食物，转而创建了新的分组。糖会变成"沙子"，黄油会变成"油脂"，水会变成"液体"，等等。他剥夺了食物的味道和气味，从它们的营养来源中抽象出这些物理特性。贝特尔海姆认为，这并不是某种缺陷的迹象，而是一项成就，他让语言反映出了他对一个贫瘠世界的体验。

然而，区分具体和抽象终究是没有助益的，因为它们取决于说话者、语境、文化和许多其他因素。例如"情感生活"这个表达也许并没有什么抽象之处，就像《生活》杂志在某一刻是具体的，另一刻则可能是抽象的，代表某种世界观或社会地位。当一位患者感觉自己被声音和噪声侵扰，将其描述为"手指伸进了我的脑袋"，称此为抽象的或具体的都不是重点。重要的是病人如何使用这些词，它们在他的辞说中占有什么位置。事实上，这正是旧时精神病学所关注的。

19世纪末的精神病学家非常关注精神病主体如何使用词语。他们对语词新作（neologism）尤其感兴趣，这些被创造出来的词会频繁地介入精神病主体的言说。"我被撒旦化了"，一位患者说。"我是非容忍的"，另一位说。意义总是指涉其他意义，但语词新作是不协调的、固定的，而不是对意指的变化和转移敞开的。这些词被孤立出来，有着特殊的重量，与患者的其他言语不同。朱尔斯·赛格拉斯指出，尽管精神病主体经常发明新词，但语词新作也可以是对他们有着独特个人意义的日常词汇。一位患者解释说，他在童年遭受了虐待，现在希望通过治疗"祛虐待"。我们可以把这看作简单的学习错误，对词语的错误使用，但关键始终在于精神病主体如何使用它，在他们的言说中，它在何处返回。

荣格并没有将语词新作视为精神病的主要症状，而是认为它们实际上是恢复的尝试。它们旨在为主体限定一种经验，意大利精神病学家爱德华多·坦齐（Eduardo Tanzi）对精神病性语词新作的分类清楚地表明了这一点。他将语词新作分为若干类别：指定妄想世界中的人物或象征性存在；他们可以支配的力量或机器；他们可以诉诸的行动手段和程序；主体自身的精神状态；指定主体；他们赋予自己的特质。这个分类很有说服力，因为它表明，精神病主体必须发明和创造能够具有限制和命名功能的新能指的地方，恰恰是他们被大他者支配的地方。

这一分类显示了新词如何围绕着大他者与主体的关系，围绕着大他者能够作用、影响、迫害或侵入他们的方式。因此，这些特殊的词正是在成为大他者的客体时才产生的。在伊约·阿兰宁（Yrjö Alanen）讨论的一个案例中，患者埃里克描述了他如何接收到周围人发送给他的信息，他们用的是一种模棱两可的语言，他称之为"二级语言"。他感觉自己像是生活被其他人控制的"机器人"，他们的"二级语言"在他体内引起了"压力变化"。这些表达构成了一种私人语言，埃里克发明了它，用来命名他感受到的侵入和对自身完整性的威胁。他还补充了其他表达，例如，用"压力调节"来说明同事对他施加的行动，用"打洞者"来命名那些无法理解他的人。这些语言有时与传统心理学的语言非常相似，甚至会使用现有的分类。阿兰宁的这个病人不需要住院治疗，他在社交环境中表现得非常好，我们可以猜测，正是他铸造的新词帮助他做到了这一点。恰如荣格的一位病人所说，她的新词是"权力词"。

如果意义在精神分裂症中是滑动且无法锚定的，那么语词新作就可以起到阻止能指漂移、束缚力比多的作用。正是由于这个原因，它们似乎背负着责任。如精神病学家卡尔·克莱斯特（Karl Kleist）认识到的那样，关键是词语的使用，它的功能是封闭联想通路，这就是为什么他将这些语词新作称为"储备词"。这意味着与其试图"纠正"病人的语词新作，更有益的做法是给予它们尊严，更多地了解它们并加以赞赏。新词必须被创造出来，以指定我们的语言无法指涉的东西，就像科学家和学者经常创造新的术语来指代新的事实或现象一样：精神病的语词新作必须被赋予同样的价值。事实上，我们经常发现，新词的创造与主体的幻觉消退之间存在着某种关联。

在一个案例中，一位女士不停地重复"Eseamarrider"这个词，它是"他是个结了婚的男人"（He's a married man）的变体，指代着她曾经历的一段不幸的婚外情。这个词代替了一个无法符号化的情境，就像言语中极为特别的封蜡或印章。我们可以在化学家路德维希·施陶登迈尔（Ludwig Staudenmaier）的作品中找到另一个例子，他受同事所托，调查据称会在通灵仪式中出现的荧光形态。他开始研究这一领域的文献，并尝试自动书写。虽然最初持怀疑态度，但他发现自己的书写受到了鬼魂的影响，随后不久，鬼魂甚至开始对他说话。他极其严谨地记录了这些力量和自己的其他幻觉，这些外部代理者后来会在他的体内占据位置。他相信有生物控制着他的身体，体内的"捣蛋鬼"在他的每个器官中下达指令。"圆颅"会控制他舌头的运动，每一次肠蠕动都是肠子里某个恶魔的杰作："裂蹄"在他的结肠，"马蹄"在他的直肠，"殿下"在他的小肠。通过这些命名行为，对他身体的侵入能够联系于某种结构，从而变得缓和。

认识到这些词在精神病中的作用，可以使我们避免一种常见的混淆。我们经常读到，精神分裂症患者使用词语是为了指示而不是暗示，就好像这个词与它最初的使用情境有关，而不是与它的一般含义有关。用研究者喜欢的例子来说，"桌子"这个词指的是病人曾经使用过的那张桌子，而不是"桌子"的概念。虽说对精神分裂症主体言语的这种概括是无稽之谈，但我们可以认为它间接承认了一个事实：一些词语的功能确实是阻止意义的滑动。这就是为什么它似乎只是钉住了单个的物体，一个最初的桌子。让一个词语有此作用，不是一个错误，而是一项成就，它是为了命名大他者的侵入性存在，正如施陶登迈尔的例子所呈现的那样。

大他者太过靠近是精神病主体需要面对的难题，而铸造新词是他们应对这个难题的众多方式之一。在精神分裂症中，由于大他者的欲望没有一致的解释，意义的问题对他们而言便更加突出，正如我们所看到的那样。语词新作能够帮助他们处理这一点，但刻板短句、强迫仪式和某些幻觉也能起到同样的作用。幻听经常涉及威胁和诅咒，仿佛是在体验到空洞的地方为主体命名。当他们被卷入无法理解的情境时，一个词可能会突然蹦出来，通常是一种侮辱："婊子!""基佬!"，等等。他们的位置被暴力地钉在这里，侮辱是人类语言中指向明确的部分，没有模棱两可，

— 125 —

因而解决了在意义层面所经历的问题。

我们可以在沃尔弗森的回忆录中清楚地看到这一点。作者在每一页中都以第三人称称呼自己：他是"患有精神分裂的语言学生""患有精神疾病的人""异化的主体""精神病人""精神分裂的年轻人""精神错乱的主体"。第一人称代词仅出现了几次，仿佛增加类似精神病学的称谓对于他在叙述中定位自己是必要的。这些词并非把他定了幻觉的辖域，而是作为可以固定他存在的位点，被用于写作的过程。如同那些专有名词，这些词更多被用来指定意义，而不是创造意义。

在这种情况下，对意义的强调越少，词的形式和质料就越突出。索绪尔提出的一个区分可以帮助我们勾勒语词新作的作用。他承认语言是由任意的符号系统组成的，同时也区分了语言中的一类表达，即他所说的"相对理据"（relatively motivated）。法语中的数字 19（dix-neuf）是有理据的，因为它是数字 10（dix）和数字 9（neuf）这两个元素的组合，它们已经是数字编码的一部分了，而数字 20（vingt）这个词则不是。在索绪尔看来，为了限制语言的任意性——在其缺乏限制和约束的意义上——人的思维会在大量的符号中引入秩序原则，这就是相对理据的作用。尽管这位语言学家更多地将任意性与词汇元素相关联，将理据与语法结构相关联，但那些案例展示了精神病如何两者兼备：一个单独的词或表达，以及一个语法序列，都可以提供索绪尔所描述的秩序原则。

勒克莱尔举了一个例子：一位精神病患者非常认真地

向他解释说，他穿的新雨衣叫"beaujolais"。他和妻子买下它的时候，她评价说它很"好看"（joli）。然后他就在想，为什么她没有夸他好看，他猜测她的话实际上是在暗指她年轻时的一个朋友，他的名字叫"Jo"。但和他相比，Jo只能算是"丑的"（laid），因此新名字"beaujolais"意味着"我很好看而Jo很丑"。这也许只是一个语言游戏，但它对这位患者至关重要。用索绪尔的术语来说，这是一个相对理据的案例，它为他固定了意义，阻止了意义滑入妄想性的嫉妒。

现在让我们从精神病的语言转向其逻辑。一位患者在她家附近看到一个碰巧是红头发的男人时突然很恐慌。他没有对她做任何事，她也不认识他，然而他立刻成了一个侵入性的存在：她感到极度恐惧。她觉得他好像在侵入她，尽管两人在空间上并不相近。这位患者还是孩子的时候，曾是一个红发成年人的性对象，那次性遭遇给她带来很大的创伤，而现在看见这个男人，就像一个通道将她的感受从过去带了回来，但没有我们在神经症中看到的压抑。似乎她的思维遵循着这样的等式：红发男人＝施暴者＝任何红发男人。

因为施暴者有红头发，所以任何有红头发的男人都是施暴者。一个曾被红发男人施暴的神经症主体可能会变得莫名焦虑，或者她的焦虑围绕着某个特定的男人，因为他让她想起了施暴者，而我的这位患者会很快坚称，这就是同一个人，尽管从他的年龄和所在地来看，这是不可能的。我的任何说法都无法让她相信那是另一个人。什么样的逻辑可以解释这个等式的韧性呢？

德国精神病学家和哲学家艾尔哈德·冯·多玛斯[①]讨论了一位精神分裂症男士的案例，后者声称，基督和雪茄是同一个东西。他解释说，雪茄和基督都套着一条金箍。他没有假设两个主词（基督和雪茄）可以共享相同的谓词（有一个金色光环），而是根据谓词来确定主词：它们是相同的，因为它们都有金箍。在非精神病的过程中，相同的谓词并不意味着两个事物是相同的，即使它们有许多共同的谓词，我们也可能认为它们是不同的。想想格劳乔·马克思（Groucho Marx）的妙语："他可能看起来像个白痴，行为也像个白痴，但别让这些唬住你，他确实是个白痴。"

这种逻辑等式只会在某些特定情况下出现在精神病中。阿列蒂描述的一个精神分裂症母亲希望她的孩子成为天使。由于天使以精神食粮而非地球食物为生，所以她不给孩子喂食。谓词"以精神食粮为生"让她的孩子等同于天使。广告和营销往往依赖相反的逻辑。消费者被告知购买某些产品可以变得与名人相像——"买下这双运动鞋，像贝克汉姆一样"——但他们知道，谓词（拥有这双运动鞋）永远不会为主词赋予同一性。因此消费者才愿意购买下一个产品，以此类推。我们可以将之与精神病的形式作比对："我买了这双运动鞋，现在我就是贝克汉姆。"

---

① 艾尔哈德·冯·多玛斯（Eilhard von Domarus），德裔美国精神病学家，提出了精神分裂症的类比思维，即冯·多玛斯原则：个体认为两件事物相同仅仅是因为它们具有相同的谓词或属性。

谓词的这种特殊性在其他精神分裂症现象中也很常见，就像谓词的同一性可以为主词赋予同一性（基督＝雪茄），谓词的差异也可以让主词具有差异。在数年的婚姻后，一位女士意识到她有两个丈夫，而非一个。这是几个月来持续观察的结果。她注意到她的晨间丈夫有一双蓝色眼眸，并且对婚姻责任富有热情，而她的夜间丈夫有一双绿色眼眸，对她的魅力很不在意。她得出结论，晚上的丈夫是她真正的丈夫，而早上的丈夫是她的情人。两人都有金黄色的胡子，但胡子的颜色略有不同。"太神奇了，"她告诉她的精神科医生，"他们太像了：都是马鞍匠，都叫阿道夫，身高相同，说话的语气也相同。"

正是这些逻辑过程阐明了精神病学称之为"误认"（misidentification）的现象。保罗·库尔邦（Paul Courbon）和加布里尔德·费尔（Gabrield Fail）在 1927 年讨论了一个案例，患者相信周围的人有时是其他人假扮的，他们被派来折磨她。她的迫害者可以伪装自身，并将他们想要的转变强加给别人，就像意大利演员莱奥波多·弗雷戈里（Leopoldo Frégoli）一样，他因能够独自扮演同一剧目中的所有角色而闻名。她说，她的迫害者有能力"弗雷戈里化"这个世界，这种"弗雷戈里化"影响了她周围的世界和自己的身体。除了向我们展示了语词新作的功能，这个新词也指示了大他者对她的影响，谓词的差异并没有导致主词的差异，而是相反，导致了它们完全等同。一个迫害者可以同时是许多人。

这些逻辑过程显然会影响精神病主体的情绪和情感生活。红发男人与施暴者的等同在我的患者心中唤起了恐惧，并激起了强烈的情绪爆发。有趣的是，布鲁勒认为精神病的定义性特征并不是剧烈的情绪，而是缺乏情绪。一个人看起来越是沉默寡言、越难表现情感、越与外界隔绝，就越有可能被诊断为精神病。然而，这些所谓的"阴性"症状并不像它们最初看起来的那般明确。布鲁勒认识到，在冷漠和缄默的外表下，可能隐藏着动荡的情感生活。

即使主体似乎没有表现出情感，他们也可能会在之后描述对自身情感的强烈意识。哈里·斯塔克·沙利文（Harry Stack Sullivan）及其同事指出，一个紧张症患者在发作平息后，往往能够详细描述发作时丰富的而他当时没有明显反应的情感和信息。同样，转向冷漠可能有着明确的防御目的。正如一位女士解释说："我必须死去才能免于死亡。我知道这听起来很疯狂，但有一次，一个男孩深深伤害了我的感情，我那时想跳下迎面而来的地铁。但我最终进入了一种轻微的紧张状态，这样我就不会有任何感觉——我想，你必须在情感上死亡，否则你的感情会杀了你。"

这样的机制经常被描述。库尔特·艾斯勒的一个病人有时会感到十分欣快，就像身处晴朗春日，她的死寂感得以暂时摆脱，却让她无法忍受：她不能忍受"这种充满生机的感觉"，否则她就得自杀。情感的"洪流"令她痛苦难忍，会让她毁灭。由此产生的屈辱感在精神病中很常见，它蕴含着一个悖论：尽管患者觉得自己死气沉沉，但这样的状态却往往伴随着对周围世界的高度敏感。死寂意味着疏远和隔绝，同时也意味着难以置信的开放和不受保护。

这种状态可能是由于失去了重要的参照点或支持：工作上的职位、仁慈的眼神、某种象征形式（如头衔）。"我就像一个活在玻璃墙后面的僵尸，"一位患者说道，"我能看到世界上发生的一切，但我无法触碰它。我触及不到它。我无法与它接触。我在外面。"又如雅斯贝尔斯收集的一些例子："一切都好似透过面纱呈现；好像我隔着一堵墙在听"；"人们的声音似乎来自远方"；"我只是一个自动装置，一台机器，感受、说话、进食、痛苦、睡觉的不是我，我不再存在，我不存在，我死了"。尽管这个人在生物学意义上仍然存在，但如雅斯贝尔斯所说，他无法再感受到自己的存在。

在这种可持续数年的状态中，没有内部混乱，没有让人能够朝向的对象，也没什么值得期待。"当我走路的时候，我不知道我要去哪里"，一位患者解释道。"我感觉不到我的脚踩在地上。我像一个幽灵。我不属于人类世界。有时候我必须抓住街上的东西才能阻止自己飘走。"没有东西能引起主体的兴趣：周围世界没有任何元素能够吸引他们，因为力比多无法被定位在外部的任何地点。另一位患者将自己的存在描述为"死气沉沉的"，他就像一件漂浮在外太空的宇航服，没有被任何东西拴住，"不清楚宇航服里是一个死人，还是空无一物，又或是焦虑"，他说。

他认为他对狼人、吸血鬼和木乃伊的迷恋与此有关。他解释说，这些可怕的生物"至少有一个形体"。他说，它们给了他一种具体感:"它们有一个目的,一个现实的方向,就像僵尸,总是在朝着什么东西移动"。他记得自己年少时看过的一部僵尸电影,影片中这些机械般的生物呆板地朝着一个大商场移动。这些怪物"至少有一具轮廓清晰的身体,就好像它们只有一个完全确定的功能,只有一个,没有模棱两可或其他选择","人类会坐在公园的长椅上思考'我应该做这个还是做那个?',但僵尸只会受到某种磁力的吸引"。事实上,这正是他所渴望的。

一些精神病主体描述了这种奇怪的活死人状态的另一面。我的一位患者被这样一个故事困扰:一个人被玻璃切割成两半,并在一毫秒内意识到自己将会死去。对她来说,这就是每天的体验,仿佛那一毫秒的恐惧是她的日常时间。另一位患者描述了吸血鬼电影中被木桩插入心脏的吸血鬼开始化为灰尘的时刻。"在吸血鬼电影中,他们的身体即将化为尘土,但在这之前,有一秒钟他们会知道将要发生什么。"她说,这就是她每天从早到晚对时间的体验,那一秒钟好像已经成了她的现实。

有时,这种感觉与被抛弃的感觉有关,似乎他可以被轻易丢弃,这个过程甚至比拒绝更为原始。他们感觉自己可以被别人或别的事物取代,但他们没有反对这种篡夺,只是简单地消失了——在他们存在的各个层面上。缺少与身体形象的联系,意味着镜子阶段没有被符号界所结构,这本身就可以唤起一种死亡感。试想某人在灵魂出窍的体验中看到自己——例如,躺在医院的病床上时,或者分娩的过程中——这往往会让他们觉得自己已经死了。当我们

— 132 —

与我们的形象分离时，就会经历一种死亡，这展示了死亡主题和镜像关系的联系。

我们将在下一章中讨论诊断的问题，但到目前为止，我们应该已经对精神病的一些核心关切有了概念。如我们所见，将原初现象和继发现象区分开来是很重要的：当一个人的生活中出现空洞，他们对此作出的反应和防御可能会被误认为是最初的困境。区分这些现象能够让我们认识到病人如何挣扎于意义的问题，如何限定力比多，并创造出与大他者的安全距离。

在偏执狂中，意义通过妄想产生，妄想提供了对世界及其问题的解释。力比多被限定在大他者那里，从而产生了最为常见的迫害观念。主体严格将自身与大他者分开。在精神分裂症中，意义无法固定，主体仍受其摆布。力比多没有限定在外部，而是返回来侵入身体。与大他者的距离不易维持，他可能存在于他们的思想和身体之中。在忧郁症中，意义通常是固定的：自己是一切灾难和错误的根源。力比多淹没了他们的形象，压倒了他们的自我。大他者被包含于自身，但不会像精神分裂症那样，产生激烈的"包含—排斥"的斗争。

从这些基本结构出发，精神病主体试图寻找应对困难的办法。与其通过让病人适应临床工作者眼中的现实来限制这些努力，不如鼓励他们，帮助他们找到自己的解决方案，运用他们自己的精神病的逻辑，而不是临床工作者的信念体系的逻辑。

第五章

诊 断

时下流行的对症状无休止的编目，让恰当的诊断变得愈发困难。新的诊断类别如雨后春笋般出现，它们根据的是表面症状，遮掩了潜在结构。两个人可以表现出同样的表面行为，比如社交场合中严重的胆怯，他们可能都表达了对自尊和身体形象的关注，因此会被贴上"社交恐惧症"的标签。然而，与他们的对话或许会表明：对其中一人而言，症状与他希望如何被他人看待有关，为了被人喜爱，他必须有某种形象；而在另一个人那里，这只是妄想的结果，他确信别人知道他的思想。因此，相同的表面症状实际上涵盖了两种截然不同的结构：一个可能是神经症，另一个则是精神病。

症状本身无法告诉我们太多关于诊断的信息。相反，更重要的是病人与症状的关系，以及他们表达症状对他们意味着什么的方式。上文例子中的胆怯既可能掩盖妄想观念，也可能掩盖神经症性的问题。基于表面症状（害羞、低自尊、难以开启谈话）将它们归为一类，既无益处，又有潜在的风险。

重要的是他们如何表达自己的经历，如何主观地定位它；换言之，他们是怎么说的。一位患者曾告诉我，她辞掉了伦敦金融城的一份好工作，并在找工作上遇到了困难。鉴于她之前说过自己很享受这份工作，我本以为强制裁员或办公室摩擦会是离职的原因。然而，直到详细询问了很久之后，她才承认，她之所以辞职是因为有一天上班路上，一只黑猫从她面前经过。她立刻明白这是向她发出的一个信号：是时候离开了。

许多人在日常生活中都会有点迷信，会因为看到黑猫而有一些举动。他们可能决定买张彩票，或在某项工作中特别小心，或给亲戚打电话询问他们的健康状况。通常会有这样一种感觉："我非常清楚这很蠢，但我还是得……"因为一只猫的偶然出现而集中思维或采取行动，这与将一条信息毫不含糊地直接解释为与自己有关是不同的。诊断并非取决于迷信本身，而是当事人如何定位它与自己的关系。

理解黑猫的出现并将它解释为一条信息，这不同于我们怀疑自身信念的那些例子。重要的不是我们的经历，而是我们如何经历。以俾斯麦1863年的著名梦境为例——他醒后立刻把它传达给了威廉一世皇帝。梦中他骑在马上，沿着阿尔卑斯山的一条狭窄小道前行，一侧是悬崖，另一侧是岩壁。小道愈发狭窄，马难以前行。他无法回头，用鞭子击打岩壁并呼求上帝，鞭子开始无限延伸，岩壁崩塌，一片广阔乡野呈现眼前，他可以看到普鲁士军队的部署。这个梦不禁让人从性象征的角度来解读：延伸的鞭子、洞口，等等。然而，恰如精神病学家乔治·杜马斯（George Dumas）所言，重要的不是象征而是事实，即俾斯麦赋予了这个梦如此多的意义，以至于他必须尽快告知威廉一世。梦境本身并不重要，它在他心中占据的位置才是重要的。

试想今天的一位部长在凌晨时分给首相打电话，只是因为他做了一个梦，并且他坚信这个梦是有特殊意义的。在这个例子中，精神病的标志不是梦的内容，而是做梦者与梦的关系，它在他的生活中被赋予的地位：于俾斯麦而言，梦是军队部署的客观消息的传达，与做梦者无关。关键的临床特征正是这种确信感，它几乎总是把神经症和精神病区分开来。

怀疑的缺失是精神病最明确的指标。这种确信可以表现为对某个真理的绝对信念，即便是妄想的真理，比如"我知道中央情报局在跟踪我"，此外，它也可以是科学理论或宗教教条。顿悟的时刻有时突然且精确。如一个精神病主体所写："我突然被一阵压倒性的确信感冲击，我发现了宇宙的秘密，它们以难以置信的清晰迅速显露出来。那些真理似乎立刻、直接地被我知晓，带有绝对的确定性。我没有任何怀疑的感觉，也没有意识到怀疑的可能性。"

当一个神经症主体宣称绝对相信某事时，他们往往心存疑虑，这可能会产生症状。那些违背自身信仰追随党派路线的党内官员，或者讲授某种道德律令却私下违背它的牧师，可能会受到怀疑和沮丧的折磨。一个政客曾来见我，抱怨他的失眠和强烈的不安感。他曾在议会上被迫起身作出他自知并不真实的陈述，尽管他并未意识到其中的关联，但他的症状正是始于这个时刻。不过，产生症状的并非谎言本身，而是因为这违背了他父亲临终前关于真理之重要的言论。

神经症主体可能相信某种知识，无论是科学的、宗教的还是哲学的，但他们同时会感觉这种知识与个人的真理并不一致，似乎知识永不足以回答我们最深处的个人困惑。它总是有着某种不足、不完备。但在许多精神病的案例中，知识和真理似乎并不冲突，而是同质的。妄想观念通常涉及身体、自然规律、家谱或对孩子的保护。它们总是围绕着起源问题：身体是如何形成的、世上之物是如何存在的、个体（或其种族）是如何诞生的。

要触及这些观念，我们可能需要注意病人话语中的细节，询问所有指示着个人兴趣的材料，并给予特别关注：他们正在读的一本书、去看的一部电影、正在写的一篇文章。当我们接近某个妄想观念时，它可能会被扭捏地透露出来，或者被说得好像它已经是个众所周知的事实。我们会察觉到一种确定性：这个人确实知道一些事情，他们可能会尝试与世界分享自己的确信，或者安静地把它留在心里。

临床工作者对精神病的这两种形式都很熟悉。在前者中，病人可能会给媒体和政府写信或发文件，他们确信自己的知识必须为了更广大的利益而得到传播。在后者中，可能是一个偶然的问题或遭遇，让确定性显现了出来。在一个案例中，一位 50 岁的女士因在银行索要承诺给她的两万法郎而被送进了医院。她解释说，她在 20 岁时得到了一个启示，如果她能够再保持 30 年的处女之身，届时就可以得到两万法郎。30 年来她没有惊扰任何人，小心翼翼地保持着这个妄想，从未引起过精神病学的关注——直到她去收钱的那一刻。

确定性可以触及生活的任何领域，并可能持续一生而不被分享。有时它们会被迅速注意到：确信妻子不忠的丈夫；坚信老师爱自己的学生；知道牧师对自己有特殊情感的信徒。一位女士知道她的医生爱她，因为她有天做家务时感到手臂疼痛：他必是向她发送了这种疼痛，这样她就必须回去见他。这些妄想往往来自"大他者爱我"这一公理，即便被病人选中的人从未与其有过任何接触。我们可以将这种确定性与神经症对爱的怀疑作比较："大他者真的爱我吗？我真的爱大他者吗？"，这些是神经症主体的日常折磨，区别于精神病主体清晰的认识："我被爱着"。

神经症主体容易怀疑，因此经常被他们碰到的那些看起来很自信、对自己的信仰坚信不疑的人打动。这就是为什么教派、邪教和宗教运动的核心总是那些具有非凡魅力的人，他们对自己的人生目标有着坚定信念。他们有一种使命感，这很可能会吸引那些不知道该做什么、始终无法确定自己的职业或事业的神经症主体。我们可以想象吉姆·琼斯①的那些追随者，但有些时候，宣扬的教义未必

---

① 吉姆·琼斯（Jim Jones），美国人民圣殿教教主，1978 年 11 月 18 日在圭亚那琼斯镇以武力威逼 900 多名信徒集体自杀，造成了美国现代史上除 9·11 事件之外最大规模的非自然死亡。

会如此极端：它们可能是某个政党的常规政策。再次强调，重要的不是信念的内容，而是对它们的态度。神经症主体对自己的目标或人生意义常常心存疑虑，自然而然会被那些确切知道自己想要什么、以盲目的坚决态度坚持某种知识或真理的人吸引。怀疑会被确定吸引。

这也是为什么，恰如吉纳维芙·莫雷尔所说，当一个想做变性手术的人去找精神科医生做术前咨询时，潜在的精神病通常不会被诊断出来。如果精神科医生是神经症结构，因而不确定自己的性欲，感觉自己不够男性化或女性化，那么他可能会被那些看起来十分确信自身性别的人触动：他们只是碰巧在了错误的身体里。也许正是怀疑和确定之间的冲突会让精神科医生作出错误的诊断。

这种确定性能够以非常隐蔽的方式呈现。可能是在某次凌晨谈话，某人告诉你他的人生哲学的时候。这可能是一个包罗万象的关于世界的理论，也可能只是一个人赖以生存的最基本的规则，在亲密关系中暴露了出来。我的一位患者和我工作了一年后才告诉我，她的夹克口袋里有一份生活指南，她一直随身携带。这些指示对她来说是确定的，从未被质疑，她借此能够熬过自己身处的诸多困境。这样的规则也可以出自一本自助书籍或专家的建议，病人会严肃对待。再次强调，重要的不是建议的内容，而是它在这个人生活中占据的位置。

毕竟，这样的建议可能相当有道理。需要记住的是，妄想观念并不一定就是错误的。正如雅斯贝尔斯多年前观察到的那样，妄想并不是错误信念。它的内容可能正确，但仍可被归类为妄想，如我们经常看到的嫉妒妄想，伴侣可能确实不忠，或者在一些情况下，当事人受到了某种权威的不公正对待。在雅斯贝尔斯看来，妄想源自他人无法理解的一种原初的意义体验，这是一个确信的时刻，可以通过当事人后来试图证实它的方式而不是它的实际内容来识别。尽管它也许是可理解的、有逻辑的、一致的、有意义的，但关键在于这个起点。

精神病的当代认知疗法往往假设精神病患者的妄想与日常信念并无太大区别，临床干预可能也源自这一观点。然而，它们忽视了意义的启示或揭示的维度，即雅斯贝尔斯强调的"意义的直接体验"。正如约翰·库斯坦斯描述他自己的顿悟时说的那样，似乎"宇宙的所有秘密都被揭示了出来，我好像有一些线索，一些通向创世之门的魔法口令"。在这里，重要的不是妄想的内容，而是其建构方式。尽管他所确定的事物其本质可能存在模糊之处——他听到的声音是善意的还是恶意的？——但是，"它意味着一些东西"这一信念是不可动摇的。

与来自不同文化信仰体系的人工作时，我们会看到这一点。他们经常被误诊。临床工作者参加各种课程，学习不同文化，以便能够与不同背景的人工作，然而他们通常会假设，妄想观念只是信仰的跨文化变体。虽然某种文化可能鼓励对灵魂的信仰，但这并不能阻止来自该文化的人产生关于灵魂的妄想。在那些经历过严重创伤和剥夺的病人身上，我们也看到了同样的情况。治疗师可能会对病人经受的暴力和苦难感到非常震惊，以至于他们忽视了病人在事件解释中的妄想成分。如雅斯贝尔斯所坚持的，重要的不是观念的内容，而是人与观念的关系，以及意义如何进入他们的经验并围绕这些经验而建构。

拉康认为，精神病的确定性总是与最初的困惑感相称。当一条裂隙出现在某人的世界中，分离了能指和所指，那么恰恰是意指层面的缺失会在之后转化为意指的确定。世界上有些东西一定直接与他们有关，至于程度则不一定。一个精神病主体可能知道幻觉是幻觉，甚至用精神病学或精神分析的词汇来描述它。幻觉并不一定要被精神病主体视为真实：关键在于他们是否认为它与自己有关。

当代疗法宣称将精神病主体对幻觉的信念从100％降到了70％，这很难让人认真对待。只要意义的维度存在，百分比就是个烟幕弹。重要的不是幻觉的真实性，而是其确定性。一个人可能承认，也许没有其他人听到过那个声音，但他仍然确信这个声音与自己有某种关联。病人在这一点上的拖沓常常会把临床工作者搞糊涂，让他们以为这应该不是精神病。但表面上的疑虑和不确定在精神病中很常见，并且可能表现为典型的强迫症状：我真的关好门了吗？我把水龙头关上了吗？我给猫留食了吗？等等。这些表面的怀疑不应与神经症主体更深层次的、本体论的怀疑相混淆。实际上，这些怀疑在某些类型的精神病中是非常好的预后迹象，如躁郁症。

在一些疯狂的案例中，怀疑占据了核心地位，妄想的确定性仿佛从未存在或一直悬置。坦齐和意大利的精神病学家将这种情况精确地描述为"怀疑狂"（doubting

— 141 —

madness），卡普格拉则提出了"质询妄想"（questioning delusion）或"猜测妄想"（delusion of supposition）。与神经症的符号性怀疑相比，精神病主体的质疑有时是实在性的：一个神经症主体可能会无意识地怀疑自己的性别，但一个精神病性怀疑者或许确实有着真实的疑虑，即生物性别本身似乎并不清楚。更一般地说，关键是要看怀疑在这个人的生活中占据的位置：这将提供诊断的线索。在这些精神病性怀疑的案例中，仍然会有一种确定性，即有些东西与他们有关，这是一种个人化的意指。

还有哪些线索可以告诉我们是否存在怀疑呢？首先，我们可以关注这个人如何呈现自己的历史，如何讲述童年与家庭。有些时候，童年会被描述为一个连续体：快乐的或悲伤的，只是这样。没有更多的信息、细节或语调。父母可能会被极为简略地概述，只用几个不变的词。变化或戏剧性的时刻消失了：一件事情发生，然后另一件事情发生，似乎没有真正的中断或不连续的时刻。在一个案例中，一位男士说，当他在工作中接到电话被告知怀孕的妻子已经开始分娩时，他跳上自行车直奔医院，然后在路上拐了个弯继续骑下去，他再也没有见到自己的妻子，也没有见到孩子。所有这些被描述得好像只是一件稀松平常的事，而不是某个改变人生的时刻。历史感，作为不连续性在我们生活中的符号性铭刻，它缺失了。

若要拥有历史，某些时刻必须被感受为不同的、特殊的，是变化和过渡的节点。关键在于，倘若缺少像俄狄浦斯情结叙事那样的意指组织，时间和历史的结构将受到损害。某些记忆被优先选择，其他记忆则被忽略，这是基本意指网格的结果，它决定了我们能够记住什么、遗忘什么。建构这个网格的困难——或者独特意义的数量被削减得微乎其微——会在之后产生一种连续体，精神病主体讲述他们的历史时通常会表现得很明显。

然而，在其他情况下，精神病的特征恰恰相反。其中重要的并非决定性时刻的缺失，而是它们的在场。一位男士说，他在某一天决定要和下一个走进员工食堂的女人结婚。在另一个案例中，一位女士谈论了生活的转折时刻：那是母亲第一次给她洗澡的时候。她说，她知道这标志着母亲对她的虐待意图和她姐姐的特权，因为姐姐不需要洗澡。请注意，再次强调，指示精神病的并不是发生了什么，而是发生之事如何被解释，一个细节如何被赋予某种决定性的力量，仿佛一切都取决于它。

在神经症中，情况会有些许不同。神经症主体可能会抱怨一个施虐的母亲，她偏爱兄弟姐妹，但这不会被解释为是某个场景导致的。相反，由于压抑的作用，会有一系列屏幕记忆暗示着相关的主题。许多不同的时刻都会让他想起母亲的偏心，但不太可能会有某个记忆被赋予我们在精神病中发现的那种特殊权力。压抑意味着一些其他的记忆会被遗忘，母亲施虐或偏心的感觉可能主要是从材料中推断出来的，而非像上面的例子那样被直接指定。

在吉纳维芙·莫雷尔讨论的案例中，一个希望通过手术变成男孩的年轻女孩描述了她突然做出决定的时刻。父亲在她三岁时被送往柬埔寨的一个集中营，母亲将她留在亲戚家，却带走了她的弟弟。当她六岁时，父亲逃了出来，全家重聚。她的记忆是从这个时候开始的，她描述了一个场景：目睹弟弟站着小便。从那一刻起，她知道自己是个男孩。父亲的回归触发了精神病，妄想观念在这个确定性的时刻凝结。这个场景对她产生了单一的、不可动摇的意指：成为男孩。在这个例子中，没有任何症状前史表明她曾对性别有过探究，也没有对性的质疑或辩证思考，只有一个简单的、决定性的时刻。

正如雅斯贝尔斯强调的，理解的时刻至关重要。精神病主体通常能够准确地解释他们何时领悟了某个真理，一个观点或形象何时突然变得清晰。精神病学倾向于关注精神病中的不清晰之处，多年来的许多研究都声称精神病主体无法理解对话、疑问、故事、数学问题等。对缺陷的强调掩盖了顿悟的问题，即一个答案或观念在患者那里何以是透明的。答案似乎会自动出现，通常是在任何问题被有意识地提出之前。如威廉·格里辛格（Wilhelm Griesinger）所说，精神病主体在提出问题之前，"他已经收到了回答"。

另一个例子中，一位女士描述说，在她突然明白亚眠市（Amiens）的主教是她父亲的那一刻，她的生活改变了。他转过身来时，她正和母亲在教堂里，她说，这位主教在看到她母亲时"吓呆"了。后来，主教遭到了谋杀，她推断父母一定就是凶手。他们的手势和言辞证实了她的理解，大约 30 年后，她射杀了自己的亲生父亲，因为他骗走了她从主教那里得到的遗产。当被问及为什么开枪时，

— 144 —

她说她的本意并不是要杀人，只是为了确保真正的调查得以展开。

法国神经学家亨利·埃卡恩（Henri Hécaen）和朱利安·德·阿胡里阿盖拉（Julian de Ajuriaguerra）收集了许多关于启示时刻的例子，特别是涉及身体变化的想法。在一个案例中，一个年轻人坚持认为，一切都在他第一次手淫后的一分钟之内发生了变化。他的整个世界都被描述为之前和之后，他失去了所有道德的和身体的品质。"我完全改变了，无论是身体还是思想。"他的头发、牙齿和眼睛的颜色都不同了。"我的身体在变形，"他说，"我的头完全变了，虽然别人没注意到，但我知道有些东西已经被修改了。我的手臂变短了，我的皮肤从我的骨头上松脱了。"他绝望地试图找回自己过去的形象，每夜凝视镜子，却惊恐地看到他越来越像他的父亲。

在他们讨论的另一个案例中，一位女士有天在镜子中看到自己，便知道一切都已经变了。她的眼睛颜色不同了，前额被毁，鼻子被压扁，脸变大了，脖子有皱纹。这些变化很快被归于外部影响："他们"扩大或压缩了她的身体，扩张了她的胃，扭曲了她的腿，拉长了她的脚，使她看起来像另一个女人。她的躯体已经死亡，身体僵硬，另一个人在过她的生活。她感觉自己上方有个观察者，审视着她的整个生活，阅读着她的信件。

这样的决定性时刻不仅可以表现为对身体的看法，也可以表现为对抽象理论和信条的看法。安德鲁·卡内基（Andrew Carnegie）在阅读优生学家赫伯特·斯宾塞

（Herbert Spencer）的著作时，突然意识到这就是他一直在寻找的真理。他终于"找到了进化的真理"。库尔特·施耐德（Kurt Schneider）报告了一个病人，他看到一只狗抬起前爪时吓了一跳。他问前面不远的另一个人，那只狗是否也向他敬礼了，得到否定的回答后，他立刻明白"这是传达给我的启示"。这些突然的顿悟时刻可能涉及宇宙、生命、死亡或上帝、自己的出生或生活的使命等主题。"我似乎把一切都看得如此清晰明了，仿佛我有了一种全新的、非凡的理解，"雅斯贝尔斯的一个病人说，"就好像我有了某种预知能力；我好像能感知到我和其他人以前从未感知到的东西。"

记忆在这里相当重要。因为真实的记忆常常被扭曲至包含妄想观念，或者妄想观念本身被转变为记忆并被回溯。法国精神病学对这些时刻尤其感兴趣，因为妄想形成之前的记忆似乎被赋予了回溯性的因果作用。在一个男人的战时记忆中，他在随部队进入战壕时看到两个女人经过，其中一人看到他们就哭了起来。他对战友说，"我也想有一个这样的母亲"，那一刻，他感觉她看向了他，而他有了一种直觉，"这个女人就是我母亲。这个直觉就像一道闪电，比我强大，我被我感觉到的东西击垮了、粉碎了，但我知道我没有错"。另一个例子中，回溯性的解释使一位女士确信，她小时候被称作"小女王"这一事实证明了她有权获得王位。

塞尔斯报告了一个案例，患者回溯性地编织了一个复杂的妄想，认为她的腹部被安装了机器，一条链子锁住了她的心脏，控制了她。她曾经历过一系列艰难的侵入性外科手术，现在这些手术都被赋予了意义。她7岁时接受了鼻窦手术；14岁切除了乳房中的一个良性肿瘤；19岁切除了阑尾。后来，她意识到这一切都说得通了。鼻窦手术在她的头部开了一个洞，让她可以像机器一样"运行"；乳房手术使得锁链能够被放置在她的心脏周围；切除阑尾则让机器被安装进了她的腹部。"他们"现在控制了她，她要求在一个"真正的医院"做进一步的手术，切断将她与这些控制者绑在一起的"绳索"。

精神病主体在改变时刻或新意义诞生时刻体验到的清晰性，也会在症状通常被描述的方式中得到呼应。在神经症主体的俄狄浦斯轨迹中，压抑的运作意味着症状掩盖了复杂的思想，而在精神病中，症状往往更加透明。一位女士抱怨在地铁（underground）上感到非常焦虑、幽闭恐惧，这让她无法去上班。经过几个月的分析工作后，症状的意义才得以揭示。她梦到自己面对着一堵墙，体验到了与地铁上完全相同的恐惧感。墙的形象使她想起最后一次见到哥哥的地方，他去世前被关在监狱。焦虑标志着她对哥哥的靠近，她想和他一起进棺材（当时她试图把这些想法从脑海中驱逐出去）：事实上，是对在地下（underground）的焦虑。她的症状与被遗忘的思想和记忆有关：它们之间存在着压抑。

若是精神病，这个人可能立即会用记忆来解释症状："我有幽闭恐惧是因为我有和哥哥一起躺在棺材里的想法。"症状的建构可能不存在加密机制，它似乎直接印在身体或心灵上，而非复杂的编码过程的结果。在保拉·埃尔基斯（Paula Elkisch）讨论的案例中，一位母亲谈到她担心儿子长大后会像她弟弟一样游手好闲。她认为如果宝宝一直睡觉，以后前途就会更好，因此她会不断地抱紧孩子来回走动。"我的手臂麻了，"她说，"我不知道哪处皮肤是我的，哪处是他的。"这个男孩 8 岁时被送到医院，他没有身体的边界感。他会问身边的每个人："这是我的手吗，那是你的手吗？"母亲对两具身体的混淆似乎直接印刻在了他身上。

这种清晰性意味着压抑的缺失，是精神病的常见标志。神经症主体有着需要解码的症状，他们无法入睡，不能像之前那样工作，他们感到恐慌，想知道为什么。对他们来说，症状似乎是不透明的，但他们能感觉到有某种隐藏的原因或解释。然而，我们在精神病中发现的情况往往大相径庭：这个人有症状，但他自己知道为什么。"我的手臂无法动弹，因为那是小时候父母打我的地方。"对于神经症主体来说，童年场景可能会被遗忘，在治疗后才能恢复记忆，或者虽然记得，却隔绝了它的情感意义，而一个精神病主体通常能够清楚表达出他们症状的成因是什么。精神病现象的呈现也比神经症现象更不连续，突然出现，似乎毫无征兆。

他们对症状的解释是否"正确"并不重要，真正重要的是他们与因果性本身的关系。思考原因的方式确实是一个诊断指标。确信"我这样就是因为这个"通常是精神病的一个特征。例如，确信自己有某个症状是因为小时候挨过打，或者自己患有某种疾病是因为饮食习惯，这些在事实上可能是真的，但这种联系的清晰性是精神病性的。以一个例子来说明，一位女士记得她还是个孩子时，母亲因为她涂口红而骂她是妓女。多年后，当她听到有声音说她是妓女时，她把这两段经历联系了起来，坚信母亲的言论可以解释这些声音。对这种因果关系不可动摇的信念是精神病的标志。

在莫雷尔讨论的一个案例中，一位有身体形象问题的患者描述了她是如何在一个瞬间变得"丑陋"的，那是三岁的时候，一个男孩踢了她的脸。她希望通过手术恢复之前的面容：她说，原来的面容会让她变得漂亮，被男孩子们喜欢。就是那一脚改变了一切，对此她从未有过丝毫怀疑，尽管医学证实她的面部特征实际上是先天的。

从外界踢来的这一脚阐明了精神病的另一个关键特征：它的外部感受性（xenopathic）。旧时精神病学对此有许多描述：亨利·克劳德的"外部作用综合征"（syndrome of exterior action），杰罗（Guiraud）的"外部感受性现象"（xenopathic phenomena），以及赛格拉斯的"影响综合征"（syndrome of influence）。与此有关的信念是，有一个活跃的机构在外部运作着。在偏执狂中，这个机构被定位在自我之外并被命名："我这样行动是因为有闭路电视的摄像头，或者我被跟踪了，又或者是有人要谋害我。"正如拉康观察到的，主动性总是来自大他者，来自外部。如施瑞伯在《回忆录》的开头所说，"人的全部精神生活皆建立在外部印象产生的〔神经〕兴奋性之上"，仿佛外部印象优先于神经。这与神经症主体的感觉形成了鲜明对比，他们觉得问题源于自身：即便不知道如何、为何，但总有一种感觉，问题的原因从不只是外在的。

这通常可以从患者谈论其痛苦的方式中看出端倪。如果总是把自己的问题归咎于大他者，这就不同于除此之外还感觉到自己与症状有所牵连的情况。如果责备完全指向自身之外，那就是精神病。我们会观察到，这与大他者确实应受责备的情况是可以共存的，例如主体是一系列暴行或虐待的受害者。然而，在神经症中总会留有怀疑或内疚的余地："他们对我做了这一切，但我自己是如何牵扯其中的？"当外部悲剧显而易见地标记了病人，临床工作者必须谨慎：重要的是这些悲剧如何被处理、被主观化，如何成为病人生活的一部分。

这种外部力量作用于自己的感觉通常被称为"精神自动性"，由赛格拉斯首次描述，后由德·克莱朗博进一步阐述。一位住院的女士解释说："人们不是为我做了那些事，而是针对我做了那些事。"她说："我处在被他们的思考所针对的位置。"内在和外在活动不再受自己控制，精神病主体可能会觉得自己受到了外部力量的摆布。"我的胳膊和腿自己动了起来……思想来到了我身上，我不知道它们来自哪里，但思考的人不是我，"一位患者这样说，"我做的每件事都像机器一样，它自己运转，不需要我。"他们感觉自己被动地做出行动、被谈论、被思考，却无法掌控自己的行为。他们被迫思考、感受、回忆、理解。他们可能不会认为自己的思维属于自己，而是认为它们是被插入自己脑子里的，因此他们会有受制于某个外部机构的感觉。

这里的关键特征是外部力量或压力。病人可能会感觉自己的思绪被大声重复或评论，自己的意图会被广播。"当我说了些话，我仿佛听到它在远处重复，"布鲁勒的一位患者说，"当我停止说话，那些声音会重复我刚说的。"赛格拉斯对"思维回响"（thought echo）的定义是，病人认为自己的思绪被他人听到，尽管在体验这些思绪和声音的方面有诸多变化，但它们都有一种外部性的感觉。病人自身的思想变得奇怪，并与自己有某种程度的分离。在附身现象中，外部影响的感觉也许最为纯粹和强烈，他们确信某个外部机构控制了自己的思想和身体。

许多早期的研究者将这种看似最极端的精神病表现与正常本身联系起来。皮埃尔·珍妮特和亨利·埃伊指出，精神自动性是日常现实的一部分，尽管我们通常意识不到它。他们探讨了我们身上那些不受自我支配和超出意识控制的方面。每个人都以某种方式经历过自动性，精神病学家查尔斯-亨利·诺德特（Charles-Henry Nodet）观察到，"病态的并不是自动性，而是主体赋予它的意义"。再一次，重要的不是现象本身，而是我们赋予它的位置。

例如，言语自动性在日常生活中经常发生。乔治·杜马斯收集了一些例子，一些词在某个瞬间突然浮现在他的脑海，似乎是完全自发的。一天早上，他在刮胡子时听到了一个问题，"人们在里约会说些什么?"，还有一次发生在他穿鞋的时候，"律师的数量是有限的"。他整理了大概60个类似的短句，都非常简短，有言语意义，但与上下文没有明显关联。杜马斯认为这是真正的精神自动性，而区分精神病主体和非精神病主体的，是他们在面对这些强加给自己的话语时有多么认真。

正如拉康后来评论的那样，如果我们不把这些事情看得太严肃，生活自然会更轻松，但精神病主体恰恰是严肃生活的人。邻居没好气的"你好"、老板的冷淡、朋友语气的细微变化，这些都是日常现实的一部分。如果这些事情都被我们认真对待，我们将无法度过每天的生活。而这正是一些精神病主体所报告的生活。对这些细节的解读很可能是正确的，但对日常迹象的夸大会让他们无法忍受，导致猜疑、争吵，或与周遭环境无休止的摩擦。

通常，这些细节会完全在想象界被理解，仿佛世界仅由自己和另一个人构成。邻居的暴躁被解释为是自己做错了什么，老板的冷淡是因为自己的过失。第三方不在考虑的范围内，病人不会想到对方困扰的是他生活中与自己无关的事情。有趣的是，当有第三方的想法出现时，这很可能是妄想："老板冷淡是因为有人对他说了我的坏话。"第三方是邪恶的存在，而非调停和安抚的存在。

这种对细节的精神病性敏感通常会揭露一些真相。尽管邻居的暴躁可能并不是因为病人的任何过错，但他的暴躁还是被发现了。在治疗中，精神病主体是捕捉临床工作者情绪的专家，这意味着他们常常能看穿日常现实的惯例和外衣。旧时精神病学用"精神病人的讽刺"来形容这一点。当治疗师说"我关心你"时，他们可能会理所当然地产生怀疑，因为他们很清楚治疗师应该这么说话。鉴于此，美国20世纪50年代的那些最引人注目的精神病实验性疗法，都旨在完全的坦率：治疗师会冒犯病人、表达自己的性幻想，如果他们碰巧累了，甚至会在会谈中睡着。

精神病人的讽刺表明了他们理解日常社会环境所基于的语言游戏和虚构。相比于沉浸其中，一定的距离能让他们获得更准确的视角，毫无疑问，这也是精神病主体经常能够做出突破性发现的原因之一。他们能看到其他人视而不见的东西。一位年轻的精神病患者描述了他童年时期的"顿悟"时刻。有一天，他意识到"God"（上帝）这个词实际上可以是其他任何词：这三个字母的选择完全是任意的。他解释说，这一点意义重大，因为它明确了他此前对世界的体验：例如在学校的集会上，他知道所有孩子安静坐着听校长讲话的场景是一种"虚假"。权威的归属"没有任何依据"。

我们也会想到贾里德·拉夫纳（Jared Lee Loughner），2011年1月，他对国会女议员吉福兹（Gabrielle Giffords）的近距离枪击震惊了世界。在努力确定她何时成为潜在的迫害者时，有一个情节显得特别突出。三年前，拉夫纳在一所社区大学就读，参加了吉福兹与选民的一次户外集会。他提交了一个书面问题："如果言语没有意义，那么政府是什么呢？"倘若没有回应引发了一种被迫害的紧张，那么这个问题指向的就是拉夫纳真正关心的问题：如果符号秩序没有根基，谁又能声称自己拥有合法的权威呢？阴谋论的梦魇就此困扰着他，每个阴谋论都代表着权力被毫无根据地滥用。

精神病主体看穿常规的能力经常被误解为智力低下。在 20 世纪初，评估病人心智能力最常用的测试之一是讲一个故事，然后提问相关问题。在伯戈尔茨利医院①的门诊部，医生们用的是"驮盐袋的驴"的故事。一头驮着几袋盐的驴子必须过河。涉水后它发现自己的负重轻了很多，因为盐溶解在了河水里。第二天，它的货物是一包海绵，它故意涉水，却发现海绵吸水，它的背变得更重了：实在是太重了，它被淹死了。当一位患者被要求解释发生了什么时，他回答说"这头驴想要淹死自己"。相比于将这个回答看作认知错误或他自身精神状态的投射，我们可以认为它是在解释故事中潜藏的真相：这头可怜的驴子厌倦了充当别人的奴隶，没有记住海绵的特性，在一次"意外自杀"中丧命——这正是精神病学曾研究过的情况。

精神病现象的外部感受性特征会导致许多不同的反应。病人可能会试图对抗侵袭他们的外在力量，也可能只是观察、记录或被动接受。如果他们在对抗，临床工作者通常很快就会知道，因为他们通常会向医生求助或寻求药物治疗。如果反应更为被动，我们可能就很难理解发生了

---

① 伯戈尔茨利医院（Burghölzli），瑞士苏黎世大学附属精神病医院，建于 1870 年。瑞士精神病学家厄根·布鲁勒在 1898 至 1927 年担任该院院长期间，将弗洛伊德的精神分析疗法引入了精神病的治疗。荣格曾在这所医院担任布鲁勒的助手，也是在这期间，他开始接触弗洛伊德的理论。

什么。一个重要线索在于这个人如何承担他的被动性。有的人总是听命行事，可能心怀怨恨，或因为害怕失去主人的爱而服从对方，而有的人在服从时没有任何内心冲突。在后者那里，遵循命令并不会产生内疚或对抗，也不会难堪或犹豫，这种服从不受主观性的影响，我们与那些告诉我们该做什么的话语之间，似乎有着几乎条件反射般的关系。

语言的这种渗透性在精神分裂症中尤其明显。言语往往会对病人立即生效，仿佛没有任何障碍将他们与被告知要做的或要成为的事物隔开。当然，这或许能很好地契合某种社会一致性：如果我们一切都按别人说的去做，生活也许会一帆风顺。这能帮助我们理解格雷戈里·贝特森和他的团队所阐述的著名的双重束缚理论。如果一个人在成长中不断地接收环境中的矛盾信息，疯狂可能就已经打好了基础。他们可能被告知不要做某事，但同时又收到他们应该去做这件事的信息。在这里，如果把重点放在语言的渗透性上，也许会增加这一见解的精妙之处：问题不在于接收到矛盾的信息，而在于必须听从他所听到的内容。正是这种服从造成了僵局，它意味着一个人必须同时遵循两种信息。

渗透性在有些情况下可能非常明显，在另一些情况下则较为隐晦。例如，一个病人的滥交可能会被解释为是癔症的症状。与男人的一连串相遇、不加保护的性行为，以及随后对不可能找到意中人的抱怨，这些都可以被理解为她对女性性的困惑：女人对男人来说是什么？一个女人何

— 155 —

以被爱或被欲望？然而，对细节的深入探查也许会发现，那些相遇的时刻没有任何主观性的现象：当男人向她求欢时，她立刻就随他而去，仿佛他的话必须听从。她或许会哀叹没有爱情，但在最初的时刻，她也许并没有真正抗议，没有抵抗或怀疑。正是这种服从表明了精神病的结构。

另一个重要的诊断指标是这个人如何划分自己的现实，这与前文着重强调的怀疑与确定的问题有关。符号秩序的主要特征是建立了划分和对比的系统，它分割了我们的世界。这些系统总是从二元对立开始，如男人—女人、有生命—无生命、人类—动物。随着系统越来越复杂，每个对立项都会吸引更多新项，这些新的添加修改了最初的系统，从而产生了怀疑和一定的流动性。许多儿童故事都涉及这种滑动：好中有坏，如美味苹果中的毒药；或者坏中有好，如变得友好的食人魔、怪物背后的善良巫师。

在精神病中，符号界不像在神经症中那样被铭刻，可能只保留了最初的基本二元对立，缺乏弹性和变动。在皮耶拉·奥拉尼耶讨论的案例中，一位男士的世界被划分为"黑"和"白"，因为他出身于两个种族。任何白色的事物都会被视为迫害者，任何黑色的事物都是要复仇的受害者。世界被僵化地一分为二，这与我们在神经症中发现的情况相反，在后者那里，这些项会滑动，对世界的思考方式也有着怀疑的内核。如果精神病主体可以将世界划分为"男人"和"女人"、"好人"和"坏人"，神经症主体则永远无法确定：一个男人可能过于女子气，一个女人则可能太过阳刚，人可以同时既好又坏。尽管这种对二元性的强调在许多精神病案例中并不明显，我们还是能经常碰到它们。

在莫雷尔描述的一个案例中，患者将世界分为好和坏。这位年轻女性在通过中学考试后出现了问题。在那之前，她的姐姐被认为是"坏的"，就像她的父亲，而她是"好的"和女性化的，就像她的母亲。父亲的"坏性"犹如遗传特征，从他自己的父亲传递给他，然后传给了姐姐。这种基本划分建立了一个妄想性的出身，直到考试之前都在帮助她组织着自己的世界。现在，她觉得自己散发着"坏味"，周围人都在指指点点。在她这里，精神病的第一个诊断标志就是好坏对立的固定性，它不允许任何辩证和变化。

僵化的二元对立可以从病人的言语中推断出来，有时它们呈现得很快。那些二元项（如好和坏）出现得如此频繁，其重要性自然不言而喻，如果没有它们，他们对世界的经验似乎就会消解。这些二元对立或许是对大他者欲望的基本解释，因此对病人有至关重要的保护功能。在施瑞伯的妄想构建中，将上帝划分为下层神祇和上层神祇是他的一个重要时刻，这帮助他区分了邪恶力量和更为和善的力量，他曾感到前者侵入了他的经验。

正如二元项在主体辞说中的特殊分量一样，单个的词或措词也可能有特殊价值，就像言语中的关节或钉子，是固定意义所必需的。我们在上一章中看到，言语特异性是精神病的一个常见特征，暗示、双关语，甚至是某个特定词语激发联想的能力，都可能指向妄想的存在。旧词新用、创造新词，或是假定听者理解新词的含义，这些都是精神病的典型标志。重要的是词、短语或惯用语的固定性。甚至语法结构也可以具有这种功能：在某人的言语中，每当意义被卡住，这个语法结构就会在那一点上被重复使用，起到和语词新作相同的作用。当接近一个不可符号化的点，这些词或语法序列会凝结一个保护层，抵御空洞的邻近。

我们也要考虑情绪和情感，因为它们经常被用来诊断精神病。如果一个人看起来极度封闭，无法体验情感，甚至处于木僵状态，这在过去就会被怀疑是精神分裂症。如今，大多数临床工作者更谨慎了，但使用情感作为诊断工具仍是一个倾向。这种做法不可靠的原因显而易见。有些人可能看起来精神紧张，随后却显露出他们想要掩盖的强烈情绪，而有些人表现出过度的情绪，可能只是为了取悦期待看到这种情绪的人。伊迪丝·雅各布森（Edith Jacobson）在 20 世纪 50 年代给出的建议至今仍十分准确：她警告说，情感永远不足以作出诊断，即便情感的性质和强度可以提供潜在思维过程的线索。最终决定诊断的是这些思维过程。

如果必须把情感和情绪纳入考量，那么诊断线索可以在与力比多定位相关的领域中找到。对神经症主体而言，力比多大致都会定位在身体的性敏感区，尤其是性器官上，而且通常以否定性为特征：我们得不到自己想要的，满足过于短暂，等等。我们追求快感时刻，但它们转瞬即逝，且往往无法达到我们的期望。满足的来源也可以在身体之外，在我们欲望和渴求的人身上。因此，神经症主体的力比多是受限的，并且常常是减号而非加号。而在精神病那里，情况就不同了。

在精神病中，力比多更多联系于肯定性而非否定性：它不是太过缺席，而是太过在场，精神病主体必须经常抵御它的侵害。它要么在身体里，如精神分裂症；要么在大他者身上，如偏执狂。自残可能是精神分裂症主体想要去除身体中的力比多，而攻击大他者或许是偏执狂主体试图否定力比多。由于符号界没有像神经症主体那样被内化，力比多的定位在所有形式的精神病中都是非典型的。每个案例都能让我们从中学到一些东西。

有时，精神病主体狂喜或极乐的状态会令人震惊，精神病学家奥斯瓦尔德·布朗克（Oswald Bumke）在 20 世纪早期对它们做了详细记录。这些状态的特点是性兴奋从外部袭来。它往往在毫无防备之时山呼海啸般出现，身体的性唤起仿佛是一种外部现象。它不是被寻求、被追逐的——像神经症那样——而是突然地呈现自身。这种性唤起或性兴奋的时刻或状态，可能与发现、启示或灵感有关。在更隐蔽的形式中，精神病主体可能会有奇怪的身体感觉，如愉悦、疼痛或身体的不安感，他们更愿意对此保持沉默。有时候，这些感觉可能会导致疑病和困惑。

相比于隐藏，情绪的直接表达有时也是精神病的迹象。这个人可能会大哭大笑，或者体验到一种无法控制的剧烈反应。神经症主体的压抑让情感变得触不可及、难以

— 159 —

捉摸，精神病主体的情感则会完全清晰地呈现，仿佛病人正在讲述的事件或经历与他的反应是连续的。某个童年场景的情绪在几十年后仍像当时那般在场。无论这个人的意图如何，这些情感都会绕过本该加密它们的思维网络，回到他的身体。

重视本章讨论的问题有助于我们区分神经症和精神病，这对临床工作至关重要。若不如此，我们仍会困在不断扩张的、为精神健康贴标签的领域中，每个表面症状都会被转化为新的诊断实体。这种增殖或许确实有利于制药公司，他们迫切为自家产品找到新的投放目标。对于那些试图用标签来识别自己的病人，它可能也有帮助。但这忽视了潜在的基本结构，为了创造出真正能与精神病工作的治疗策略，我们需要辨认出这些结构。

第六章

精神病的成因

　　精神病的成因是什么？为什么有些人成了精神病，有些人则不会？精神病是在生命早期，也许是头几年，就已经形成的一种精神结构。当然，这并不意味着这个人一定会发疯。如我们所见，成为精神病和开始发病是有区别的。要触发精神病，必须有一些其他因素介入，我们将在下一章讨论它们。但是，究竟在生命早期发生了什么，使得精神病结构得以形成？围绕这个问题的大量文献给出了许多不同的答案：基因缺陷、化学失衡、养育的匮乏、抑郁的母亲、缺席的父亲、社会剥夺、沟通问题，等等。

　　这些观点被重视的程度取决于当时的文化氛围。当"父母皆祸害"时，他们会被认为是孩子精神病的原因。当基因成为潮流时（也许现在就是如此），这些生物因素就是罪魁祸首。大多数宣称找到了躁郁症或精神分裂症基因的研究结果会轰动一时，但很快就黯然失色，即便媒体几乎从不公布负面结果的细节或随之而来的撤稿。其他一些上了新闻的生物学"进展"表明，精神病人的肝脏、大脑、肾脏和循环系统功能受损；他们几乎缺乏所有维生素；患有激素失调以及酶活性异常。早在 20 世纪 50 年代，这种兴奋与失望的循环就已经成为常态。一位精神病学家在《科学》杂志上撰文指出，每一代年轻的生物学家都必须接受洗脑和幻灭。然而这些教训并没有什么用，如今的人们对生物学的解释依然有一种贪得无厌的渴望。

这往往涉及两个基本的误解。首先，人们经常观察到，家族中不同世代的人患有同样的"精神疾病"。因此这必定是遗传性的。然而无论好坏，我们继承的不只是父母的基因，还有父母本人。一位年轻的偏执狂患者除了一句"这都是化学和物理学的问题"，几乎不再开口说话。当精神科医生与他的父母见面，询问他们对儿子病情的看法时，母亲沉默了许久才开口，"唉，我们对此一无所知。在我们看来，这就是化学和物理学的问题"。父亲和这位患者随后轻声重复道，"是的，只是化学和物理学的问题"。在有问题的父亲或母亲身边长大当然会影响到孩子，因此他们可能会出现自己的问题。家族传递这一维度在遗传学研究中经常被全然忽视，仿佛我们生命的头几年是在某种抽象的茧中度过，远离了与亲人的日常接触。

同样，即便有生理缺陷，我们也不能孤立地考虑它。试想一个孩子出生时有某种遗传或神经问题，可能会影响他的言说、视力或听力。如此一来，父母在幻想中为这个孩子准备的位置肯定会被影响。在怀孕前和怀孕期间，父母对孩子有许多有意识或无意识的想法：他们将来会成为什么样的人，他们会是何种模样，他们和我们会产生怎样的关联。他们会像我们的父母那样爱我们吗？还是说他们不会这样爱我们？倘若我们没有被自己的父母承认，他们是否会承认我们？甚至在身体形象的最基本层面，父母也会有先入为主的想法。他们可能会想象自己期待的胎儿模样，当超声检查的结果与期待不一致时，他们往往会感到惊讶。

无论父母多么和蔼可亲，生理缺陷都会影响他们对孩子的回应，我们知道孩子对情感互动是如此敏感，因此这一点会被他们迅速察觉。如果孩子日后出现精神病，调查人员可能会认为生理缺陷一定是精神病的成因，而不会把它看成是父母对问题的反应所产生的可能后果。他们自己对孩子的幻想形象与生理缺陷所标记的实际现实之间的张力，可能会在早期互动中产生重大影响，并且通常会被祖父母、医务人员或其他人的言论加剧。

另一个误解涉及基因本身的组成。尽管许多研究人员发出了警告，普遍观点仍认为基因是一个"单位性状"（unit character），即决定特定生理或行为特征的单一元素。20 世纪初的优生学理论家认为，特定的基因会导致流浪、犯罪、失业、懒惰，以及放荡的生活方式，这些问题反过来又与犹太人、黑人和精神失常者的"坏血统"有关。单位性状的概念是这些遗传理论的基本特点，它在大约一个世纪前被证伪，人们发现可见特征与基因之间并不存在简单的一一对应关系。相反，一个特征是系统中许多不同基因的结果，这些基因既相互作用，也与环境发生反应。到了 20 世纪 20 年代，人们已经知道不同的基因能够影响同样的特征，就像单个基因能够影响不同的特征一样。

尽管存在这些事实，单位性状理论仍然在那个时代占据着主导地位，到了 90 年代早期，由于"基因"已经太容易被误解，生物学家曾建议寻找其他术语。基因开始被视为孤立的因果动因，而不是生物交互作用的复杂网络的一部分，后者通常在很大程度上取决于周围世界的情况。许多生物学家认识到，"天性"与"后天"的对立已经无法再像过去那样维持下去。事实上，把单个基因作为原因，将它与其他一切可能涉及人类生活的因素割裂开来，这样的努力带有某种精神病的性质，仿佛有一个实体可以被定为罪魁祸首，这就好像在妄想狂那里，有一个独特的机构会被指定为问题的根源。

　　单一起因的刻板定位是精神病思维的一大特点。在偏执狂中，责任被归咎于一个迫害自己的机构，在忧郁症中，则被归咎于自己：归咎于自己曾经做过的或未能做到的某些事，仿佛只要一个行为、一个细节、一个原因就能解释一切，如同一块贤者之石。当然，这种推理方式普遍存在于科学研究中，或许也能和我们在医学期刊上经常看到的更为强迫的模式形成鲜明对比。在研究报告的结论部分，通常会有一个段落来呈现作者的犹豫不决：目前来看，可能是这个因素，但也可能是那个因素，以此类推，陷入拖延和怀疑的无尽循环。而精神病性的确定则诱人多了，因为它只会固着在单一的原因上！毫无疑问，这也是精神病辞说在媒体的科学报道和拨款委员会那里受欢迎的原因。

　　拉康有着不同的观点，并且，与那个时代的许多精神病学家一样，他仔细区分了精神病的条件和触发精神病的原因。如果基本条件是父性隐喻的失败，那么可能有几个不同的因素在起作用。精神病的降临永远无法事先预测，我们只能在事后回溯性地探索这个人独一无二的历史，以期能够找到精神病形成的线索。那么，这些因素会是什么呢？哪些因素能够影响父性隐喻，或让其无法实现？探讨了这些问题之后，我们会在下一章着眼于真正可能触发精神病的特定条件。

我们已经看到，每个人的童年都有两个关键期。首先是孩子就母亲的缺席提出问题的时候。她去了哪儿？她会回来吗？她为什么离开我？他们经常会通过游戏来符号化这些缺席，比如弗洛伊德描述的著名的"Fort/Da"游戏，我们在第二章中讨论过它。孩子可以用娃娃、拨浪鼓、奶嘴或其他东西来演绎出现和消失的顺序，他们会设计来和去、在和不在。很快，像躲猫猫和捉迷藏这样的游戏会被用来更细致地处理这些主题。

倘若第一个时期是孩子在询问母亲的来来去去，那么第二个时期则是对这些节奏的解释。最初的阶段是诱惑的阶段，孩子试图变成他以为母亲感兴趣的样子。这可能意味着非常乖或非常淘气，外向或害羞，逗弄她或顺从她。但很快，孩子开始意识到这行不通，有一些在母亲之外的东西他永远无法触及，满足她既是被禁止的，也是不可能的。母亲之外的这个空间与父亲有关，或与任何扮演类似角色的代理人有关：可能是祖父母或其他任何亲戚、某个与家庭往来密切的朋友，甚至是一个职业，正如我们之前所看到的。

认识到这一点对孩子有中介作用，这表明他无法成为母亲的全部：有别的东西吸引了她，某种对她有魔力的东西。母亲对父亲来说是什么？父亲对母亲来说是什么？尝试思考这些构成了童年时期痛苦而又关键的时刻。如我们所见，有时候孩子会寻求家庭之外的某个元素来帮助自己思考，比如恐惧症中的图腾式动物。这使得孩子能够从一个三元的世界（孩子、母亲，以及想象中母亲感兴趣的东西）走向一个更复杂的空间，打开通往社会世界的大门。在母亲之外有某种超出她的东西，这一事实引入了一个缺口，就像有些游戏中空出的部件位置，人们可以移动其他部件，组成一个形状或图像。如果没有这个缺口，那些部件就会被卡住，无法移动。孩子如何认识和登记这个超越之物至关重要，它很大程度上取决于母亲怎么传递它，她如何谈论她的世界，如何将父亲置于其中。

重要的不是父亲实际上多么强大或多么有权力，而是他如何在母亲的辞说中被代表，她如何定位他。当她说话时，他是在她的辞说中被赋予了与其他事物同等的价值，还是被赋予了特殊地位？他是被尊重的，还是总被嫌弃？我们已经说过，这个参照点可以由其他人占据，只要它表明了孩子并非母亲的一切，并且某个外部的代理人对她有影响力或控制力。这是孩子意识到母亲有缺失的过程。这也是可能出现问题的重要时刻。如果母亲把自己视为律法，孩子又如何能把她视作受制于律法的主体呢？

我的一位患者把她孩子的出生形容得像天赐圣婴：父亲从未被提起。当我询问她有关怀孕和孕期的事情时，她提供了许多细节，但从未提及那个让她怀孕的男人。仿佛孩子是她自己创造出来的。这种情况在精神病主体的母亲那里很常见，就好像是他们自己的身体负责了孩子的孕育和出生。从某种意义上说，这当然是生物学上的事实，但它不仅除权了父亲在生物学上的作用，同样重要的是，它也除权了父亲在孩子出生之前的配置中所具有的符号功能。

当前心理学界流行的"他心"（other minds）理论误解了这个基本问题。它认为儿童发展存在关键时刻，即孩子认识到母亲可以拥有与他不同的、属于她自己的思想，她可以思考不同的事情。在一个著名的实验中，实验者向孩子们展示了一个糖果袋和里面的东西。一些孩子离开了房间，实验者当着还留在房间里的孩子们的面，将一只塑料鳄鱼放进了糖果袋。实验者问道：他们能预料到那些孩子回到房间后会被糖果袋里的东西惊讶到吗？他们是否会认为自己的想法也是那些孩子的想法，还是相反，会理解那些孩子有"他者的心智"？

不必说，实验者们没有注意到象征主义（symbolism）在他们所做事情中的作用——鳄鱼对他们来说可能代表着什么？——但真正的改变时刻并不是孩子认识到母亲有她自己的思想，而是他们认识到在她的思想之外还有别的东西，认识到她可以成为别人思考的对象，或是她可以不思考他们而思考别人。这种三元关系的缺失在某些形式的精神病中往往很明显。病人可能把一切都归咎于自己：朋友不打电话是因为自己做了什么，而不是因为对方可能有事要做。仿佛生活中随时随地，无论和谁在一起，都只有他们和对方。没有第三项中介人际关系，没有在对方之外的东西。这也是为什么这些主体宁愿完全避开他人。他们知道，亲近总会变得太过亲近。

有时，妄想会试图处理这个问题。施瑞伯的妄想系统不仅涉及自己和上帝，还涉及光芒和神经的复杂网络，它们构成了世界秩序的一部分。他的心神不仅专注于光芒和神经如何与他的身体相连，也关注这两组丝线如何彼此联系。因此，他正在建立一种三元关系，以缓和他难以忍受的处境：在他栖居的世界上，只有他自己和被他称为"上帝"的他者心智。

有必要在这里澄清一下三元关系的问题，它们大致可分为三类。第一类，只有母亲和孩子，似乎没有其他人，也没有别的东西存在。孩子有沦为母亲纯粹客体的风险。第二类，有母亲、孩子，以及母亲感兴趣的对象，最小的三元因而形成。孩子可能会试图填补这个他认为能够满足母亲的空间。第三类，有母亲、孩子、母亲感兴趣的对象，以及实在的第三项，即便不一定总是与父亲的代表有关。尽管前两个结构是精神病的特征，但每个结构都有各自的问题。

当偏执妄想引发暴力行为时，第三项的缺失通常很明显。生活在一个不断受到迫害的世界，偏执狂主体可能会对迫害者产生如下感受："要么是他，要么是我。"在这里，镜子阶段没有符号中介：只有这个人和他面前的这个形象，这既赋予了他身份，同时又剥夺了他的身份。正如精神分析家索菲·德·米约拉-梅洛（Sophie de Mijolla-Mellor）所说，这就是为什么有些人会声称，当他们谋杀毫无戒备、手无寸铁的迫害者时，他们是在合法自卫，而迫害者可能根本就没注意到凶手的存在。

无法确定第三项可能意味着孩子仍然身陷母亲之客体的位置。其形式可以是纯粹的生物实体，孩子的基本需求得到满足，其他方面却很少被满足，或者是一个备受珍视和重视的伴侣，母亲不仅投入了情感，而且过于投入，仿佛孩子就是她的一切。如果母亲心里装的全是孩子，那便没有缺失，因此也就很难甚至不可能超越与她的关系。孩子的身体可以成为满足母亲的地点，我们不仅能在儿童精神病中看到这一点，也可以在成人的案例中看到它们：有些主体拼命试图控制或摆脱自己身体里的力比多，他们会自残、穿孔，甚至切除身体的某些部位。

他们试图与黏附在自己身上的母亲的力比多分离，以远离自己身体的某些部分，它们藏匿着这种异己的、侵入性的存在。一位患者告诉我，她不得不习惯性地剪掉自己的头发，在她小的时候，母亲喜欢抚摸它们。她解释说，只有这样她才能感到安全。当精神分裂症主体把自己的行为、思想和感受描述为他者的产物，并通过暗示、附身、催眠或某种影响机器来解释时，他们所唤起的不正是内在大他者的在场吗？

父亲也可以在精神病的形成中扮演一定角色。我们已经在小汉斯和马塞尔·帕尼奥尔的例子中看到，真实的父亲会被拿来与符号性基准作比较，并被认为是不足的。在这两个例子中，都是通过引入某个外部元素来找到解决方案：小汉斯的马、马塞尔的欧洲石鸡。这些元素作为父性符号功能发挥作用的渠道，为儿子指明了方向。但是，倘若父亲不接受自己必然的虚弱，而是试图与符号机构竞争，篡夺它，让自己成为律法本身，那会发生什么？我的一位患者回忆起，小时候与父亲在剧院排队等候时，他感到不自在。他们旁边就是栏杆，为什么父亲不跨过栏杆更快地去到售票处呢？如果这段记忆让他对父亲的男子气概提出了疑问，那么，倘若父亲表现得好像栏杆不存在，我们又该如何将它与前者相比较呢？

许多精神病案例都向我们展示了这样的父亲，他将自己视为律法，而不是将律法赋予超越他自身的机构。父亲的社会处境可能与此有关，也可能无关：法官和警察的孩子也会有精神病，但职业角色本身并不足以说明什么。重要的是父亲与他所扮演的角色的关系，他如何承担这个角色，他在多大程度上认同它，以及他是否认识到自己也受制于一个超越他的符号性律法，并将这一点传递给孩子。

在一些案例中，父亲实际上将自己视为律法，而在另一些案例中，律法被简化为一个理想，比如正义、仁慈或公平。决定因素不是理想的内容，而是父亲与这个理想的关系。如果他充满激情地认同它，那么超越他的符号性律法也许仍不可用，或者与理想的矛盾和分歧会变得具有创伤性和过于沉重。施瑞伯形容他的父亲"像使徒一样肩负着为大众带来健康、快乐和幸福的使命"。父亲强加了僵化且高度理想化的体系，我们很难不将它与施瑞伯自己的精神病联系在一起。莫里茨·施瑞伯（Moritz Schreber）是儿童养育、教育、形体矫正和健身体操手册的开创者。在他儿子的妄想中，上帝不是律法的制定者，相反，上帝本人也受制于世界秩序。这种"合法关系"意味着上帝不会过多地干涉人类事务：他会保持适当的距离。因此，施瑞伯的妄想旨在纠正他父亲对律法的篡夺。

拉康在这里还提到，有些父亲过分地表现高尚，是信仰的支柱，是正直或奉献的模范，是为慈善事业、国家或某种安全理想服务的人。父亲或母亲越是追求某个抽象的理想，当它未能实现时，孩子承受的痛苦就越大，无论这种失败是因为软弱还是欺骗。关键在于，这个理想被父母放置在了符号维度，是世界的组织原则。因此，当它被质疑的时候，发生的不是局部的混乱，而是这个人整个存在的颠覆。在成长过程中，我们需要的远不止食物和住所：我们需要与符号秩序的联系，它基于信任。我们需要知道成年人对我们说的话并不是欺骗，这样我们就不必一直追问自己："他们说是这么说，但他们真正的意思是什么？"贝特森与其同事的早期研究认为，这个问题在神经症那里被压抑了，但在精神病的许多形式中都存在。无法在言说中建立基本的信任，还有什么能支撑我们在这个世界上存在呢？

如果理想被植入了符号秩序，却又发现是谎言，孩子存在的根基就会被摧毁。问题不仅仅是他会对父亲失望，他与世界的实际联系也将随之动摇。在一个案例中，一位父亲从孩子出生起就强迫他们遵从自己的教育体系。他们必须按照他希望的方式吃饭、睡觉和排便，他还构思了自己的哲学来解释这些残酷的强加。他努力让四个孩子都在一岁前接受排便训练。负面情绪是不被允许的，孩子们被他打的时候甚至还要微笑，以表明他们承认自己受到了公正的惩罚。与其说律法超越了他，然后通过他笨拙地传递，不如说他让自己等同于律法，通过他自己的哲学传递律法。作为一名受人尊敬的法官，他大权在握，家里的女仆或保姆都不敢挑战他。母亲默默接受了这个养育孩子的体系，没有抗议。

尽管这位父亲的体系很残酷，我的病人还是热烈地爱着他。"父亲想让我成为什么样的人，我就是什么样的人。他对我的想法——这就是我。"每次他们去餐厅，她都会闭上眼睛，让父亲把任何新的食物塞进她嘴里，她说，这是她对他完全信任的标志。没有什么能够动摇这份爱，直到许多年后，她发现了他婚外生活的放荡细节。这样一来，她不得不质疑他的教诲：道德、手淫的危险和忠贞的重要性。正是在这个时刻，她开始观察周围世界中的猫，将它们的动作和声音解读为向她传递的信息，告诉她在生活中该怎么做。当父亲话语的确定性受到质疑时，她创造了一个新的指南针，她称之为"猫的律法"。

无论一个人的成长经历多么创伤，在选择如何理解这个世界的过程中，他都承担着一定责任。家庭环境可能会试图强加观念和解释，但孩子自己总有选择的余地，即便它可能非常小。这就引出了一个问题：儿童自身在精神病中扮演的角色。在决定接受或拒绝父亲的观念时，一定有选择的因素存在，这里说的父亲不仅是真实的、经验上的父亲，也是父性隐喻的运作所必需的符号性的第三项。如果父性意味着代际的符号性承认，一种基本的信任，那么这种承认是可以被拒绝的，原因多种多样，对每个人的历史来说都是私人的、独特的。

有些情况下，孩子会直接拒绝母亲之外的任何事物，拒绝任何第三项可能的调和与安抚。梅兰妮·克莱因（Melanie Klein）以她的偏执—分裂位和抑郁位理论把握到了这一点。她认为，婴儿期的一个基本阶段涉及一种登记，即认识到令人满足的乳房和令人沮丧的乳房（她的术语称之为"好"乳房和"坏"乳房）是同一个乳房。孩子会明白母亲是这种矛盾品质的所在地，这将产生一种悲伤。这样的情感在一些精神病儿童身上往往是不会有的，我们能够非常清楚地看到这一点。取而代之的是纯粹的施虐性攻击。例如，爱的受挫不产生任何抑郁的感受，而是招致一连串的恶毒抨击。

悲伤的缺失可能源自对母亲之外第三项的拒认。毕竟，接受这一点会陷入抑郁，它表明自己无法满足她，自己永远无法占满她的心。在这里，我们再次找到了一条贯穿许多精神病性创造的逻辑线索，主体试图以各种形式让自己成为缺失的部分，无论是人类的救世主，还是某个公众人物或宗教团体所爱的对象。

对第三项的拒斥似乎是为了回避与母亲的融合状态被打破所带来的纯粹痛苦：因此，孩子遗忘了父性功能或它的等价物。不过，当我们探索精神病主体的童年历史时，有些病人似乎较少强调母亲对父亲的贬低，或者父亲对律法的篡夺，我们往往会发现，他们与母亲早期关系的标志并非融合，而是不连续和动荡。或许是这样的情境使得孩子更加绝望地想要满足她，从而造成了除权。

在另一些情况下，这种拒斥涉及对符号秩序本身的不信任，比如前文提到的那个顿悟"God"一词的年轻人，以及贾里德·拉夫纳对言语基础的不信任。拒绝父性或第三项的符号性代理，这一决定可能得到了母亲的话语支持，也可能没有。然而，在一个又一个的案例中，每当我们仔细倾听时，我们就会发现父性功能的缺失已经发生。促成这个结果的因素很多，比如母亲对父亲闭口不谈、父亲对律法地位的吞并、孩子自己决定不相信父亲或符号界，又或是这些因素的组合。

应当注意的是，拥有充满爱意的父母、与真实的父亲拥有良好关系，这些与上述所有情况都是可以兼容的。拉康很谨慎，他没有把真实的父亲作为精神病的成因，而是将其归咎于父性符号功能的整合失败，是它导致了"符号化母亲的欲望"这一过程的崩溃。对符号功能的拒斥或整合失败，可能意味着对真实的父亲投注不足，也可能意味着对真实的父亲投注过度。在上文讨论的那个女性案例中，真实的父亲被拔高到了上帝的地位，更准确地说，孩子接受并制造了他的自我拔高。在另一些情况下，父亲根本无关紧要。我询问过某个病人的童年，得到的都是极短的回答，父亲仿佛从家族历史中被抹去了。真实的家族与通过言语建立的家族成员间的符号关系是不同的，认识到这一点非常重要。即便真实的父亲与孩子相处融洽、关系亲密，对父性代理的拒斥也可能发生。

这一点不应被遗忘，否则很容易导致"父母皆祸害"老调重弹。关键在于孩子如何看待父母之间的关系（或关系的缺失）。因此，孩子对自身心理结构的选择负有一定责任，这一事实与各种不同的家庭背景相容。对这一点的认识应该可以劝阻那些徒劳的尝试，即想要找到导致精神病的确切家庭类型。严格强调单一系列的表面特征并无益处，尽管我们确实能够在精神病的家庭星座①中找到一些可以探索的东西。

对精神病主体的母亲的概括往往是不加限定的，其实不存在所谓的"精神分裂症患者的母亲"或"偏执狂患者的母亲"。我们可能会在许多案例中发现某些特征，但这并不意味着所有案例都是如此。我们会遇到许多精神分裂症主体的母亲，有些对腹中胎儿没有自恋性的投注，有些将其视为自己的独特创造，也有些患有产后抑郁，但这些

① 家庭星座（family constellation），心理学家阿德勒（Alfred Adler）提出的概念，他将家庭中所有成员构成的家庭结构比作银河系的星座，每个家庭都是一个独特的星座，其中每个成员都是一个星体，彼此之间有着特定的相对关系，呈现不同的排列位置。一般来说，多子女家庭中每个孩子的出生顺序会形成这些星体在星座中的初始位置，但在现实中，父母的欲望、手足的竞争和死亡等因素，会让星体在星座中的排列位置呈现复杂多变的状态。

事实与孩子的精神病之间并不存在单一的因果关系。其中涉及很多因素，在每一个案例中，我们都必须探索患者的早期生活和家庭星座的细节。

话虽如此，但母子关系中的某些动力确实会一再出现。我们可以考虑它们，但不必追求因果关系的贤者之石。吉塞拉·潘果夫认为，精神分裂症患者的母亲无法将她的孩子看作一个独立的个体。在一个案例中，分析家发现一位女士忽视了自己的女儿，剥夺了她的食物和基本的照料。多年后，她解释说，"我无法相信我可以生下一个与我分离的东西"。她说，她的宝宝"不是真的"，所以她把女儿当成一个物件。如果孩子不能独立于母亲存在，他们又如何能在长大后相信自己的存在呢？同样，如果母亲不相信自己有能力照顾孩子，或者认为孩子对她没有信心，这可能会对母子关系造成巨大的困难，孩子会对大他者缺乏信任，一些分析家将之与偏执狂联系起来。

皮耶拉·奥拉尼耶认为，这种早期困难或许会让孩子无法思考自己的起源，因此任何可能唤起这种思考的事情都会被避免。这些想法被除权，而生活还在继续。当起源的问题被唤起——在为人父母的过程中这一点最为明显——风险便会出现。精神病可能会在这时发作。在奥拉尼耶看来，另一种解决方案是在早期发展出关于起源的妄想思维，这似乎是要取代父母的辞说中从未表达的部分。在父母无意识地对思考施加禁忌的地方，孩子建构起了妄想。这也可以和正常生活完全相容，只有当外部事件使得妄想思维受到质疑时，它才会出现问题。

奥拉尼耶还对精神分裂症与偏执狂各自的家庭星座做了有许多有趣的对比。她观察到，偏执狂主体的母亲经常谈论她们在抚养孩子时所承受的牺牲和表现出的勇气，而父亲的欲望则被命名为危险的或有害的。感受到母亲殉道般的重量，孩子对她的批评和敌意就变得无法承担：这些思想被心灵排斥，随后以被害妄想的形式从外部返回。我们还可以补充一点，孩子对父亲的依恋在这些母亲眼中也常常被视为一种罪行：他们没有权利去爱一个如此恶毒的人。至于精神分裂症的家庭，奥拉尼耶注意到，母亲对待孩子自主权的态度要么是拒绝，要么是完全侵占。

乔伊的母亲说，"我一直不知道自己怀孕了"，孩子出生后，她"把他当成一个东西，而不是一个人"。作为对比，另一位母亲可以直接对她儿子说："我不需要问你你想要什么。你就是我。"身处这样的环境，孩子还能有什么思考的空间呢？如果没有被赋予自主性，他们如何会有自己，或是知道什么是他们的经验，什么是别人的经验？如果他们不得不按照别人的想法去思考，其他的一切似乎都不再可能。我们在临床上经常会看到这一点，母亲的话语和孩子的话语有着惊人的一致性：即便分开会谈，他们也会给出同样版本的生活故事，仿佛没有其他可能性。

这些观点似乎可以解释精神分裂症的一个特征，即认为自己的思想和身体受到了别人的控制，我们在偏执狂中并未发现这个细节。同样，早期母子关系中的问题似乎也可以解释精神分裂症的其他特征。以所谓的卡普格拉综合征（替身综合征）为例，患者会认为周围人都被替身代替了。这被视为相当罕见的状况，但实际上非常普遍，我有几位患者有时就认为我已经被一个复制品"替换"了。我们在施瑞伯的案例中也发现了这一现象，他的妻子一直和他在一起，直到有次她必须离开四天去看望自己的父亲，施瑞伯就此谈论说："我无法把她看成一个活生生的人了，在她身上，我只能看到一个'转瞬即逝的'人形奇迹。"

一个显而易见的解释是，爱人的行为变化无法被忍受，这种不一致意味着，也许是经由她不断的在场和缺席，主体选择相信存在两个不同的人，而不是一个既能满足他又能挫败他的人。这呼应了那个童年问题，即如何理解——或不理解——在场和缺席的早期节奏。如果先前研究主要关注母亲的照料模式，那么帮助我们划分临床领域的正是后一个问题，即孩子如何与在场和缺席的节奏互动：与其试图将母亲的类型与病人的类型做匹配，我们不如探索孩子符号化或未能符号化母亲的欲望的各种形式。

与其把卡普格拉的这些案例看作母亲照料不一致的结果，我们不如假设它们在意指的建立上存在基本困难，因而在符号功能的建立上也是如此。在卡普格拉综合征中出现了冯·多玛斯原则的逆转：不是基于单个共同的谓词同化两个主词，而是一组相同的谓词指示了两个主词。她看起来一样，说话也一样，但她是另一个人。母亲并没有被假设为来来去去的同一个人，她被一分为二了。正如我的一位精神病患者所说："亲爱的，我不相信事物的永久性。"

有许多关于精神分裂症患者母亲的详细描述，我们能够由此辨识母亲与孩子之间复杂且通常几乎不可见的互动，但我们终究不能说，特定的照料方式会导致特定的精神病，比如让孩子成为精神分裂症而不是偏执狂。母亲有条件或无条件地爱孩子，赋予他们使命或忽视他们，剥夺他们的人格或者只在他们身上看到自己的幻想，这些事实无疑都有影响，但它们并不能够保证某种未来。精神病之所以分为不同的类别，并不是因为母亲的照料有不同风格，而是因为婴儿在意义世界中可利用的资源不同。

我们已经在前面看到，孩子必须将母亲的在场和缺席与某种超越她的东西联系起来，这通常是父亲。这个过程意味着孩子登记了在场和缺席的节奏，并且如柯莱特·索莱尔指出的，有一类精神病正是这种原始的运作出了问题。如果在场和缺席没有被登记，孩子在问候和告别时可能真的会没有反应，就如我们在一些自闭症儿童身上看到的那样。当有人进出房间时，他们表现得好像无事发生，似乎在场和缺席的节奏完全没有被符号化。这就是为什么他们会被任何具象化这种基本交替的东西吸引，比如灯的开和关。无法内化位于符号秩序核心的最基本的二元对立，他们似乎只能从外部触及它们。

有趣的是，在某些形式的"痴呆症"中，我们或许可以看到这一点的回归，患者只能重复地问："我什么时候能再见到你？"仿佛他们的整个世界被缩减到了这个基本问题之上。另一位患者说："没有和母亲在一起时，我无法想到她。"如果母亲的在场和缺席未被符号化，那么她的缺席就会等同于她的消失，就像我们所看到的，一些精神病儿童会因为父母的缺席感到恐惧：似乎母亲的离开在他们的现实中留下了一个洞，而不仅仅被理解为是暂时的。正如我的一位精神分裂症患者所说，他对我即将到来的假期感到恐惧，"你会消失在一个洞里，然后这个洞也会消失，这样你就不复存在了"。

在另一个案例中，患者的父母在她一岁半时去旅行，把她托给了亲戚照顾。当他们回来时，她拒绝与他们相认，并在后来将她的"死亡"日期确定到了那一刻。对她来说，他们就是不复存在了，离开家后，她切断了与他们的所有联系。我无法见她的那些日子，或者我的度假，对她来说都是无法忍受的：每次离开不仅是一种背叛，也是无法挽回的消失。在这类精神病中，核心病因不是对父亲的拒绝，而是符号化母亲的过程出了问题。

母亲的缺席所创造的位置未被登记到符号界，因此主体没有任何东西可以解释她的来去。他们所能登记的只是"有些东西"变得更糟了，这可能会产生卡普格拉综合征——一个人的来去被视为不同人的行动——或疑病症现象，毕竟，这些现象是在试图表明事情变得不同了、发生了某种变化。如我们所见，对母亲位置的标记有一个首要问题，即对精神分裂症主体来说，在他们的世界中制造某种缺失为什么如此重要？答案是，他们可以利用这一点与总是太近的大他者保持距离，并找到一个安全的地方。

"异化"和"分离"这两个精神分析术语之间的区别，对于表述这些精神病形式的差异是有帮助的。我们被父母的能指异化，被我们生于其中并塑造了我们早期生活的观念和幻想异化。我们从他们那里继承了某些特质、愿望和生活方式。语言本身异化了我们，因为我们必须在它的规范和结构中存在。但我们也必须与这些能指分离，使自己与它们区别开来，创造一个距离，否则我们的身体和灵魂都将属于大他者。卡尔·波普尔（Karl Popper）曾说，儿童学会说话的时刻，不是他们能够说出话语的时候，而是他们能够说谎的时候：也就是说，知道大他者不知道的事、做大他者不知道的事。这就是分离过程的一个例子。

正是由于这种分离，我们才能真正地让自己融入语言，融入想法的链条，否则我们将成为纯粹的言语傀儡，无法从他人的话语中脱身。我们将只是被强加思想和形象的复制品，而大他者则享有与我们的身体和心灵的紧密连接。当父母让孩子停止击鼓后，他又敲了一下，但也只是一下。我们可以在这个例子中看到分离过程的隐喻，这一次敲击表明，即使他要按照规则行事，这也是他自己的选择。

与母亲之缺席的原始符号化相关的精神病类型涉及异化问题：病人没有进入父母思想链条的原初异化。话语似乎不起作用，这意味着对于来自大他者之物的基本拒斥。在场和缺席没有被符号化。在这些案例中，我们经常发现囤积或收集行为，他们似乎无法与一些纸屑、罐头或日常杂物分离，甚至会把它们随身放在口袋。

在另一类精神病中，异化无疑发生了，但没有分离，因此话语的作用不是太小而是太大。主体仿佛被所有的能指代表，而不仅仅是其中的一部分。如约翰·库斯坦斯所说："我看任何东西都会不自觉地从中获得某些想法，从而生出想要做什么的冲动。"话语随时都在推动他；看着一个墨水瓶，他眼前就会浮现"inkpot"（墨水瓶）的字样，这会迫使他去洗手间，因为洗手间的俚语是"the pot"。曾有一次，我对一个病人说了"tweet"（小鸟的啾啾声）一词，随后惊讶地发现他把我的话理解成了登录 Twitter（推特）的命令，并立刻执行了。在词和效果之间没有障碍，这便是我们在精神分裂症的一些形式中发现的自动服从。他们被语言紧紧黏结，创造不出分离。

无法在符号层面分离，可能会迫使精神病主体试图在另一层面制造分离。他们可能会尽一切努力把自己固定下来，有时甚至是字面上的：触摸周围的物体、跺脚、实施一些自伤行为，从而确保自己有一个位置、一个固定，这是他们不受语言约束的异化无法提供的。在符号界没有位置意味着他们可能会四处游荡，出没在街道、火车站和公交站。没有分离的地方，他们便没有指南针，只能自己想办法来稳定自己。

自杀是与能指链分离的另一个方式。一位患者这样描述他的自杀未遂："突然一阵寂静，就像原子弹爆炸的前一刻，然后药片就进了我的喉咙。"吞下它们的行动完全与任何主观能动性或意志相隔绝。"大约一分钟后，空空的药盒让我惊讶。我意识到我吃了药盒里的药，药量足以致命。但接着我就什么感觉都没有了，没有想到任何人或任何事，也不焦虑。"自杀行动涉及与思想链条的分离，在这个例子中不仅仅是通过吞药，也是通过"寂静"的奇怪定位达成的：它不是位于原子弹爆炸之后，如我们预想的那样，而是在爆炸之前，这似乎标记了任何主体感的消失，任何思想的所有权的消失。对于一个感觉自己完全任由大他者摆布的人来说，自杀行动的强制分离在许多情况下似乎是他的唯一选择，要么完全与之黏结，要么彻底掉落。

与大他者之间没有距离意味着一切都会变得太近、太过侵入。"我偶然在报纸上看到的每一个词，"库斯坦斯继续说道，"几乎每个字母都会包含一些可怕的邪恶信息。"倘若无法与大他者分离，我们便只能与它的能指黏在一起。现实的所有元素都变成了召唤我们的迹象。相比之下，在未经异化的精神病中，没有什么在召唤我们，没有代表我们的标志。

与语言和周遭世界的迹象的奇怪关系是如何产生的？造成这些不同位置的原因会是什么？现在，我们需要更为详细地探讨语言对婴儿产生的效果，以及这种效果在精神病中影响主体经验的方式。

西方早期对母婴互动的研究倾向于认为，除了进食的愿望，新生儿几乎没有主体性。甚至对母亲的认出与辨别，也被假定为在出生相当长的一段时间后才发生。然而细致的研究开始表明，在子宫内，胎儿和母亲之间就存在复杂的互动，主要涉及活动循环。

人们曾经认为，婴儿只有在出生几个月后才能正确地听到声音，但新的研究表明，胎儿早在怀孕四个月时就能辨别声音。例如，母亲说完话或唱完歌之后，胎儿会有一些动作，当母亲又继续，这些动作会停止。这项研究表明，母亲和婴儿参与了互动的活动循环：双方在一种基本的话轮转换（turn-taking）中给予对方位置。

尽管我们不确定这些循环是否有其意义，但关键因素是交流的节奏。参与双方都会在行动后停下来，以便让对方回应。这种基本的话轮转换可以被视为人类对话的最小结构，它为说话铺平了道路。在这一点上，西方和东方的研究存在明显分歧。西方心理学家倾向于将说话的能力视为表达个人想法的先天潜能，而俄罗斯的研究传统将思考本身视为一种输入：我们能够内化周围的对话，从而建立起思维的结构。在这个模式下，思想首先来自外部，并且具有对话的形式：实际上，这正是一些精神病主体谈论的自身经验。

这类研究的含义是，思维和言语在某种程度上总是联系着对话，或者至少联系着他人的言语。即便孩子独自一人说话，没有其他人在场，对话的一些形式特征仍会存在。对婴儿床语（crib speech）——婴幼儿入睡时的咿呀言语——的研究，可以明确地证明这一点。毫无疑问，婴儿床语一直存在，但令人惊讶的是，直到 20 世纪 60 年代，它才开始受到语言学家的关注。1962 年，露丝·维尔（Ruth Weir）以她两岁半的儿子安东尼为对象进行了这项开创性的研究，语言学家罗曼·雅各布森（Roman Jakobson）为该论文的发表撰写了介绍。维尔在小安东尼的床边放了一台录音机，并在之后对几个月的录音数据进行了语言学分析。她的研究结果令人瞩目。

在听儿子的婴儿床语时，她首先注意到了一些后人研究会证实的事情：儿童的言语中会频繁出现祈使句。独自一人躺在床上时，他会对自己发号施令，"另一个"言语存在于他自己的言语中，这在录音中随处可见。有时候，这些祈使句会被误解为陈述句，如"跳到黄毯子上"或"声音太大了"，在思考这些例子的最佳分类时，维尔的犹豫很有启发性。或许，这显示出了最终成为陈述句的语句是如何源于祈使句的：也就是说，源于大他者并朝向主体的言语。

语言学家保罗·纪尧姆（Paul Guillaume）曾提出，专有名词不仅仅是对象的严格指称，还是一种呼唤，包含了这个人在孩子心中的情感意义，因此早期的语言形式不能按照成人的语法范畴来分类。例如，"妈妈"和"爸爸"与其说是名词，不如说是祈使句，是具体行动中的语言参与者。所有言语都可能有这种祈使的根源，有趣的是，语言学家曾怀疑祈使句是不是人类言语的第一种语气。

在研究儿子夜间的自言自语时，维尔得出了另一个重要结论：这些表面上的独白实际上并不是独白，而是对话。安东尼展现了她所说的"一个人的对话"。安东尼仿佛总是在对自己说话，睡前正是这种自我对话的特别时刻。在白天，他的小布娃娃"波波"多少有些被忽视，被丢在某个地方时他也不怎么想念，而在临睡前，波波会变成婴儿床语的对话伙伴，成为无数命令和呼唤的对象。这些对话发生在将睡未睡之时，意味着这个时刻是言语内化的特定时刻。后来的研究者也有过类似发现，但在尝试理解维尔的研究结果之前，我们可以先引入儿童语言研究中的另一个主题。

如果说小安东尼对拥有对话伙伴特别感兴趣，妈妈们则是花费了大量的时间，与没有能力直接回应她们的宝宝对话。跨文化研究表明，在母亲对婴儿的言语中，约有70%是疑问句："你饿了吗?""你想喝水吗?""你是不是太热了?"对于这一点的困惑不是这些句式出现的频率，而是它们并没有反映在婴儿自己最终的言语中。母亲言语中的疑问句与孩子言语中的疑问句并没有明确的相关性。事实上，有些语言中的疑问句所特有的倒装语序，在母语者的早期语言表达中几乎从未出现。

考虑到我们所了解的模仿模式，这一点着实令人惊讶。有趣的是，研究者发现孩子不仅会模仿母亲说话，而且当母亲模仿他们时，他们也会模仿得更多。孩子模仿母亲说话的相对频率与母亲模仿他们说话的相对频率相关。事实证明，与其他言语行为相比，孩子更有可能模仿母亲的模仿行为。这表明婴儿不仅通过模仿母亲来学习，在某种意义上，他们也学习了模仿过程本身。

现在，如果我们考虑母亲在"宝宝语"中使用疑问句的频率，就会发现即使婴儿不会说话，他们在母亲的语言世界中也被给予了一个潜在空间。即使无法用话语回应，婴儿也被给予了回应的可能性，这可能会是手势或哭声，随着年龄增长以及对母亲的语言编码的学习，也可能会是话语。但在最初的几个月里，母亲的询问一定有其功能，它为即将诞生的言语主体准备了一个说话的位置。母亲言语的疑问句形式不仅创造了一个让咿呀学语变得有意义的语境，也为主体提供了一个空间。这绝不是必然的：想想那些不问孩子任何问题的照料者，他们不会问，而是会告诉孩子：他热了、冷了、饿了或渴了。在这种情况下，父母知晓一切，并试图让孩子相信他们没有独立的主体性。没有空间让自己得以生成。婴儿只是大他者的一个客体。

母亲言语中的疑问句也可能与将睡未睡时出现的奇怪语言现象有关。我们在睡前和半醒状态下听到的话语曾是精神病学感兴趣的主题，克雷佩林对它们尤其好奇。在入睡和醒来的状态下，语言片段似乎通常需要被完成或细化。大多数人醒来时可能都有这样的经历：他们或者会留下一个无法理解但似乎很重要的话语片段，或者知道自己在睡眠中解决了一些谜团或难题，但不记得是如何做到的。这很像伯特兰·罗素对上帝存在的著名论证：他知道自己论证成功了，高兴地把烟草罐抛向空中，但令人遗憾的是，他后来能回忆起的只有扔罐子的画面。

由于证明无法再现，它唯一的遗产就是这个画面和自己解决了某个问题的确定感。同样，当我们在睡梦中感觉自己解决了某个关键的问题或难题时，醒来后留下的通常只是伴随的情绪，也许还有一些句子的片段，但没有实际的解决方案。坚持要留存的不仅有不完整的语言片段，还有一种感觉，即它们需要被完成，或者它们很重要，并且与我们有关。那么，为什么会有这种奇怪的坚持呢？

要得到答案，我们需要扩展经典的语言模型。尽管语言学在20世纪经历了许多变迁，但它大体上还是忠实于19世纪的主流模型，即语言涉及三个主要功能：指称功能（the referential）、表情功能（the emotive）和意动功能（the conative）。指称功能处理的是语言的指示和内涵方面，即语言与其对象的关系；表情功能处理的是说话者与自身话语的关系，即态度的表达；意动功能处理的则是与受话者（addressee）的关系，如询问或命令。这就引出了关键的一点：所有这些研究语言的视角探讨的都是与受话者的关系，但它们没有研究被对话的体验。而婴儿被说话的体验和成年人将睡未睡时的体验，不是正好指示了语言的这一功能的轮廓吗？

对婴儿来说，被对话既是必要的，也是成问题的，原因很简单：首先，成人的询唤①在婴儿那里有着神秘意义；其次，婴儿对它没有即时的防御。与成人的一切互动几乎都可以成为某种形式的争论主题，成为主体性的某种表达。孩子可以挑战成人的提议或要求。他们可以拒绝吃东西、喝水、上坐便器，等等。但他们无法轻易拒绝的，是大他者对他们说话。我们不应该把这一点视为微不足道的细节，而是要看到它作为语言的核心功能、作为婴儿经验

---

① 询唤（interpellation），有询问、召唤之意，在现代语言学和文化研究中常被用来描述权力与个体之间的复杂关系。马克思主义哲学家阿尔都塞（Louis Althusser）将它用作其意识形态理论的术语：询唤让一个人获得了自己是谁的感受，将个人建构为主体，而询唤是意识形态发出的，因此主体是意识形态的必然反映。询唤涉及转身和朝向。在本书语境中，正是照料者的询问和召唤让婴儿转身朝向她，在与这个大他者的关系中，在她的话语和目光中，婴儿将自己建构为一个主体。这不是主体与客体的关系，而是主体与大他者的关系：主体是大他者的询唤对象。

的核心功能的重要性。它无法被防御，这一事实本身便让它有了潜在的迫害性。

与之相似的是目光，它或许是成人的在场无法被轻易防御的唯二形式。婴儿可以拒绝跟随成人目光的方向，他们可以在本该睁眼的时候闭上眼睛，但他们无法阻止被看。或许正是因此，儿童才会经常有这样的幻想：闭上眼睛别人就看不到自己。大他者的目光以及被对话的事实，两者有一个共同特征，即它们都是从"外部"强加的经验，与孩子直接相关，却又无法抵御。在这些状态下，我们处在大他者客体而非主体的位置。正是由于这些原因，目光和声音会变得侵入，具有威胁。

这种类比还可以更进一步。孩子如何抵御大他者的目光？拉康描述的一个解决办法是，制作分散大他者注意力的屏障。注意力被引向一些图像或屏障，主体操纵它们来使目光远离自己。这便是护身符的原理，一个可以转移邪恶之眼的贴身物件，能确保自己受到保护。因此，大他者的目光和主体提供的屏障之间存在着裂缝。我们能否在声音的领域也找到类似的分隔？如果主体必须防御被对话的体验，那么声音的产生是否具有与视觉领域中的屏障相同的功能，例如后者中的绘画形式？

最基本的例子或许就是婴儿的尖叫：不是表达疼痛或某些要求的尖叫，而是淹没了大他者询唤的尖叫，有些时候，这会使得大他者很难再继续说下去。施瑞伯非常清晰地描述了这种经验。有时他会"咆哮"，尤其是在晚上，"当其他防御措施——如大声说话、弹钢琴等——几乎都行不通的时候。在这种情况下，咆哮的好处是它的噪声可以淹没所有进入我脑海中的声音"。许多上班族通勤的时候也会这么做。他们听着 iPod，音乐不仅淹没了地铁或公交车上的声音，也淹没了困扰着他们的侵入性思想，无论这些思想是否以声音的形式存在。我那些会听到声音的患者，几乎都会戴 iPod 或头戴耳机。

路易斯·沃尔弗森感受到母亲的声音侵入了自己，进而扩展到英语本身具有侵入性，他会通过堵住身体所有的孔洞来抵御它。他会整天听着袖珍收音机里的外语广播，随身携带法语和德语书籍，甚至吃饭也会受到影响。他无法忍受自己看到母亲厨房里的包装袋和罐头上的英文单词：他会眯着眼去拿它们。每个句子、每个单词都被体验为可怕的询唤，仿佛他的母亲正试图把它们"注射"到他体内。

如果婴儿起初无法通过拒绝来防御被对话的体验，那么除了堵住耳朵之外，还有哪些可能呢？也许还有更微妙、更不明显的拒绝方式在起作用。一种可能的选项是，孩子假装不是某个成人在对他说话，而是某个别的事物在对他说话，从而将自己的注意力转移到其他地方。或者，简单地装作没有人在对他说话，孩子很熟悉这个策略。这些时刻通常会涉及视觉领域，孩子要么瞥着镜子或反光面，要么在某些情况下，真的让自己黏着自己的倒影。

一位母亲描述了她青春期的儿子如何盯着自己的倒影，如果她在这种时候对他说话或给他打电话，他是不会听的。将这个逻辑颠倒一下，他们的情况就清楚了：他听不进去并不是因为他在看，相反，看是为了逃避母亲声音中的迫害和侵入。我们应该记住，这些选项并不能让孩子摆脱被对话的事实，而是构成了回应的方式。如果一个人拒绝去听，这意味着他非常清楚地听到了别人对他的期待。但还有另外一个选项，我们稍后再谈。

继续这种目光的类比颇为有趣。如何处理大他者目光的侵入性？为何不在这里引入母亲和孩子玩的各种躲猫猫的游戏呢，它们包含着在场和缺席的节奏。有人可能会认为，这些游戏的功能是将大他者的目光与一个结构联系起来，即在场和缺席的规定形式，其主要特征是目光并非总是存在。游戏被用来"社会化"和驯化一种具有威胁的在场。为了构成我们的现实，大他者目光中的侵入性被压抑，从我们栖居的空间中被移除。在被对话的体验中，难道就没有相似的运作么？维尔等人报告的婴儿床语不就恰恰具有这个功能？与其按照她的解释，把婴儿床语看作早期语言学习的练习，我们不如把它看成旨在缓解焦虑的整合过程。通过与自己对话，儿童难道不是成功地调和了被对话的体验么？他们现在成了组织者，对他者说话，而不再是唯一的受话者。

躲猫猫之类的游戏将被看的侵入性体验与一种节奏和结构相连接，婴儿床语也以同样的方式处理被对话的体验。它调和了受话者功能，许多其他的儿童游戏不也是在继续同样的任务么？毕竟，有些游戏涉及一个玩家扮演与其他玩家都不同的角色，比如扮演"它"，孩子都拒绝被分配这个角色。事实上，不被分配为"它"的策略——例如用越来越复杂的言语结构来阻止可能的预定结果——已经成为游戏的组成部分，甚至成了游戏本身。我们还可以想到儿时熟悉的"你敢不敢"的游戏，在这样的游戏中，没有人会真的获胜，它更多的是一个问题，即你只是按照别人说的去做，还是会尽量避免这么做，后者更值得我们注意。最后，我们还可以想到许多敲门游戏，一个孩子会被选中或自愿去敲门，然后逃跑。贯穿所有这些例子的主线，是主体与被对话的体验之间的不同关系。在这些游戏中，被对话的体验被玩弄、调和、纳入了结构。在这些询唤的游戏中，被对话变成了一个变量，因此个体不再只是他人言语的对象。这些游戏是对这个位置的回避和玩弄。

一旦我们将语言的询唤功能和作为其必然结果的被对话的体验分离开来，一系列现象就变得清晰了。现在我们可以看到，睡眠交界处的语言特殊性涉及这一功能的分离。我们体验到的一些词语或短句，它们甚至在自身意义模糊的情况下也能询唤我们，而奥托·伊萨科维尔①在催眠现象研究中注意到的偶尔出现的"敬意"，正是主体参与的标志。当我们准备入睡时，询唤功能会像婴儿床语那样被调和，而在睡眠过程中，它并不会太打扰到我们，直到醒来它才

---

① 奥托·伊萨科维尔（Otto Isakower），美国精神病学家，精神分析家，提出了对入睡时催眠状态和身体自我回归的经典描述，被称为"伊萨科维尔现象"。关于作者提到的"敬意"，伊萨科维尔曾在《论听觉领域的特殊地位》一文中写道："这种情况经常发生，当梦者醒来时，一个词或一个短句仍然会像召唤一样到达他的耳畔，而这种召唤经常带有超我的色彩，有时是威胁，有时是批评——梦者醒来后会对这些词感到莫名的敬意，尽管它们经常是很难理解的行话。"

会再次出现，甚至参与清醒的过程。这支持了弗洛伊德相当激进的观点，即睡眠不是被动的发生，而是主动的过程。我们不是入睡了，而是我们让自己睡着了。

我们现在能够更好地理解，为什么目光和声音在精神病中如此在场、如此迫害。它们并没有被束缚到结构中并被压抑，而是以侵入、威胁和无中介的形式出现。主体感到被看、被监视、被对话、被呼唤。在一些案例中，整个世界都在看着他们，对他们说话。如果声音和目光的侵入维度没有被剥离，精神病主体可能不得不诉诸暴力，从自己的当下世界中移除它们：事实上，许多精神病行为都旨在消除让他们无法忍受的、侵入他们的目光或声音。

在这里，我们可以想到帕品姐妹（Papin sisters）臭名昭著的罪行，这两位女仆在东家母女的迫害威胁似乎达到顶峰的时刻，徒手挖掉她们的眼球后才杀死了她们。这类极端的案例或许很少见，然而，当美术馆和博物馆的画作或雕像被蓄意破坏时，首要被攻击的目标往往是所绘人物的眼睛，这种情况屡见不鲜。相似地，在对公众人物看似缺乏动机的袭击中，我们总是能够发现，这位公众人物是一个播音员。在所有这些例子中，主体会拼命地尝试削弱或消除那些穿透他们的东西：让他们感到被针对的目光或声音。

语言的询唤功能在此处以其纯粹形式发挥作用：它是被对话的体验，独立于任何特定的感官模态和语义领域，被感受为要求服从或要求坚信的命令。如我的一位患者所说："即使是一些描述，也总是对我的指责。"又或如施瑞伯所写："每一个对我说的字，每一声走近的脚步，每一阵火车的汽笛声，都是捶在我头上的一拳。"主体有一种感觉，似乎有某人或某物在呼唤他们、对他们说话、侵入他们。

这种被对话的功能是通过他人对自己说话的经验引入的，但它也可以出现在任意感官领域，包括视觉、触觉或嗅觉。如我们之前提到的，任何人在某些情况下（极度疲劳、药物作用、感官剥夺）都可以产生幻觉，但要真正算作精神病现象，幻觉还必须对这个人有意义：他必须认为它是在向他发出信号，即使他不知道这是什么信号。幻视可以成为我们正在讨论的语言结构的载体：他者的凝视让患者感觉自己被瞄准了。正是主体体验到的语言的受话者功能，定义了真正的幻觉。

幻觉的确是受话者功能以其纯粹形式出现的地方，一般来说，它出现在精神病的起始阶段，或明显或隐蔽。我们此处应该区分两类幻觉：与主体有关的和针对主体的。在前者中，某个声音可能会持续描述他们的行动（"现在他在穿衣服，现在他要去上班了……"）；而在后者中，一般是污言秽语或性指控，通常涉及与女性有关的贬义词（"贱人！""婊子！"，等等）。还有一些幻觉会指示患者执行某些任务，范围从杀人行凶到日常琐事不等，后者如起立或刷牙。患者缓慢而笨拙的动作可能会被误解为大脑退化的迹象，但实际上是因为他们日常生活的每个步骤都必须听从指示来做。幻觉的这三个形式对应着受话的三种模式，仿佛这些声音已经成为语言询唤功能的载体。

正如拉康指出的，言语幻觉并不局限于任何特定的感官：它不必然以声音形式出现，可能偏好任意感觉通道。重要的是归因问题：主体是否把它感受为针对自己？这个广泛的定义范围解释了临床表现的多样性。一位患者解释说，他从左侧第三张病床那里接收到了一些话语，它们把自己印在了他的胃里。另一位患者说他听到了"无声的言语"。一位患者报告说，"我是在脑袋里听到了声音：不是在耳朵里"，"一个遥远的声音"。另一位患者则这样谈论那些声音："我听不到它们，但我能感觉到它们在说话。"布鲁勒引用了他的病人提到的"无声的声音"。其中一位说道："我不是在耳朵里听到的它。我在我的胸部感觉到了它。但我又好像听到了声音。"另一位说，"上帝总是在对我说话"，"它没有声响，就像思想一样"。然而，无论言语幻觉通过哪个通道运作，始终不变的是被对话的体验。

将幻觉与特定的感觉通道分离，是拉康语言模型的结果。语言是一种结构，它在感知觉的各个层面运作并产生效果。因此，如果能指链的特性之一是受话者功能，那么这个功能就可以在任何通道中返回。例如，它可以通过沉默、幻象、触摸或气味出现。在很多情况下，沉默会让我们感到被询唤，因此，不是将嗓音等同于声音，而是要在声音领域寻找嗓音的效果，正如许多精神病主体教给我们的那样。一个人说话时的断句、节奏和风格都会为我们提供一些线索，让我们了解到他们是如何整合受话者功能的。

言语被标点的方式总是隐含着对听者之在场的定位和

假设，更一般地说，是对被对话的定位和假设。因此，一个人的言说可能会被组织起来，以消除任何被对话的可能性，或者相反，以邀请这种可能性。我们会注意到，连接词的使用总是指明大他者在这一方面的存在：当儿童开始使用"而且"和"但是"这样的词时，它就指向了另一个说话者的假定存在，甚至是侵入。查尔斯·桑德斯·皮尔斯（Charles Sanders Peirce）曾提出，思维总是以对话的形式进行——无论我们是否意识到这一点，他难道不是正确的么？

如果我们转向视觉，就能发现更多关于这一功能的例子。电影《午夜凶铃》（The Ring）讲述了一盘录像带的故事，它怪异地询唤着它的观看者，传递给他们死亡信息。视觉的领域在呼唤着主体，而他们拼命地却又徒劳地试图避免被它对话。类似的，在伏都教死亡①的现象中，一点点象征性的材料，无论是人偶还是几缕头发，都会对发现它的人产生灾难性的效果。在这些例子中，对象虽以视觉方式呈现，却集中体现了受话者的功能：它是纯粹的询唤，一个指向发现者的向量。它不只是眼中所见，它还呼唤着主体。因此效果恐怖。在此处，语言功能经由视觉运作。

语言本身总是有这种潜力，它能够从精神病主体描述的许多现象中返回，如低语、声音、耳语、嗡嗡声、口头

---

① 伏都教死亡（voodoo death），美国生理学家沃尔特·布拉德福德·坎农（Walter Bradford Cannon）1942 年提出的概念，指心理暗示和情绪冲击所引发的恐惧致人死亡的状况，多发于落后、迷信之地。

评论，等等。显然，我们现在必须回答一个问题：为什么语言的询唤功能没有体现在每个人身上？毕竟，在我们还是婴儿的时候，这是我们最基本的言语体验。但正如我们所见，通过被编织进在场与缺席的最小符号结构，这一功能是可以被中介和压抑的，此外，它也在父性隐喻的进程中得到了处理。这个过程，如果不是从根本上重新分配了受话者功能，它又是什么呢？母亲的兴趣不再仅仅集中在孩子身上，而是指向了她与孩子之外的其他人或事物。这个转向将询唤的向量移开了。如果没有它，我们仍会是该向量的对象。

父性隐喻确立了一个关键的意指，固定了能指的领域。如果这个过程没有发生，能指和所指可能会在某些时刻脱钩。如果第三项的铭刻在无意识中给了母亲的欲望一个意指，那么除权则意味着这个欲望无法被符号化，因此大他者的言语未被置于无意识之中：它可能时时刻刻在对这个人说话，说话者不一定是另一个主体，也可能只是"感知觉的领域"本身。

在某些时刻，世界不仅开始说话，而且是对这个人说话，我们将在下一章探究这一点。布鲁勒描述了一个病人，他听到自己的名字从一杯牛奶里传来，然后家具开始对他说话。在一些案例中，只有一个微小的、不引人注意的询唤，但在另一些案例中，询唤会变成难以忍受的刺耳杂音。一个年轻人和我解释他之前的自杀企图："那些噪声无法忍受。所有的广告，商店里或街道上的每一段音乐，一切的一切都是对我发出的信息。实在是太吵了。我必须寻找出路。"

让我们回到之前提出的问题：回应被对话的体验是否是可能的？我们描述了其中的两种可能性：装作好像是被其他人或事物对话，或者假装自己根本没有被对话。但为什么不假设第三个选择呢？它完全拒绝这个语言功能：语言减去了询唤功能，减去了被对话的体验。这不正是我们在一些自闭状态中发现的临床图景么？

治疗接近尾声时，乔伊虽然能够说出"我"，并说出一些孩子和他的治疗师的名字，但他在对话时从未直接叫过对方的名字或人称代词，只会使用间接的第三人称。克莱斯特区分了他所说的"关联精神病"（psychoses of reference）和"疏离"或"人格解体"精神病：也就是说，在前者中，个体是被关联的，而在后者中，一切似乎都被遥远地隔绝，对个体而言既陌生又毫无关联。在后一种状态中，这个人的身体似乎死掉了，而思想、动作和言语又好像与他无关。虽然不同意他的解释，但根据自我指涉的缺失而划分一组精神病的理念，却与我们的论点不谋而合。但我们不会将这种缺失视为既定事实，而是将它看作为了维持自身的安全而对语言的询唤功能作出的拒绝。

这难道不会对临床产生一些影响么？在最直接的层面，它为一个经验提供了解释——大多数与自闭症主体工作的人都知道这个经验——不要试图与他们直接对话。其次，它让我们知道，任何言辞都可能被体验为侵入的。简单的询问可能会被听成攻击和侵犯。这意味着困难并非处在语义学的范畴，在语义学上的工作也不会对解决困难有任何帮助。困难在于被针对的体验，因此它先于任何与意义有关的问题。如果询唤要发挥作用，它需要被调和，而不是被直接地运用。

我们在施瑞伯的《回忆录》中找到了一个相关的例子。他在区分上层神祇和下层神祇时注意到，前者通常更友好，后者则更敌对。两个上帝都会用声音攻击他，经常是辱骂和侮辱，但上层上帝的一些交流"有一部分是直接对我个人说的，有一部分似乎是通过我的头脑，对他的同僚，即对下层上帝说的"。受话者功能因此被调和了：那些声音虽然是经由他被说，但实际上也是在对其他人说。我们可以推测，正是这一特征造就了上层上帝的善良本质。施瑞伯自己不再是那些声音的唯一对象。

施瑞伯的神经和光芒的奇特动态也展示了同样的过程。他起初完全无法防御神圣光芒：就像大他者的目光和声音，没有什么能阻止它们接近他。但随着妄想的发展，他开始思考光芒会如何看待神经。因此，光芒没有把他单挑出来作为唯一对象，它们将部分的注意力指向了神经。通过这个三元关系，受话者功能再次得到了调和。

受话者功能的这种转变，或许可以阐明一些精神病主体对传递信息的紧迫感：他们肩负着教育、传播知识、教导和启示的使命。除了试图解决这个世界中的错误，他们不也是在努力传递被对话的体验么？主体不再是唯一的接收者，必须也让其他人听。

我的一位患者曾被他的幻听吓坏了，那些声音命令他杀死自己，或侮辱自己。他几乎整天都在听 iPod，仍无法阻挡那些声音，不过他还是想出了一个解决迫害感的办法。我们约定，只要他听到那些声音，他就把那些话用短信发给我。这意味着我将经常收到辱骂、下流话和命令，但通过这个过程，那些声音对他的侵入减弱了。事实上，通过发短信，他已经从最初被对话的体验中绕了一圈。这个向量现在已经被延长，转到了我这里，从而让他不再是唯一的受话者。某种程度上，这个做法就像我们之前讨论过的一些儿童游戏的延伸，它对我的这位患者的效果是显著的。

然而，这些声音最初为何会出现，它们又是如何产生的？我们在本章中讨论了为精神病奠定基础的那些条件，现在我们必须转向触发因素的问题。虽然许多人（也许是大多数人）带着精神病结构过了一生而未经历发作，但究竟是什么因素，能够将安静的日常疯狂突然推向明显且剧烈的一面？

第七章

触发因素

这是他第一次跳伞，双脚触及地面时，这个 23 岁的男人精神病发作了，他说："我是上帝。"20 年前，他第一次见到了自己的父亲——他刚出狱。"他是谁?"男孩问母亲。"他是你父亲，"她回道，"父亲不会突然从天而降。"

大多数精神病主体一生都不会经历发作。生活继续着，不会有崩塌或瓦解的时刻。然而在一些情况下，精神病会突然爆发，通常以一种骇人的、起初是灾难性的方式。在帮他们度过这段难熬阶段的时候，我们可能会忽视对触发事件的确切时间线的回溯。但是，对时间线的细致研究本身就具有治疗作用，而且它还会提供价值丰富的信息，不仅能让我们了解他们为何发疯，也能让我们知道是什么让他们在此之前没有发疯。这对于制定治疗策略至关重要。

关注这些最初的事件总是富有成效的，虽然有时要花费数月甚至数年才能揭示相关的细节。我们对精神病的结晶时刻和爆发时刻了解得越多，我们就越能理解精神病是什么。一些幻觉，或是明显的妄想思维，在这些嘈杂可见的现象之外，每个案例都存在它的发展逻辑，需要我们挖掘。布鲁勒在对精神分裂症的经典研究中注意到，即便没有所谓的"精神病的典型病程"，绘制出一个事件序列仍然能为我们打开新的视角。即便每个案例都不符合范式，它也能鼓励我们探讨那些与预期的序列交汇和分歧的地方。

精神病的发作通常会经历几个阶段。起初，会感觉到有些事情发生了变化。这可以被描述为一种模糊的感受，哪里不对劲，或者变得不一样了。病人无法确切说出到底发生了什么。他们可能感到焦虑、迷茫或困惑。偶尔也可能会感到喜悦或莫名的满足。周围的世界开始充斥着意义，好像他们以某种方式意识到了事情的重要性，却又无法清晰地理解它们。经典精神病学细致描述了这些状态，然而，通常只有在经过大量详细的对话之后，病人才能理解它们。后来出现的侵入性体验，可能会让他们难以想起初期发生的事情，它们或许会被简单地限定为一种困惑或谜样的感觉。

之后，可能会出现一定程度的社交退缩，以及一些睡眠问题和疑病观念。病人会变得心事重重，有时无法专注于自己的日常兴趣。他们察觉到的意义感可能会经历微妙的或相当直接的变化。在这些意义中，有一种"个人意指"的感觉，不同于他们以往经验的连续性。驶过的汽车、天气的变化或报纸上的文章似乎都不知何故地单独指向他们。日常迹象开始与他们有关，这些牵连观念可能会逐渐积累。如一位精神病患者所说："一切都意味着'什么'。"世界变了，变得不同了：它有了意义，有了必然性，但实际意义却不清楚。主导的感觉是困惑，但又觉得世界的变化与自己有关。一些词或短语可能开始占据病人的心神，它们意义模糊，却仿佛具有不同寻常的分量。

经常出现的疑病性不安或许很难描述。病人会说他感觉有些不对劲，自己的身体发生了一些变化，并可能寻求医学的帮助来解释它。与之后阶段可能出现的对身体的关切不同，此时没有单一固定的抱怨，而是一系列不断变化的担忧。对于自己正在体验的感觉，他们可能会在网上花费数个小时搜寻线索。对于偏执狂主体来说，变化往往发生在他们周围的世界，而在精神分裂症主体那里，可能是身体首先登记了正在发生的变化。

在这个时期，世界开始说话。雅斯贝尔斯描述了一个案例："病人看到厨房的桌子上有一些床上用品，衣柜里有一支蜡烛和一块肥皂。他非常不安。他极度害怕，确信所有这些都是指向他的。他说不清自己是如何得出的这个结论。他是在瞬间明白的；这必定与他有关。'我肯定它和我有关。'"日常的物品或行为开始有了新意义，无论它多么神秘。被诊断为精神分裂症的诺尔玛·麦克唐纳（Norma MacDonald）这样描述她的经验："一个陌生人在街上走路对我来说可能是一个'信号'，我必须解释它。驶过的电车车窗里的每一张面孔都会刻在我的脑子里，他们都在注视我，并试图传递给我某种信息。"人、事件、地点和想法都意味着什么，都与她有关，她感到发生在她身上的事情有着"压倒性的意义"。

— 203 —

如我们在上一章中看到的，被针对、被询唤这一事实本身就会为个体的体验带来威胁感。这通常会被感受为直接的迫害。约翰·库斯坦斯写道，当他精神病发作时，从皱巴巴的枕头、床边的褶皱到地板上的洗脸巾和毛巾，一切都开始单独针对他。"它们可以朝着被恐惧牵绕的心灵显示出最为可怕的形状。逐渐地，我的眼睛开始分辨这些形状，最终，无论我转向何方，我都看不到别的东西，只能看到那些等待着折磨我的魔鬼，这些魔鬼似乎比它们现身其中的真实物品更加真实。"对主体而言，一旦现实开始说话，它便变得不详，令人恐惧。

在这个阶段，病人有时会有这样的想法：世界已经终结了。他们可能会描述事物变得如何不同，现实现在似乎既空洞又单调，人都是转瞬即逝的东西，是蜡像、空壳。如蕾妮所说："在我周围，其他孩子都在埋头做事，他们是机器人或玩偶，被看不见的机械装置驱动着。"我的一位患者这样描述她的感受："什么也没剩下。只有外壳，没有人。"人类已经被摧毁，被某种临时演员取代了。整个地球可能都毁灭了，他们常常觉得自己是唯一剩下的人。他们可能会更加远离社会，或者相反，寻找其他人诉说和交流自己的经验。

意义的充斥感通常会在下个阶段得到解释。到这时，驶过的汽车、天气的变化或报纸上的文章都会有特定的意义。此时，探索病人的思想是很重要的，因为它们涉及创造意义的基本运作。创造意义，便是找到某种方式来理解自己正在经历的变化。这些积极且富有建设性的赋予意义的努力，既可以是局部的，也可以是整体的：它们可以适用于周遭世界的细枝末节，也可以演变为对自身整体境况更为普遍的解释。个体的经验可以被赋予许多不同的意义，没有任何统一的概念；或者相反，将世界转化为一种言说的语言，也许会形成一个有固定意指的妄想。

这意味着能指被调动来处理谜样的体验。意义可以逐步建立，或者更常见的是，在突然发现真理的时刻迅速建立。库斯坦斯称这些时刻为"奇怪的灵光乍现"，拉康称之为"富饶的时刻"，它们让妄想得以建立。例如，病人意识到自己肩负使命，或者有人正在密谋对付自己。然后，他们可能会开始默默准备要做的事情，或者同样频繁地，开始反击那些他们认为在威胁自己或对自己了解甚多的人。他们常常会觉得自己的私生活被周围人完全掌握，这让他们不堪忍受。正如我们在恩斯特·瓦格纳案例中看到的，他认为当地居民知道他与动物发生了性接触。精神病的第三阶段可能会突然出现，也可能会逐渐发展，有时它也根本不会到来，病人始终受制于一个不断指向他们且永不停止说话的世界。无法建立方向，没有任何意义能够为病人提供一个地点或位置。

在这种情况下，病人可能会行动而非建构：代替妄想的可能会是自残，或是任何旨在引入否定性的行动，与他们体验到的侵入、迫害的力量保持距离。他们可能会试图减去世界中的某些东西，要么是身体的某个部分，要么是环境的某些方面。例如，他们可能觉得一些手术干预是必要的，这意味着会失去身体的一部分。他们打算通过行动，排空身体或大他者中的某种过量。如柯莱特·索莱尔所言，发作的初始阶段过后，精神病主体的努力会走向两个方向：经由妄想或创造为世界增添某物，经由自残或改变从世界中移除某物。两者都是在尝试自愈。

前者利用意义努力重构，后者则是要直接削减力比多。在发作的初始阶段，现实的建构开始崩塌：能指和所指分离，世界似乎只是"有意义的"。这种意义充斥感的释放具有询唤的效果：它只与那个人有关。意义的世界出现了一个空洞，病人必须拼命地重组、重建和重构。因此，在后一个阶段，一个或一系列新的意义被建构起来，重新为世界引入了秩序。这被称为妄想，它旨在再次衔接能指和所指。然而，是什么引发了这整个进程呢？

拉康在 1932 年给出的第一个回答是，它涉及个体"生命处境"的改变：失去社会地位、退休、环境改变、结婚、离婚或失去双亲。众所周知，这些时刻是潜在的触发因素，如婚礼后幻觉的惊人爆发，或退休后神秘主义和迷信的悄然开始。但关键的问题是确定这些情况有何共通之处，对此，拉康在后续的精神病研究中作了处理。显然它们并不总是触发精神病，当它们触发的时候，是个体经验中的什么让病人的世界崩塌了？

所有这些例子都涉及符号处境的改变：必须占据一个新的位置，人类学家将这个位置与过渡礼仪①联系在一起。

---

① 过渡礼仪（rites of passage），标志个体之社会身份或人生阶段产生重要转变的仪式或活动，如成年礼、婚礼和葬礼。这一概念最早由法国人类学家阿诺尔德·范·热内普（Arnold van Gennep）在其 1925 年的著作《过渡礼仪》中提出。

这是个体必须"面对世界"的时刻。不同文化都以精心策划的仪式和典礼标记转变的时刻,这个事实意味着这些时刻需要一个符号框架来处理。仪式的外在呈现涉及一套内在的资源,拉康将之联系于符号秩序本身。但若符号界在此处失效了,又会发生什么?如果符号秩序没有被内化,它将无法提供意义网络来处理改变的时刻。出现的将不是意义,而是对空洞的剧烈体验。

在拉康看来,这就是精神病的触发之洞。由于符号界由相互关联的能指组成,所以一旦主体感觉某个具有特权性的能指缺失了,它的影响就会扩散到整个网络。这正是我们在精神病中看到的。先是现实中的一个元素开始说话,然后一切都开始说话:某个邻居的问候被理解为道德谴责,之后整条街上的人都在闲言碎语。在妄想的进程中,可能先是配偶被认为在密谋针对自己,然后是连襟、兄弟姐妹、亲戚、医生、媒体、地方法官等。这就是多米诺骨牌效应。

在一个案例中,一位女士与某个男人性交后害怕自己会怀孕,她开始觉得街上的人们在看她。他们对她指指点点,很快就在背后说她坏话。她甚至觉得连朋友也疏远了她。一本杂志刊登了关于她的漫画,报纸和书籍也开始提及她,似乎是刻意针对。媒体让整个国家都知道了她与那个男人的关系,社会评判她、排斥她。这时她知道了,所有这些都是迫害她的整体计划的一部分。这个阴谋逐渐传遍了欧洲,之后又流向美国。一个用于通告她的消息的通用手语开始出现,并在各地传开。迫害者逐渐被限定到了一个拥有审讯权的妇女协会那里。

最初的观念或体验的扩展，无论是渐进的还是突然的，都是对现象学感兴趣的早期精神病学家提出"多重生活经验"的原因。他们试图理解，为什么从某个特定的点开始，一切都会受到质疑。答案显而易见，因为我们的经验具有连接性，现实具有一定的内聚性。事实上，20世纪40年代和50年代初的格式塔理论学家对现实崩溃的解释便是如此。精神病主体现实中的每个元素都是相互关联的，细致的研究可以解释其秩序的原则。拉康的观点以不同方式发展了这一点：这是在语言网络层面上的内聚性，即我们的符号宇宙的内聚性。这似乎正是许多精神病主体描述的情况：整个世界都变了，再也没有什么是一样的了。

蕾妮描述了起初让她痛苦的"无名作俑者"是如何变成"系统"的，一个"涵盖了所有人的如世界般庞大的实体。最高层是那些下命令、判罚和定罪的人，但他们自己也有罪。因为每个人都要对其他人负责，他的任何行为都会影响到其他人。一种可怕的相互依赖将所有人都捆绑在罪责的祸害之下。每个人都是系统的一部分"。即便我们禁不住想要假设她过往生活中的某个人是罪魁祸首，我们也难以忽视这个相互关联的系统中符号界的特征。上文已经讨论过它们：每个元素都关联着其他元素，因此一个元素的改变会影响整个系统。

在发作的那一刻，符号网络已经破裂，病人感受到了某物的丧失。但它会是什么呢？拉康起初认为是符号意义上的父亲，即内化的律法代表。这个起到中介和安抚作用的能指能够帮助神经症主体渡过俄狄浦斯情结的困境，但它却在精神病中缺席了。没有这块重要的基石，个人生活的整座大厦都将倒塌，但真正的倒塌只有在某个特定的时刻才会出现——这块基石被呼吁的时刻。丢失的部分所留下的空洞会被突然面对，这种突然性让拉康感到震撼。触发精神病的不仅仅是基石的缺席，更确切地说，是对它的召唤，这发生在病人被嵌入想象的二元关系的时候。这种想象的二元关系通常是与另一个人，但有时也可能是与一群人、一项工作或一个理想。

一些事件或侵扰会打破这个关系，平衡因为第三方的出现而受到挑战。想象关系被推入了一个新的构型，它粗暴地引入了第三项，一个代表符号权威的人物，或者一种需要病人承担符号位置的情境。这会打破日常存在的连续，符号界的异质性会突然显现。在这里，父亲可以是真实的父亲，也可以是任何突然占据第三项位置的人或物：老板、亲戚、家庭教师、治疗师。由于符号界没有可以调和这种侵入的东西，没有答案可以回应父性符号代理的呼唤，世界便在这时开始崩溃。

许多例子都能证明这一点。一对恋人如胶似漆，直到有天他们去看望其中一方的父母。一个学生刚上大学，经常和朋友们玩乐，直到第一次见到高级导师。一位母亲整日想象着肚子里的宝宝，直到分娩后医生将孩子递给了她。一个研究者终于发表了苦心研究几十年的成果。所有这些情境都可以成为精神病的触发因素，它们都涉及生活中突然出现的第三项。一种不连续性产生，打破了他们此前与爱人、朋友、孩子或工作结成的茧。他们突然被迫诉诸一个并不存在的符号元素。若没有它，困惑感可能会出现，从而引发我们前文概述的那个序列。

在吉纳维芙·莫雷尔讨论的一个案例中，比自己大七岁的姐姐成了艾莲娜的榜样。当姐姐结婚离家时，艾莲娜也跟了过去，无法分离。姐姐在丈夫服兵役后，又被另一个男人追求。艾莲娜让自己牵涉进了这段关系，姐姐也因为担心流言蜚语而让她跟着他们。艾莲娜相信这个男人爱的是她不是姐姐，因为姐姐已经结婚了。当姐姐要她帮忙写情书时，她会描述自己对他的感情。有天晚上在电影院里，她看到他们的手温柔地交织在一起。正是在这一刻，她开始出现幻觉，被送进了医院。在她和姐姐形成的想象性的情侣关系中，这个男人具身化了第三者的位置。

在那些似乎由事故触发的精神病案例中，我们也可以看到这一点。发生在精神病症状首次显现之前的车祸或铁路事故造成的巨大冲击是如此明显，以至于这两者之间似乎必然存在联系。然而，仔细倾听和探究可能会让我们发现，触发因素并不是事故发生的那一刻，而是在事故发生后，当事人必须向警察、律师或法官解释发生的事情或试图获得赔偿的时候。正是与这个唤起了第三项的人物相遇，再加上必须承担一个说话的位置，才产生了触发效应。正常的生活往往只需要对周围人说"是"，那些在言说时必须真正承担一个位置的时刻不是常规，而是例外。发表演讲，或者向老板、警察、法官解释自己，我们可以想象这些时刻与和熟人打招呼之间的区别。

这种对三元关系突如其来的强调，将表面上看起来可能是悲惨的或令人高兴的状况联系在一起，这一事实曾令早期的临床工作者感到困惑。因成功或成就而触发的精神病一直都有记录，有时会被解释为病人在尚未准备好的情况下走向独立或成熟。毕业或晋升所涉及的身份变化引发了自信危机，累积的压力可能会导致混乱状态或精神病性的"反应"。拉康的理论更为严谨，他明确地将触发因素与遭遇到了某个观念联系在一起，这个观念在病人的世界中没有符号位置。一旦链条断裂，这个从未被符号化的元素便可能会从外部强加进来。在拉康的公式中，从符号界除权的，会在实在界返回。

在一个案例中，一位女士在一条沟渠里被发现，她哭喊着说"大地想要我的一切"。她感到自己正在被大地吞噬。与她工作的精神病治疗小组不禁注意到，她的名字在母语中是"大地"的意思，即便她并没有将这个名字与她的恐惧内容相关联。渐渐地，触发事件的序列变得清晰起来。她是在接受了括约肌成形手术后开始感觉不好的，这个手术有效遏制了多年来一直让她饱受折磨的严重大便失禁。尽管她没有将手术和触发因素联系起来，但时间上的关联是不可否认的，这为我们理解她的情况提供了一些线索。

她从小就被父亲肛交，在性交中，他只有一个时刻表现出了不悦和厌恶：当他把阴茎从她的身体中抽离出来的时候，上面的粪便清晰可见。因此，粪便既是性行为结束的标志，也是他对她失去兴趣的标志。到了青春期，她开始出现大便失禁，强奸也从此停止。从那时起，她几乎一直在漏便，每天都要反复上厕所。然而，就在她听从了医生的善意建议，接受了肛门括约肌手术之后，她的精神病爆发了。让她的生活变得无比艰难的症状，原来正是让她得以存活的原因：能指"屎"标记了父亲的侵入性存在的限度。一旦她不再失禁，父亲就会在她幻觉的实在中回来找她。命名她并吞噬她的"大地"是她自己的专名，她曾提到，父亲在众多的名字中选择了这个名字。正是这个确切的元素，这个指向了父亲对她的占有的元素，在发作之时变成了实在。

另一个众所周知的例子是施瑞伯第二次发作的时刻。他终于成功被任命为德雷斯顿上诉法院的法官。但他并非与同事一起工作，而是突然处在了负有责任的位置，主持着一个由五名法官组成的小组。这五人几乎都比他年长近二十岁。他仿佛从一个与想象的相似者共处的世界被投掷到了另一个世界，他身处新的空间，成为符号性重担的承担者，没有意指能够为他解释这次戏剧性晋升的意义。他开始出现睡眠问题，并听到了奇怪的声音。在这个时刻，一切都开始崩溃，他几乎完全被死亡的念头占据。

弗洛伊德认为施瑞伯的困境与被压抑的同性性欲有关，但拉康强调的是他遭遇了一个自己无法符号化的情境，即父亲这一范畴的突然出现。他没有用以调和的能指，没有东西能够为他所面对的情境提供意义。缺少"成为父亲"这一能指，施瑞伯将自己想象为一个女人。在他的妄想中，这会被转化为孕育新人种的使命，从而恢复已经遭到严重破坏的"世界的秩序"。

第三项侵入的情境涉及自我和他者，如生活在茧中的恋人、形影不离的密友。此外，也涉及那些理想与现实之间的距离突然坍塌的情境。数十年来一直梦想中彩票的人终于中了大奖，想象自己是被收养的人有一天发现这是真的，努力打破纪录的运动员终于成功，梦想与心爱之人约会的男人最终如愿以偿。所有这些情境都打破了一种平衡，个体在其中实际上避免了在社会符号结构中占据一个新位置。如果一个人突然被放到了那个位置，他就必须面对新的符号坐标，正是这一点可能触发精神病。

这些情况并不一定都会导致精神病结构的人发病，一切取决于他们的敏感点是什么，以及他们如何防御。在一个案例中，一位男士在第二个儿子出生时精神病发作了，为什么第一个儿子出生的时候没事呢？事实上，他是独生子，他在自己的家庭生活中模仿了父母家庭生活的每一个细节。"成为父亲"这一问题，只需要简单地成为自己父亲的复制品便可以解决。他的言行举止都与父亲一模一样，试图以这个奇怪的镜像再造他自己的家庭情境。当他的妻子意外地再次怀孕时，他构建的想象安全带被割断了：突然间，一切都不再一样，父性之谜摆在了他的面前。

此时，未整合的父性观念不是在符号层面返回，而是像本章开头提到的跳伞者那样，在实在中返回。被性利用、被某个权威人物所爱、变成同性恋，这些想法都可能是缺乏整合的结果：如果父子关系没有得到符号性映射，就会产生不同版本的父性，以及不同版本的父亲的客体。

人们经常误以为这指示着潜在的同性恋，然而，恰如贝特森在一个复杂却又精彩的句子中说的那样，"符号［在这里指的是妄想中的观念］并不意指同性恋，而是意指一些观念，在这些观念中，同性恋是一个恰当的符号"。因此，同性恋的主题为"成为客体"的危险位置赋予了一种形式。

在一个案例中，一个十几岁的男孩发展出了妄想：父亲、爷爷和他自己是一个由玻璃管组成的通信系统，他们在夜间争相排空对方的生命液体。在另一个案例中，当一位男士的秘书宣布她怀孕了后，他立刻用显微镜检查了自己的精子，以确定他是不是孩子的父亲。在这里，父性被简化为它的生物学参数：在遭遇了无法同化的事物后，它以妄想的形式被重构。因此许多父性的形象，无论是生物学的还是纹章学的，都在精神病的创造中扮演着特定角色。

三元关系和符号性第三项的理论不仅能让我们理解精神病发作的事件顺序，对于病人的安全也非常重要，接下来的案例便说明了这一点。一位快三十岁的精神病患者体验着无休止的被迫害感，他总是会向治疗师报告在去见她的路上所发生的粗鲁或麻木的事件。她以口香糖的问题为例来说明他的过分关注。他把口香糖丢进了一个废弃的冰箱，在会谈中他问治疗师自己是否应该这样做。口香糖会被发现吗？他会不会惹上麻烦？他是不是应该把它扔进垃圾桶？

每次会谈开始时，他都会先读一份他称之为"一窝忧思"的清单，这些是他关于被迫害经历的强迫性沉思。治疗师认为他想要"逼疯"她，并感到被他的"冷眼"所"穿透"。每次会谈的强度，她写道："都让我感到不堪重负，因为他需要外化他的迫害性思想和感受。"她感到筋疲力尽，并且像许多受训于英国精神分析传统的治疗师一样，将此解释为他与母亲早期关系的重演。根据这一观点，如果她有某种感觉，那么这位患者的母亲也会有同样的感觉，这是其他分析学派不会接受的假设。

这位患者在接受药物治疗，但又觉得受到了医疗系统的虐待。他讨厌医院，讨厌"精神疾病"的污名，以及医务人员的粗鲁。相对应地，他寻求理解和接受，并且相信心理治疗能够提供这种空间。他不断地问治疗师，她如何看待"精神疾病"：她怎么看他的药物治疗？她能想象他曾经不依赖药物的生活吗？治疗师不希望卷入她所认为的内在冲突的上演——想必是好与坏的冲突，医疗系统代表着他看似讨厌的父母——她选择不回应他的恳求："我拒绝回答，维持着既不支持也不反对药物的立场。"

在他开始心理治疗的两年前，医院就已经建议谈话治疗可能会有帮助，但是他一直没等到医院承诺的评估性会谈。他厌倦了等待，于是自己找了心理治疗师。治疗进行了四个月后，他收到了等待已久的约见信。治疗师提到，正是从这时起，他的病情开始恶化。他挑衅地告诉她，自己打算去赴约，但随后他又面临一个困境，即是否还应该继续这段私下的治疗。治疗师写道："我同样也面临着一个可以看作伦理困境的问题：我是否应该坚持让他告诉医院的心理治疗师，他已经和我开始了工作？他没有说要去医院的哪个科室接受评估，所以我在这一点上没有自己的见解。"她决定让他自己做选择。在评估性会谈后，治疗科拒绝了他，他被告知不适合接受心理治疗，治疗可能会导致他崩溃。

他觉得这是对他自己和治疗工作的极大抛弃。为什么他的治疗师可以和他工作，而其他人却不愿意？他的怀疑和偏执思维加剧了。治疗师写道："我被抛下了，感受到了和我的病人一样的绝望和愤怒。"这种评论是英国心理治疗传统的典型特征，治疗师的感受被假定为由病人引起，后者在无意识地努力沟通，想要让治疗师感受他们（病人）的感受。而其他传统，比如拉康学派，会认为这种评论是极不恰当的，是治疗师自己未能正确分析情况的结果。毕竟，谁又能确定自己正在体验另一个人的体验，甚至敢于如此声称呢？

这位患者感受到了愈加强烈的幽闭恐惧，焦躁不安到不得不离开咨询室，在外面来回踱步。几天后，医疗系统的进一步拒绝让他更加绝望。他问道，他已经被告知治疗没有帮助，可他的治疗师为什么还要继续和他谈话？事实上，精神科医生给他的建议是，他的"搭档"甚至不应该继续倾听他的忧思，因为它们强化了他的"强迫"。接下来是几次非常困难的会谈，直到有一次，他没有按照约定前去。他在一列火车前跳轨自杀了。

也许有人会说，如果治疗师在不同的框架下工作，死亡就可以避免，但这样的主张是不公平的。自杀事件时有发生，有时在治疗中，有时在治疗外。但这个案例可以帮助我们看到一些因素的重要性，它们可能被忽视或被误解了。卫生管理机构的来信显然侵入了患者和治疗师之间形成的二人关系。我们知道他对医疗"系统"是多么关注，对他来说，这个系统处在大他者的位置：一个可以选中他或放弃他的强大机构。甚至在他参加评估性会谈之前，收到约见信本身就已经产生了触发效应，极大加剧了他的偏执思维。这是第三项对二人关系的闯入。

评估性会谈、几天后的第二次国家医疗服务体系（NHS）会议，这两次拒绝只会加重这一切。我们可以根据他过分关注被丢弃的口香糖来猜测，关键问题是他在大他者那里的位置：大他者是会丢弃他，还是会照料他？那块口香糖就是他自己。或许正是对这个问题的执着促成了治疗师的反应。然而她本可以坚定地告诉他，他们的工作有所进展，她对他抱有希望，他不应该参加NHS的预约。或许是她自己对于NHS"权威"的焦虑阻止了她这么做，但坚定的回应可能会是正确的临床决定，它肯定了她对这位患者的关心，而不是以患者的自由选择为名放弃关心。事实上，她的行动方针可能只会强化他心中的可怕问题：我对大他者来说是什么？大他者会抛弃我吗？也许这就是他把自己丢到火车前的原因，就像那块被丢弃的口香糖。

至于精神科医生的建议，他似乎没有得到很好的服务。他将他的"一窝忧思"写下来并命名它们，这一事实表明了它们的重要性，而且很明显，书写本应该被鼓励，即便它是以列清单的形式。这些东西发自患者自身的精神

— 217 —

病，并且成为建构过程的一部分，将它们从患者身上剥夺掉有什么意义呢？或许这位精神科医生猜想，那些忧思意味着他纠结于自己的问题，而不是继续前进。但实际上，他的建议构成了对患者努力自愈的否定，并且关键在于，他未能认识到我们已经讨论过的"命名"的重要性。当患者的搭档不再倾听这些忧思，沟通的渠道就被关闭了。在一些情况下，这可能是生死攸关的区别。

倘若触发时刻涉及对缺失的能指的呼求，那么在意义层面，即所指层面，将存在相应的空洞。这会产生一系列的触发情境，并不是遭遇到了某个第三项，而是遭遇到了意指的问题。这种情境最常见的形式是在爱或性的领域中的遭遇，与大他者欲望的接近产生了触发效应：性体验、爱的感觉，或者感受到自己是他者感兴趣的对象。在这些时刻，符号界无法提供调和或回应，病人会觉得自己受到了神秘力量的支配。没有提供支持的意指，也缺乏必要的能指。

弗洛伊德举了一个年轻医生的例子，他的精神病是在他第一次成功满足了一个女人的那一刻触发的。当她"以感激和献身之情"拥抱他时，他突然体验到一种神秘的疼痛在头顶环绕，像刀割一般。后来他解释说，这就好像在尸检时为了暴露他的大脑而切开的切口。疼痛很快与一个解释性的妄想观念联系在一起：一定是他那位已经成为解剖学家的密友，将这个女人送给了他，这是密友组织的一系列迫害活动的一部分。在这个案例中，触发因素是性交：由于无法调和大他者的欲望，精神病爆发了。

对精神病主体而言，新的性情境常常是危险的。马塞尔·齐尔马克（Marcel Czermak）报告了一个年轻男人的案例。当他第一次在一个女人面前勃起的时候，他低头茫然地看着自己的阴茎，突然听到了"Gay"（男同性恋）这个词。在阳具意指缺失的地方，引起幻觉的能指产生了。倘若缺失了由父性隐喻建立的阳具意义，那么每次面对需要意指的身体现象时，病人都可能会感到茫然或陌生。我们应该记住，性唤起或性兴奋的状态一开始总是会引发焦虑，正如我们在儿童第一次勃起时看到的那样。如果意指没有被恰当地传递和接收，这些状态便总会存在问题，有时病人会因此保持童贞，或避免任何形式的性遭遇。

毫无疑问，这就是为什么精神病总是在青少年期出现。精神分裂症通常是在这一时期发病的，我们还记得，为身体赋予意义的问题正是精神分裂症的一个关键特征。因为身体在青春期发生了变化，对意义的要求便打开了除权的空洞，约会和性活动的压力只会让情况更糟。当我们再加上另一个事实，即青少年期是我们必须在群体中、在与世界的关系中占据符号位置的时期，精神病总是在这时发作的原因就更为清晰了。手淫、性遭遇、感到自己被他人欲望，这些第一次都可能是灾难性的。

在丹尼斯·圣·法尔·加诺（Denise Sainte Fare Garnot）讨论的案例中，一个年轻人和朋友一起去公共图书馆看书听音乐。去那里只是为了泡妞的朋友问他："你在寻找目标吗？"那一刻，他觉得自己是不死的，他感觉人们在看他，偷偷议论他。下次会谈中，他转述了朋友的话："你得像个男人。"一个问题突然被提了出来：他作为性化男人的符号位置是什么？他无法回答，于是偏执思维替他回答了。周围人的窃窃私语现在在问："他是男人还是女人？""你来自哪里？"

不朽的想法是妄想观念链条的一部分，他还相信自己是外星人。在这两个表述中，男人的符号位置这一问题被转化成了另一种身份，这个身份似乎回避了完全处在男性位置或女性位置的困境。他会说，外星人"不属于这个世界"，言下之意是，这个世界是由男人和女人的划分逻辑构成的。朋友的问题构成了对一个能指的呼唤，而这个呼唤无法被接收。取而代之的是幻觉性的回应，"他是男人还是女人？"，那些声音和目光将他钉在了这个可怕的问题上。

在这个意义上，不朽和外星身份的想法是一种寻找解决方案的努力。如果他来自另一个星球，他就不必非得占据男人或女人的位置。至于不朽，他将其联系于女性气质，但他曾听一位哲学家说过，地球上的最后一个人是男人，即使如此，"我无法成功地定义自己。我真的是最后的人类吗？我不知道"。不朽的想法并不令人愉快，他急于找到进一步的阐释。正如我们在第三章中看到的，"独一无二"的想法（如最后一人）并不一定是自大妄想，认识到这一点非常重要。它可以只是一种试图寻找安全位置的方式，个体在其中占据着一个例外的地点，既不属于这一方，也不属于另一方。

成为地球上最后一个活着的人，这是我们在精神病中经常发现的想法，但它可以形成完全不同的叙事。有时它与世界末日的情节相关，弗洛伊德用爱的撤回来解释这一点：在经历了某些情感灾难后，我们将力比多撤回自身，从而意识到外部世界的耗竭。在拉康看来，这是我们与语言的关系所产生的效果：在接近符号界的空洞时，我们会感受到一种坍塌，它贯穿了构成我们现实的表象网络。但有趣的是，世界末日的想法往往不会让世界变得完全空荡：除了主体之外，还存在一些恶毒的、邪恶的力量。

这是无数科幻电影的主题，地球人口已经被战争、瘟疫或自然灾害消灭。男主角或女主角四处游荡，寻找食物和住所，但他们很快会发现地球上并非真的只剩自己：灾难的一些残余以人类、动物或怪物的形式存在，威胁并袭击着他们。这就像力比多永远不可能被完全消除而不留下残余，剩的部分总是迫害性的。与之对应，可能会存在重生幻想：对施瑞伯来说，是一个新种族；对我的一位患者来说，是从她的腐烂身体留下的卵巢中萌发的新生命。

父性符号功能的缺失，是重生、创造和血缘妄想在精神病中如此常见的原因。由于无法符号性地定位出生的现象，或者更笼统地说，无法将自身定位于某个过程的原点——无论是生物过程还是文化过程——个体构建了一个理论来填补向他们敞开的空洞。他们可能相信自己只有一个父母，或者如施瑞伯一样相信自己将孕育一个新人种，或者认为自己是皇室的后裔。第一章讨论的那位患者认为，与他同名的人和他有着共同的本质和祖先，这个妄想诞生于代际关系必须得到解释的确切时刻。正如我们在精神病中经常发现的那样，未经整合的起源观念在妄想中被重建、被重新阐释。

结束和开始一样，也可能是无法符号化的，与此有关的妄想往往会围绕死亡与丧亲而构建。流行文化中对假葬礼的信念反映了这一点：希特勒、猫王或迈克尔·杰克逊实际上还活着，也许生活在一个偏远国家，他们的遗体是其他不幸者的。在死亡无法被符号化的地方，妄想创造了一个新叙事。一个案例中，一位不幸失去了几个孩子的女士解释说，她所出席的女儿的葬礼，一定是"别人家孩子的葬礼"。她真正的女儿早些时候被绑架，然后被替身取代了，而后这个替身又被另一个替身取代。她数了一下，她的孩子在五年间被替换了两千多次："每天都有年轻的女孩来找我，每天她们都会从我身边被夺走。"失去孩子对她来说是不可想象的，女儿们的妄想性涌现正是在这一点上得以形成。

由此我们可以想到，所有的人类群体都会发展出故事和神话，试图解释生命的起源和终结，以及自然元素和人造物的诞生：火、水、空气、森林、鸟兽、城镇、书籍，以及社会和文化创造的任何其他部分。起源必须用符号来处理，它们必须被赋予意义、被解释。在精神病中，用以实现这一点的内化的符号结构不可用，因此当他们发现自己处在某种事物的起源时，无论是怀孕、育儿，还是科学发现或发明，都会出现困难。

可能恰好在有所发现的关键时刻，学者和科学家会感到不适，这是为他们的发现承担"父性"或作者身份的问题。如纳塔莉·沙鸥[①]所说，数学家格奥尔格·康托尔（Georg Cantor）的精神病不是在他第一次洞察到将会彻底改变自身所在领域的无限集（infinite sets）时触发的，而是在同事和学生向他表达敬意的时候。恰恰是在他们正式承认他是超限数（transfinite numbers）的创造者或发现者的时刻，可怕的精神病性抑郁让他无法继续工作。父性意指无法被整合，因此以妄想形式返回：为了重新找到平衡，康托尔出版了两部作品，试图证明莎士比亚的戏剧实际上是由弗朗西斯·培根所写。因此，这份关于作者身份的断言回应了一个关键点：他无法在符号界阐明自己的作者身份。

在另一个案例中，一位女士的精神病在她第一次没来月经时爆发了。她开始担心自己可能怀孕了，并愈发频繁地去看医生，她觉得"我的肚子里有什么东西"，很快，这个"东西"被认为是"虫子"。医生让她住院了，妄想观念的内容随后得到了澄清。这位患者的母亲在得知自己的父亲身患绝症时流产，他是一名医生，她从未对他提起过这个悲剧。如患者所说，"话语从未触及那次怀孕"。这件事后不久，母亲又怀上了患者，这一次她告诉了垂死的父亲。患者经常想象，母亲在与丈夫发生性关系和怀孕期

---

① 纳塔莉·沙鸥（Nathalie Charraud），法国精神分析家，弗洛伊德事业学院成员，数学博士，对拉康的能指理论有深入研究。

间，必定在想着她的父亲，因此，他必然是她"真正的父亲"。"如果我死了，"她说，"他兴许现在还活着。"

小时候，她会觉得母亲"养错了人，她本应该养育在我之前的那个孩子"。她确信，死去胎儿的残余一直留在母亲体内，然后被传递给了她。成为一个孩子的想法对她来说的确是不可能的：当她听到有人评论说分析者就像分析家的孩子时，这让她难以忍受。缺乏任何能够理解生育的符号性框架，这让她被自身历史的创伤性元素摆布，当她发病时，它们就会侵入她的思想和身体。

事实上，她的母亲完全漠视了女儿的生理存在，从未提及月经，或是给她买卫生巾。她自己的身份等同于那个流产的婴儿。她说："我感觉自己像一个流产的胎儿。"多年后，在精神病发作时，她迫切希望医生承认她"肚子里有东西"，仿佛母亲的初次怀孕从未被符号化，现在又以实在的方式回到她的身体里。曾经，一个医生（她的外公）不知道她的母亲肚子里有东西，现在，她试图让一个医生承认"那里有东西"。

在这个案例中，精神病发作于月经不来之后，但在许多其他的例子中，它发生于母亲身份实现了之后。在伊莎贝尔·罗伯特（Isabelle Robert）讨论的一个案例中，一位女士在分娩后出现了与"母亲"这个词有关的幻觉。她将这个幻觉解释为她有照顾孩子的"母性使命"，她以多种方式阐述了它。这让她相对得以稳定，直到生了第二个孩子，她的精神病再次被触发。然而，并不是孩子的出生本身产生了触发效应，而是不久后她发现自己无法像照顾一个孩子那样照顾两个孩子。换句话说，她的"母性使命"受到了损害。她为了回应分娩后的幻觉而精心制作的解决方案短路了，正是这一点让精神病死灰复燃。

"母性使命"构成了一个观念，像这样的解决方案可能会在发作之后迅速形成，并具有一定的保护作用，从而使得看似短暂的"精神病发作"在没有明显后遗症的情况下平息。在布里吉特·勒莫尼耶（Brigitte Lemonnier）报告的一个案例中，一位男士通过父爱的观念，在他儿子出生后避免了精神病的触发。他想象自己为长链条中的一环，这根链条的开端是一个坏父亲，然后是他自己——一个比坏父亲更好的父亲——之后是他儿子，他将会是比自己更好的父亲，如此接续，直到最终出现一个完美父亲。这个妄想观念让他得以找到作为父亲的位置，也让他的世界有了秩序。当妻子带着孩子离开他的那一刻，这个系统突然受到了质疑：他被丢回到了自己是"坏父亲"的想法中。几天后，他试图自杀。

我们从这些案例中学到的是，触发时刻也许并不是个体遭遇到某个符号性权威或第三项的时候，而是他们创造的解决方案遇到阻碍的时候。他们可能花费数年甚至数十年构建了用以稳定或补偿的机制，却突然间受到了挑战。我们会在下一章详细讨论这些机制，但在这里，且让我们再举几个例子。一位男士寻求帮助，因为他脑海中开始出现一些强加的画面，其中他作为女人被一个男人性侵。这些令人不安的念头始于他对岳父岳母的首次拜访，那是他的第二个孩子出生后不久，在此之前他们从未见过面。尽管我们可能会认为这次触发与第三项的引入有关，但实际情况相当不同。

他以受害者的角度描述自己的历史：父母对他很差、学校里受欺负、工作中被上司挑剔。这些经历在他那里凝结成了"独者"的观念，这个身份让他在恋爱和单身时都能保持稳定。一个人时，他过着离群索居的生活，而在恋爱关系中，他会时不时地消失，去看那些他所理想的孤独主角的电影。他作为受害者的诸多故事让他处在了大他者客体的位置，而他似乎通过对独者形象的承担，应对了这一位置。正是这种认同让他能够挺过这些经历。

恰恰是在这种认同受到质疑的时候，精神病被触发了。让他感到不安的并不是亲家的相异性，也不是与他们的符号性距离，而是他在家庭网络中的位置。他在第一段婚姻中已经有了一个孩子，他也详细描述过前妻在孩子出生后对他总是有些冷淡。同样的，她的家人也从未将他当作自家人，而现在，在他的第二段婚姻中，随着新的宝宝出生，他突然变成了"他们中的一员"。他们的热情和包容让他不知所措。他原以为自己会被排除在外，就像他与前妻的家人一样，但令他惊讶的是，他受到了同等的欢迎，成了家庭的一部分。这意味着他再也不能视自己为独者。就在这个时刻，那些侵入性的想法压倒了他。

另一个案例中，一位男士在他的花园度过了一个宁静的下午后，精神病发作了。他一下午都在照料花草和果树，随后突然意识到他对苹果树使用的喷雾剂上标着"有毒"。次日一早，他被胸腔内传来的敲击声吵醒：一个小人儿被困在了里面，敲打着他的肋骨想要出来。他快要将这个奇怪小人儿闷死了，这让他感到内疚，绝望之下，他冲到了最近的医院急诊，要求他们做手术把他的俘虏解救出来。经过详细询问，没有发现他在前几年有过任何精神病性的现象。那么，幻觉为什么会突然出现？

精神病的触发不是遭遇到了某个符号性的第三项，而是他赖以生存的方案失败了。患者小的时候，父亲死于一场悲剧事故，他曾在这之后的一段时间里出现过幻视和幻听。后来，他开始照顾受伤的动物，并且成为一名外科医生，他能够继续他所谓的"赋予生命"的计划。这些年，他似乎没有经历过任何危机或恐怖的幻觉。退休后，他将注意力转向了园艺，他对园艺的描述与他的医疗工作如出一辙：他的工作是让花草树木保持活力和健康，尤其是苹果树。

事实上，这棵苹果树也是他父亲栽培的，是花园里唯一与他父亲有关的元素。在他对这棵树喷错了喷雾的那一天，他的使命坍塌了：倘若他总是能让一切活下去——无论是动物、人，还是植物——那么现在他就不是救世主，而是杀人犯。成为"赋予生命的人"，这个曾经保护了他的方案不再站得住脚，一种妄想性的罪疚取而代之。胸腔里的敲击声是死者的返回，他要为此负责。

由于符号界的失败，遭遇到不可符号化之物往往会将精神病主体推向创造。最为明显的便是妄想，它将被除权的元素制作进了某种系统或某种新形式。因此我们可以在其中看到父亲身份和生殖的版本全景图：上帝、君主、基督、王室和外星起源，这些只是其中的一小部分。相比之下，柯莱特·索莱尔研究了精神病主体有时会做出的另一类行动，它们旨在更快、更激进地解决问题：他们攻击身体或大他者中被他们视为邪恶力比多的部分。这些行动对患者本人和周围的人都是危险的。

这类行动会被用于精神病的治疗，这也许不足为奇，历史上这样的例子比比皆是。20世纪初期曾有一套严肃的理论，认为拔牙能够治疗精神病。亨利·科顿（Henry Cotton）是新泽西州一家精神病院的院长，曾师从克雷佩林，他认为精神病是由细菌感染引起的，有害细菌会聚集在受感染的臼齿和尖牙中，细菌会从那里向全身扩散。他声称，为新入院的病人拔牙后，他们中的四分之一得以康复。至于剩下的四分之三，细菌必定转移到了其他地方，所以他切除了他们的扁桃体、结肠、胆囊、阑尾、输卵管和子宫。最后，他声称几乎所有的病人都在他的手术刀下痊愈了。

切除健康的身体组织所导致的伦理问题和对医疗记录的审查表明，这些结果是虚假的，病人的死亡率很高，但科顿仍被允许继续拔牙。在这些拔除的例子中，否定身体力比多的符号功能未能实现，因此它会通过实际的身体削减，从实在中被寻回。如今人们当然会嘲笑科顿的理念，但它们更为复杂的版本仍在盛行，就好像拯救的观念联系着拔除的观念。这也是我们在精神病思维中经常发现的一种观点：通过去除某些东西，迫害会被平息。但病人没有从隐喻的层面上寻求它，它完全在字面意义上表现了出来。

我们所勾勒的理论假定，我们栖居在一个意义的世界，生活中的事件和变化是以符号过程为中介的。我们必须能够符号化发生在我们身上的事情：我们发现自己扮演的新角色，我们可能被要求承担的新职务，以及生活中会涉及的与大他者的亲近。倘若诉诸符号性框架失败——出于我们一直在探讨的诸多原因——精神病就会被触发。个体的想象世界被开了一个洞。这是一种深刻的变化感。随后，在大多数情况下，当事人会通过构建妄想，或通过任何能够承诺在符号界失败的地方奠定基础的活动，努力寻找某种解决方案，这是一种补偿。它可能是一个研究项目、一份新的职业、一种艺术活动，或者是对于起源或历史真相的探寻。

触发因素常常涉及对父性符号功能的诉求，但我们已经看到，它也可以在其他情境下发生。如果补偿机制受到挑战，或者支撑他们的认同被削弱，精神病就有可能爆发。拉康后期作品中的变化反映了这种多样性。尽管他一开始提到的是父性功能（或父之名），但他后来使用了复数形式，提到了诸父之名，并质疑了它们与父性的联系。重要的不仅仅是父亲在家庭中的位置，还是一种或一系列运作，能够将实在、符号和想象捆在一起，并能够为解析大他者的谜样欲望提供指引。父亲只是这个扭结过程可能采取的众多不同形式之一，并且其特权性会越来越弱。一旦我们认识到人类赖以生存的建构有着多么广泛的方式，我们就能更好地把握每个精神病主体的触发因素。

第八章

稳定和创造

一位女士在一场召唤父亲亡魂的通灵仪式中精神病发作，一个不断出现的魔鬼形象折磨着她，总是在她左右，贪婪地攫取她的心灵、思想和身体。随着时间推移，一个新的构造调和了这种难以忍受的状况。她的绝望态度逐渐被一种接受的、近乎满足的态度所取代。她现在谈论这个魔鬼的口吻就好像在谈论一个淘气的孩子，她会责备他、惩罚他，他甚至会请求原谅。如果魔鬼起初闯入了除权所打开的空洞——她将其完美地描述为"无名者"——那么现在他被转化成一个孩子，而她无疑占据了母亲的位置。这种转变实现了一定程度的稳定，这完全是她自己的发明，而不是她的精神病主治医生的建议。她找到了一种方法，让最初的精神病发作变得可以忍受。

通常来说，精神病主体不仅能够在发作后找到方法稳定自己，让痛苦变得更容易忍受，他们也能找到方法避免精神病的发作，也许后一种情况更为常见。在这两种情况下，我们都要问同一个问题：是什么阻止了这个人发疯？我们已经看到，创造妄想是抵御精神病原发现象最为明显的方式：如果它成功了，便可以起到诸多效果——重建意义、将能指和所指再次钉在一起、限制和框定力比多。但还有其他各种反应，有时是与妄想结合产生的，有时则是独立出现。在这一章中，我们会探讨这些恢复的形式，它们是精神病主体获得平衡与稳定的方式。

让我们从一个临床案例开始。一位年近四十的男士因焦虑和侵入性想法寻求帮助。他刚退出了一段并不成功的治疗。或许是因为他生活中有许多三角关系，之前的治疗师认为他在压抑自己对伴侣前男友的同性恋兴趣。这些解释只会加重他的症状，包括语言障碍——认为自己的思想不属于自己——以及被迫给一个男人口交的强制性画面。

前任治疗师提到的三角关系确实存在。他会试图与女友们的前任成为朋友，模仿他们，并尽量与他们的形象保持一致。这让他能够和女人建立关系，而早先的触发时刻发生得非常精确。第一次，当下最好的朋友"退出"，与他断绝了一切联系，留下他和女友独处。第二次，他被介绍给某任女友的家人。在这两次事件中，幻听都侵扰了他，仿佛他被推到了男人的符号性位置，却没有符号性的支持来帮助他，那些声音在符号界失败的地方为他命名。

他能够通过一种认同稳定下来，尽管这并不依赖于迄今为止一直俘获他的三角关系。虽然他从未见过外公外婆，但他听说外公曾参加过一次重要的登山探险。在大学里，他加入了登山俱乐部，多年来一直坚持这项运动。即便和其他登山队员在一起，他仍然觉得自己是"孤身一人，与大自然搏斗"。事实上，这项爱好给了他唯一一种不涉及与异性相遇危险的"男子气概",这是他父亲所规定的一种命令,有可能会在他那里打开除权之洞。我鼓励他详细阐述登山者的浪漫理想,他开始围绕这一理想有所行动:他会阅读有关登山的文学作品,看相关的电影,等等。

成为一个女人的男人,这样的处境对他来说是不可能的,在这种时候,幻觉就会出现。相反,对孤独登山者的理想形象的认同却能支撑他,而且他并不依赖其他的登山者,而是模仿女友们的前男友。路德维希·斯宾万格(Ludwig Binswanger)首先研究了这种涉及理想建构的恢复形式:特定的形象给了个体一个方位点,为其构建生活指示了方向。理想的建构可能会借用亲属或家族传统中的积极印象,但最常见的是取自母亲的世界。它可能涉及她曾感兴趣的活动,她曾理想化的人,或她不得不放弃的职业,它可以帮助个体找到一个理想的方向来组织自己。有时,精神病结构的男人会在婴儿出生后"变得"像母亲,从而避免成为父亲,因为那可能会触发精神病。1903年,施瑞伯出院后和妻子收养了一个10岁的小女孩,她后来告诉分析家威廉·尼德兰(William Niederland),施瑞伯"比我的母亲更像我母亲"。这也许并非偶然。

路易斯·沃尔弗森对语言的痴迷是这一过程的另一个例子。他变成了他所说的"患有精神分裂的语言学生",他学习法语、德语和俄语,以逃避令他惊骇的英语。我们稍后会讨论沃尔弗森对语言的研究,但此处令我们感兴趣的是他的"学生"身份。他借此定位自己与周围世界的关系：无论是坐在家里的卧室，还是去图书馆的路上，又或是晚上散步，他都会"学习"百老汇大街上的妓女、皮条客、瘾君子和警察，围绕这种学习理念来塑造他的身份。见其他人时，他会说自己是学生，这个身份中介了有潜在危险的人际交往领域。有一天，他在地铁上看着坐在对面的男人，想象着会有一场激烈冲突，然后他决定读一本外语书，觉得这比盯着对方看要更好。沃尔弗森总是在学习，他能够将自己被周围人视为猎物的被动而险恶的处境转化为主动、稳定的位置。

理想的构建有助于让他们处在主体的位置，而不仅仅是客体：被迫害、被侮辱、被跟踪、被诽谤。这与另一种常见的稳定形式形成了有趣对比，即对另一个人形象的坚持。这些人没有理想的支持，只会模仿别人，就像上文描述的那位患者对女友们的前男友所做的那样。这或许可以让他们生活下去，但也将他们维持在了客体的位置，而不是一个主体，因为他们实际上依赖着别人。他者的形象必须在那里，他们才能依附其上。对我的这位患者来说，这种表面认同的形式不如他对外公的理想化认同那么稳固。

在海伦·多伊奇（Helene Deutsch）的研究中，这种表面认同被她描述为"仿似"（as if），仿似者只有通过某种外部模仿才能进入社会关系。他们将自己黏附在别人的形象上，小心翼翼地利用它来组织自己的行为，通常也会避免那些诉诸符号维度的情境。他们可以展现友谊、爱情和同情，但会有些不对劲，仿佛他们的情感表达"仅仅是形式"，就像"一个训练有素但欠缺生活真谛的演员的表演"。

一位十几岁时就做了妓女的女士解释说，通过模仿其他女孩，她可以不与外部世界有任何真正接触而生存下来。她多少知道，这种接触对她来说是不可能的。

她没有任何紊乱的迹象，多伊奇如此评论道。她的行为并无异常，智力也未受损，情绪表达有序而适当。但有些地方似乎不太真实。那些与仿似者亲近的人最终总是会问："到底是哪里不对劲？"这恰恰是因为一切看起来都太过正常了。库尔特·艾斯勒指出，仿似者依赖模仿的技巧，因此他们的适应范围可能要比周围人广得多，大多数人会依循自己无意识的偏好回避某些活动、任务或角色。由于仿似者的偏好严格地位于表面层次，所以他们可能会做别人表面上期待他们做的事，从而顺畅地融入社会，很少引起注意。用一位女士的话来说，"有时候我感觉自己是许多影子的混合体，不像是一个人，而像是许多人对我的看法，是这些东西的自我反映……每个人都从不同的角度看我，实际上我就是这样出现的"。

有些仿似主体在各种情境下都能良好运转，另一些则更喜欢有限的环境，由简单、单调的情境构成，几乎没有什么变化。他们可以有很多朋友，但不知为何，真正的亲近似乎永不可能。有一种奇怪的激情缺失，生活好像只是某个必须跑完的程序，即便这意味着要在适当的时候微笑、大笑和哭泣。言说也同样表现出一种浅薄性，仿佛他们并没有真正参与到所说的事情当中。仿似性认同提供了某种借来的力量，经常使仿似者在工作或社交环境中表现出色。他们的脆弱性在于，如果被模仿的人离开或疏远了自己，这个关键参照点的移除可能会让主体失去运转的电枢。

在另一个案例中，一个年轻人完成了他在大学的第一份书面作业，准备去找导师讨论，但敲门时他僵住了，一种他所说的"无法形容的焦虑感"侵袭了他。过了一会儿，学院的工作人员发现了他，他坐在门边自言自语，后来却不记得自己说了什么。随后的住院治疗并不愉快，他抱怨护士和医生对他麻木不仁，服用大量药物让他体重超标、反应迟钝，且有难闻的气味。

当我多年后见到他时，尽管他仍在服药，却和父母一起住在家里。他无法做太多事情，但对姐姐给他的心理学书籍愈发感兴趣。在成长过程中，没有人感觉到他有任何异常，也没有任何迹象表明他会遇到麻烦。他在学校表现出色，和其他孩子混在一起，后来考上了大学。那么，是什么让他直到那个下午之前都生活得如此顺利呢？当他描述自己平淡无奇的童年和青春期时，我明显地看到，支撑他的是一系列对同龄人的持续认同。他只是做他们做的事，通常是固定在一两个同学身上，模仿他们的穿着、举止、工作方式，并采纳他们的志向。

这种模仿让他能够继续学业，也能有几次约会，并在学校参加了体育运动。在这些"成为男人"的重要时刻，他没有出现我们可能会预期的任何动荡。他只是一个普通男孩，一个普通的青少年，与其他人一样。通过这个想象的映射过程，他能够应对年轻人生活中危险的转折时刻。在假期里，当没法和其他男孩一起玩的时候，他会想象他们在做什么，并试着去模仿他们。

这一连串形象支撑着他，直到与导师的相遇让他面对了第三项。由于没有应对的资源，精神病被触发了。离开家和高中去上大学的时候，他必定已经很脆弱了，因为他不认识任何人，没有当下的认同性支撑。在另一个案例中，一位男士描述了他如何事事跟随好友，模仿他们的一举一动，直到有一天好友把自己关在房间里复习考试。这时他开始确信，被带走的是他自己，他被监视和跟踪，有人想要杀了他。引导他的形象被剥夺了，他作为客体的位置变得突出，对于针对自己的攻击毫无招架之力。

这类情况中，情感投入的空白应该与常见的关于自我身份的神经症性怀疑区分开来。神经症主体经常感觉自己在假装，在玩一个内心鄙视的社交游戏，他们有一种非法感，仿佛在世界上没有自己的位置。双重生活的感觉会产生冲突，然而仿似者从来没有人们所想象的那种"真正的我"和社交自我之间的斗争。这是一种没有冲突的认同。有时候，他们在社交关系中的僵硬和肤浅会被别人注意到，并会让人觉得他们害怕承诺。实际上，仿似者只是在某种程度上知道要远离那些涉及诉诸符号界的情境，而这些情境恰恰涉及了承诺。

这些案例向我们展示了想象界——将我们捕获在视觉形象中的领域——能够为精神病提供支撑的机制。在儿童精神病的案例中，一个无法为自己的身体建立边界的男孩通过对电视和电影的沉迷来治疗自己。他会模仿所有的演员，通过外部模仿过程来承担自己的身份和身体轮廓。在玛格丽特·马勒（Margaret Mahler）和保拉·埃尔基希（Paula Elkisch）描述的斯坦利（Stanley）案例中，这个似乎无法表达情感的男孩开始完全两极化地表达自己的情感：他会像切换开关一样，将自己从恐慌切换到狂喜。"斯坦利似乎可以像拨动开关一样'打开'和'关闭'的那些情感，是他以一种非常奇特且相当'非情绪化'的方式创造的。"他知道环境期望他表达某些情感，他也知道自己必须遵从这些期望，所以他只是打开或关闭它们。

这个过程是精神病主体"学习"情感的过程，它经常会被如此描述：他们的情感似乎可以根据情境需要打开或关闭。艾斯勒描述了这样一个案例，患者的"木然感可谓是支起了一块空白画板，自我可以在它上面人为地添加社交所需的情感，就像画家在画布上涂抹正确的颜料一样"。这些表面情感的创造与当今社会文化的要求相符，后者将情感视为一套需要学习的行为，而不是我们内在生活的真实标志。如果训练得当，我们就能学会情感技巧，从而展现出"适当的"情感。这曾在 20 世纪 50 年代被分析家和精神病学家视为精神病的征兆，现在却成了主体健康的标准。

我们在精神病中发现的另一种稳定形式与理想的创造有关，并涉及生活公式的建立。吉纳维芙·莫雷尔提出了这一观点，他认为这类患者会根据彼此的关系建立一个模板。他们可能会占据两者之一的位置，但如果公式被分解，精神病就有爆发的风险，他们可能会体验到抛弃和拒绝所带来的最为残酷、最为可怕的感觉。最常见的公式涉及母亲和孩子、父亲和儿子、爱者和被爱者之间的关系。无论其形式如何，它们总是涉及某种承诺。

在与一位精神病患者的工作中，当她能够使用"母亲照顾她的儿子"的公式来组织和调节自己的经验时，一个至关重要的阶段出现了。童年时期，她的兄弟一直被母亲理想化和崇拜，他的形象成了她既着迷又感到被迫害的焦点。全家人的注意力都集中在他身上，相反，她则被"丢弃"和忽略。患者在后来的生活中无法接受自己处在被爱的位置，因为这会让她再次感受到被排除在母子关系之外的痛苦。"被爱"对她来说是非常虚假的，就像母亲对她的兄弟过分理想化一样虚假。她那为数不多的几个男朋友之所以被选中，是因为他们都不太关注她，一旦爱的迹象出现，她就会分手。

她的幻觉和其他精神病现象在一个非常明确的时刻消退了。那时我身体不适，不得不停止工作几天。我很少如此。她非常担心，脑海中会有照料我康复的画面。从那时起，她在治疗中变成了母亲的角色：她说，她把我看成她的"小宝宝"，她会照顾和滋养我。此时，会谈的基调发生了相当大的变化，从激烈的攻击转向了温柔的征求。她的公式既是将自己与母亲的爱关联起来的方式，也是修改这段关系的方式：一种并非朝向完美而是朝向脆弱的温柔，完美是她无法承受的。

后来，她可以移动到公式的另一端。她不再将自己视为母亲，而是称自己为"我的宝宝"，此时我被放在了母亲的位置。同样，这次的母性位置不是迫害性的，而是良性的。如果我们按照莫雷尔的建议，把这个公式写成一个数学函数 F（x，y），那么 F 指代的就是关系的性质，在这个案例中是"照顾"，x 指代母亲的位置，y 则指代婴儿的位置。只要她能够让自己在与他者的关系中处于其中一个位置，精神病就会稳定下来。

埃斯特拉·索拉诺-苏亚雷斯（Esthela Solano-Suarez）讨论的另一个案例阐明了函数公式的逻辑。一位 50 岁的男士因他所说的"抑郁"来寻求帮助。几个月来，他对生活失去了兴趣，也失去了食欲和睡眠。他的身体似乎让他感到陌生，他无法理解自己正在经历的事情。事实上，他最近升职了。在一家著名的珠宝店工作了一段时间后，他被升职为经理。然而，这个备受追捧的职位对他来说却变成了一场噩梦：他感到无法应对，并且被一种将他与身体分离开的空虚感压倒了。自杀似乎是唯一的出路。

在分析性会谈中，他提到母亲在他五岁时去世。失去母亲没有让他产生意识上的痛苦，他也没有关于母亲或自己的早年记忆。他的记忆是从父亲告诉他母亲去世的那一刻才开始的。父亲随后把他送进了孤儿院，他对此也记得不多，所有这些记忆都同样缺乏情感：他谈论那段岁月的时候，就像是在谈论另一个人。他不理解父亲怎么会抛弃他，为什么家里没有其他人来照顾他。

四年后，他的姐姐把他从孤儿院带出来一起生活。这个比他大 20 岁的姐姐刚刚失去了自己唯一的孩子，现在把所有的注意力和关爱都倾注给了弟弟。她会满足他的一切愿望，把自己做妓女挣来的钱挥霍在他身上。这段时间充满了快乐的回忆，他重新找到了生活的滋味。后来，他自己也开始卖淫，以非常昂贵的价格将自己的身体出卖给富有的私人客户。很快，其中一位客户给他提供了一份高级珠宝店的工作，而他成了销售店员中最成功的一位。

金钱对他来说非常重要，是他从事男妓工作的唯一满足。在自己的性生活中，他也只有在付钱给对方的情况下才会做爱。金钱被用来换取享受。索拉诺认为，他认同了姐姐作为妓女的身份——为所有男人服务的女人——金钱交换在其中起着关键作用。她注意到，他曾说选择找她做分析是因为她是阿根廷人（Argentinian），这个词包含"argent"，在这位患者的母语中是"金钱"的意思。现在，他经历的问题有了新意义。一方面，新职位使他处于父亲的位置，但没有相应的能指能够支撑他。另一方面，新职位让他无法在店里与客户进行日常的交流工作：金钱交易不再是他职业的一部分。他的补偿机制因此受到了损害。

索拉诺鼓励他适应这个新职位：他可以担任经理，但同时要确保与生产珠宝的委托人保持交流。这样做之后，他重新找回了活着的感觉。实际上，他负责的那家店在那一年创下了有史以来最高的销售纪录。由此可见，公式涉及他与他者的关系，F指代商品与金钱的交换机制，x和y分别指代销售员和客户。让我们来比较一下这种双位置关系和前章讨论的一个案例中对能指"屎"的使用，这会很有趣。在后者中，那位女士必须大便失禁以让自己免受父亲的侵犯威胁。"屎"是必须依附于主词的谓词，但并没有将她与其他人联系在一起。当谓词被移除时，精神病就被触发了。如果函数公式的形式是 F（x，y），那么像"需要漏便的女士"这样的案例就有着 F（x）的形式，其中 F 代表行动，x 代表主体。还要注意，函数公式的例子涉及对某种形式的社会关系的承诺，而 F（x）的形式不涉及这种承诺。

分析家和精神病学家经常记录的另一个常见机制是创造一种符号秩序的义肢，仿佛是要把自己塞进从未融入的符号系统。由于无法内在地触及这个系统，所以直接在外部寻找它。文献中充斥着这样的案例，病人对机器或机械设备产生了情感连接，认为自己被机器影响，或者似乎无法区分生命体和无生命体。在许多案例中，机器保持着简单的二元结构，如打开和关闭。斯坦利会花费数小时画开关，然后假装打开或关闭它们。后来，他开始着迷于开灯和关灯，几周内几乎不做其他事情。

这些案例的迷人之处在于，论文作者几乎总是以人类模式来解释这些关系：让孩子着迷又恐惧的机器被理解为内在冲动的具体化，会被追溯到与父母和照料者的关系。机器被视为孩子的某个重要人物的象征。例如，玛格丽特·马勒认为，精神分裂症儿童的案例中出现的那些机器能够让他们将人际关系转化为机械关系，从而掌控不可预见的、具有差异的威胁因素。

哈罗德·塞尔斯在一本开创性的著作中质疑了这种研究方式的基本逻辑。但遗憾的是，这本书现在已经被人遗忘。塞尔斯在书中提出，与其将机器和机械造物与真实的人联系起来，不如把它们看作重要的非人造物。他认为，儿童需要在非人类的环境中获得一定程度的稳定，只有这样，他们才能开始建构"父母是有生命的实体"的概念。虽然我们可能不同意塞尔斯论点的最后部分，但他察觉到了一些绝对重要的元素：儿童之所以在他们的环境中寻找一些重要之物，原因就在于这些东西并不是人，而是具体化了符号维度本身——超越了人际关系的符号秩序——的物体或形象。

对神经症主体而言，这些元素可能会被用来强化父亲的功能，如我们在小汉斯和帕尼奥尔那里看到的。但精神病主体可能会诉诸符号界本身的最小结构，即二元对立的形式，这种诉求更为古老。塞尔斯研究的那些机器具体化了一个基本的正负结构，许多精神病儿童会将自己黏附在这个结构上。由于基本的二元结构没有登记到内在世界，儿童便试图从外部触及它，或是将自己具身化为它，就像那些反复打开和关闭的单一动作。

今天，我们可以在非人元素融入身体的常见主题中看到这一点。《无敌金刚》（*The Six Million Dollar Man*）、《机械战警》（*RoboCop*）或科幻电影《惊异大奇航》（*Innerspace*）中的主人公，都是通过将外来的、象征性的电路引入身体的实际构造中而成为真正的男人。同样，儿童文学中也充满了这样的故事，一些神奇物品赋予了它们的发现者特殊的技能或力量。在所有这些虚构作品中，附加的非人元素让人得以成为自己，仿佛他们的身份正是由此而来。对这个符号维度的获取，为人际关系引入了稳定与平衡。这些叙事呈现了一个基本观点，即我们需要将符号秩序融入自己的身体，这是由表象和律法构成的电路。因此，正如塞尔斯所言，非人类的环境本身就具有心理意义。

这些系统可以采用机器或机械设备的形式，也可以是数学的或家谱的体系，或者是计算机工作，等等。它们还可能涉及档案研究或任何形式的文件解释，通常是为了研究或证明某种血缘关系。这就是为什么图书馆里有那么多精神病人。路易斯·萨斯描述了一位患者，他为自己的模仿行为制定了一个策略。尽管他的模仿可能会让我们想到之前讨论的仿似者，但实际上他的目的是像人类学家一样研究人的行为，从而理解人与人之间如何进行社会交往。他希望把交朋友的步骤编码，从而为他病房里的人际关系设计出新的"图式"。他解释说，这会让他成为一台更高效的"沟通机器"。

这类案例中，最著名的无疑是乔伊。刚到贝特尔海姆的学校时，他仿佛是通过遥控器运作的，是一个被机器和周围电流控制的"机械人"。他会试图把手插进插座，后来无法这样做的时候，他会铺设想象的电线，把自己和电源插座连接起来。这在用餐时尤为重要，因为他觉得他的消化器官只能依靠电流运作。贝特尔海姆认为这些电线既体现了他的情感来源，又将他与之连接起来，而我们可以把这些电线看作他试图接触非人类环境的尝试：这是他生存所需的最基本的符号形式。

有许多获得符号义肢的可能方式，我们可以把它们放到一个光谱里，其中一端是那些嵌入文化中旨在进行社会改革、创造新世界的活动，另一端则是仅仅为了将身体连接到最小形式的二元结构中的活动。许多被诊断为阿斯伯格综合征的人实际上是精神病主体，他们已经按照这种思路找到了解决办法：将自己的兴趣限制在某个单一的、通常是象征性的活动中，似乎是要将实在界（身体兴奋的体验）和符号界压缩在一个点上。

施瑞伯关于新世界秩序的构想是创造伪符号网络的一个例子，它的结果是建立了类似律法的系统，并限制了力比多：系统的制作与身体痛苦的减轻同时发生。这个"秩序"最初是自我维持的，上帝对它放任不管，不干涉个体生命的命运。因此这个系统具有稳定性，不受任何机构、人类或神灵的专横意志的影响。神的反复无常受到了限制，仿佛一个"比上帝更强"的系统调节了主体与上帝的潜在邪恶和强力意志之间的距离。

这类系统通常围绕着某个可以追溯到母亲的理想之点而建立，对施瑞伯来说是成为新人种的创造者。围绕这一点建立秩序的尝试可能涉及拯救或改良世界的想法。如柯莱特·索莱尔所言，其目的是将力比多与秩序原则联系起来。这通常被置于未来，因此可以让病人存在于当下。我们应该记得，即便是施瑞伯，他注定要创造的人种也只会在将来诞生，这与他和妻子"在未来有个孩子"的愿望不谋而合。对一个精神病主体来说，失去对未来的想法是非常危险的，这通常会被好意的治疗师促成，他们试图让病人变得更"现实"，或者更快乐地活在当下。

在一系列精妙的研究中，索莱尔展示了让-雅克·卢梭的补偿性符号界的创造。卢梭试图改变他眼中的混乱世界，以真正的偏执狂风格谴责那个时代的道德沦丧，然后提出社会方案来净化它。在卢梭的父亲看来，他的儿子是母亲死亡的原因。这个责任归咎的问题可能导致了卢梭的抗议立场：被除权的罪疚从外部返回到实在界，创造了所有人都在密谋反对他的妄想。在他的著作中，他将这种"不良的"力比多置于大他者之中，然后尝试提供一个理想的秩序来补救它。在符号界所决定的秩序被除权的地方，偏执狂主体创造了一个新秩序。

尽管有时这看起来可能是妄想，但它与真正的社会变革是完全相容的。卢梭对西方文明的影响毋庸置疑，与之相似的还有詹姆斯·蒂利·马修斯，我们在前文讨论过他的"空气织机"。马修斯在 18 世纪 90 年代曾说服法国政府，使其相信他可以促成与英国的和平，并且他的外交努力最初受到了绝对的重视。在贝德拉姆精神病院，他是一位出色的谈判者和倡导者，解决了员工与病人之间的纠纷，还说服了下议院对医院条件进行调查。他认识到世界存在问题，并提出了解决方案，首先是国际外交，然后是他被监禁的医院的地方管理。

倘若在一些案例中是建立新秩序，那么在另一些案例中，则是诉诸现有的秩序。这可以采取法律本身的形式，但对法律的理解是字面意义的。因此，在 19 世纪和 20 世纪初的精神病学中出现了众所周知的诉讼性、抱怨性精神病。他们向法院起诉，威胁要打官司，并向政府部门投诉。他们总是处在某种侵权或不公的无辜受害者位置，而法律是恢复正义、纠正世间错误的武器。法律上的失败通常只会导致进一步的诉讼和上诉，因此他们不只坚信存在不公，还坚信法律能够纠正它。精神病主体将自己变成了正义观念或其他抽象事业的工具。

在这个意义上，法律不再是内化的机构，而是个体所诉诸的外部结构。在神经症中，法律很多时候是隐喻的，它作为一种限制的原则而运作，永远无法简化为任何简单的陈述；而在精神病中，法律可以等同于具体的词或命令。精神病学家盖伊·托巴斯（Guy Trobas）提供了一些例子：他的一位分析者说，"乱伦是被法律禁止的，我年轻的时候不知道这一点"，另一位说，"乱伦是被警察禁止的，犯了这个罪会坐牢"。在他们的话语中，乱伦禁忌被等同于法律禁令，而不是一种更结构化的抽象力量。在托巴斯的另一个例子中，我们也看到了法律的字面化："我没有权利勾引你，因为你结婚了"。在这些情境中，法律自身决定了它的运作逻辑，这与神经症主体的道德混乱形成了鲜明对比，后者可能会有外遇，继而承受禁令在无意识层面对他们的影响。

杰拉尔·波米耶观察到，在精神病中至少存在两种路径：通过活动或工作创造一个名字，或者通过需要献身的理想抹去一个名字，通常是为了人类更大的利益。牺牲的主题可以是引入缺失、引入对力比多的否定的一种方式，但它也可以在其他方面发挥作用。精神病学家和分析家经常观察到，在一些案例中，人们会觉得病人所承受的痛苦让某个人得以存在，就像等式的两端。这可能反映了一种信念，即如果他们活着，某个人就会死去，或者它也可能采取更微妙的形式。我们可以回想上一章讨论的一个案例，那位患者认为她应该死去以让她的外公活下来。在精神分裂症的其他案例中，他们自己的疯狂和痛苦似乎外化了不被父母承认的东西：他们必须让自己疯掉，父母才能活下去。在这种情况下，病人处在了大他者的客体的位置，他们在补全大他者——或许是通过浓缩父母自身的力比多。路易斯·沃尔弗森注意到，他的精神病与他母亲瞎了一只眼的情况存在等同性，仿佛他的疯狂使她不必意识到自己的不幸。这种等同在他所谓的"心脏神经症"中得到了呼应：他是母亲唯一的孩子，如果照她所说，他是她"存在的理由"，那么倘若他消失了，她也会随即消失。

这种权衡之举揭示了沃尔弗森叙述中的另一个细节，我们在许多精神病的案例中都能发现它：一种口腔的贪婪感。沃尔弗森在暴饮暴食时会感到极度羞耻，从而产生自杀的念头。对精神病主体来说，自己的贪婪往往是无法忍受的，仿佛它真的是一种谋杀行为。但为什么满足口腹之欲会有这么大的问题呢？为什么这种时候会产生罪疚感，而不是别的时刻，比如攻击或侮辱别人的时候？答案或许是，这两者是一回事。如一位年轻的精神分裂症女士在描述她和治疗师的关系时说："当你照料我的时候，我仔细观察你是否变瘦了。我必须确保我没有吃太多。"没有符号性的第三项，世界便简化为自己和他者：我所拥有的就是你所缺乏的，反之亦然。

沃尔弗森对自身精神病的叙述不仅阐明了这个牺牲的主题，也阐明了书写和名字的重要性。书写通常是获得符号义肢的方式，只需看看有多少人想要写书，这是很不寻常的。文学代理人和出版商被大量手稿淹没，报纸和杂志也经常刊登写作课程的广告。这些广告出现在头版头条的事实表明了市场的广阔程度，人们可能会怀疑，这个国家的成年人在这方面是不是都有一些抱负。书写对精神病主体无比重要，因为它具有安抚功能。如果符号链条在精神病中遭到了破坏，那么书写就提供了一种修复、打结、将言语和力比多捆绑在一起的方式。

有时候，书写是为了创造一个纯粹的形式系统。路易斯·沃尔弗森寻找关于语言的知识，我们已在上文中看到，他说自己是"精神分裂的语言学生"。他独自住在一个房间，拼命避开他母亲的声音，这几乎是不可能完成的任务，因为他把整个英语的语言都等同于她了。无论是听英语还是说英语，他都无法忍受。他感觉自己必须清除身体里的英语，因为它通过所有的孔洞侵入了他：耳朵、眼睛、嘴巴和肛门都是恐怖袭击的通道。用耳塞或手指堵住身体的这些孔洞并不足以将它挡在外面，因为它已经渗透到了他的体内，甚至戴着耳机听外语广播也不能有效防御。用英语写东西也会产生同样的迫害效果，无论母亲的肉身是否在场，他都会被侵入。

为了保护自己，他开发了一种新语言，他称之为"语言武器"，一种能够将英语单词"几乎瞬间"转化为德语、希伯来语、法语和俄语混合体的系统。他解释说，翻译成单一语言不会有效，因为这会让个别英语单词存活下来，而他的任务恰恰是"消灭"它们，让它们以后无法攻击他。由此，他可以这样净化母亲的声音：将它分解成单词或音节，再用自己的语言规则系统把它们翻译成不同的语言，从而生成新的词汇和句子。这个语言系统被用来产生一种否定性，而这恰恰是符号界未能为他做到的。与此同时，这个系统也操作了我们之前讨论过的语言的询唤功能：他能够通过人工手段控制它。沃尔弗森用法文发表了他的经验，从未用英文发表过，他在母亲去世后从纽约搬到了加拿大，然后又搬到了波多黎各，据说是在 2003 年的时候，他中了波多黎各的国家彩票，成了百万富翁。

通过语言转化，这个精神病主体获得了稳定，我们在精神分裂症中经常能发现这种系统的创造。在这方面，拉康对乔伊斯尤其感兴趣，他认为这位作者通过他的作品找到了应对除权的办法，在父亲未能传递名字的地方，他为自己制作了一个名字。遗憾的是，大多数拉康派对乔伊斯的评论只是重复陈词滥调，引用同样陈旧的例子。吉纳维芙·莫雷尔的研究是个例外，她仔细调查了乔伊斯对语言的体验，展示了乔伊斯承受着强加言语的痛苦，几乎无法抵御话语的侵入维度。他会重复父亲和叔叔的对话，却不知道其中的意思。1931 年父亲去世之后，他听到了他的声音。他的"顿悟"也围绕着言语的片段，仿佛他听到的对话片段有一种神秘的品质，他必须把它写下来。然而，乔伊斯的策略并不是逃避语言的这个维度，而是强调它：他让自己成为周围他能听到的所有言语的接收者，他不是孤立地写作，而是经常在厨房里伴着女人们的闲聊写作。他打开自己，让言语侵入，从强加给他的东西中创作了自己的著作。

尽管这些作品给了他一个名字，但正如拉康所说，它们或许还有另一种功能。乔伊斯说过一句名言：他的书够学者们忙活几百年。我们可以把这看作对他的名字——作家乔伊斯——的宣传，但它无疑也改变了我们所讨论的受话者功能。他没有让自己成为言语的对象，而是通过自己的作品，把这个对象的位置传递给了那些研究他的读者群体。在某种意义上，他传递了一个谜团给他们，但不是以其原始形式。他不仅改造了语言，也改变了语言中的受话者功能。

《芬尼根的守灵夜》（*Finnegans Wake*）这样的作品能让读者困惑和着迷，而我们经常发现，精神分裂症的语言创造也能产生相似效果。病人的努力是构建一种元语言，即语言中的语言，它可能采取与另一种语言有关的形式。这样的计划中蕴含着强大的逻辑，假如一个人遭受的是语言的无所不在，是它侵入性的、无中介的存在，还有什么策略比利用攻击自己的材料来构建防御更有效呢？有时候，这样的发明会改变世界，正如计算机语言和其他的数学与形式系统，以及文学和诗歌领域的某些发明。就像沃尔弗森，对他来说语言被体验为侵入和迫害，他操作了语言，以一种谈论语言并改变自己与其关系的方式。在许多这样的案例中，如萨斯所言，语言不是被栖居的，而是"被当作一个独立的东西来思考"。从临床上来说，重要的是认识到这个事实，并且不要假设患者一定是为了交流而使用语言。恰恰相反，对他们而言，将语言转化为某种客体、系统或工具可能是至关重要的，无论这看起来多么稀奇古怪。

这些语言操作通常等同于集合的构建。他们将自然语言或其他类型语言中的元素组合在一起，并为其引入秩序。我曾与之工作的一个精神分裂症男孩会花费几个月的时间，按照自己的分类法将花卉分类，他的每个类别都有特殊的规则，从颜色到相同的花名首字母都有规定。他母亲的名字也是一种知名植物的名字，这也许并非偶然，我们可以把这种努力看作生成集合的尝试，本应完成这项任务的父性隐喻在这里缺失了。毕竟，父性隐喻的过程创造了一系列母亲欲望的能指，并通过引入父亲和阳具意指将它们集合在一起：它们不再是留给孩子的谜题，而是被赋予了意义。缺失了这种建构，许多精神病主体会发明他们自己的各种集合形式来应对大他者的欲望。将元素组合在一起不仅提供了秩序，还建立了限制和栅栏，这对他们的安全至关重要。

这些转换可以传达意义，就像文学作品那样，但也可以抽空意义，将语言简化为数学符号的代数系统，使他人无法触及。一位精神分裂症患者提议，与其描述那些折磨她的精神病现象，不如给它们编号，用数字系统报告她的经历。我接受了这个提议，于是，她带着几分幽默，开始创建她的新编码：15代表同事侵入她思想的体验，22代表她的身体溶解的感觉，17代表被跟踪的偏执观念。这种编

— 251 —

号有着抽空意义的效果，新编码的形成降低了那些现象的强度，这些编码是她自己构建的，而非别人强加的。多年来，我们笑了很多次，我不禁思索，如果借用荣格的说法，这是否就是"力比多的变形"的例子。

人工创造符号系统的概念也可以帮助我们理解某些治疗形式的效果。玛格丽特·薛施蔼与蕾妮的工作曾被作为一个范例，以说明严重的精神分裂症案例如何通过长期细致的精神分析工作得到稳定。薛施蔼第一次见到蕾妮时，她已经接受了15位精神科医生的诊治，他们都给出了精神解体的暗淡预期。她患上的似乎是一种慢性的幻觉精神病，伴有幻听、思维解离、紧张状态和自闭退缩等症状。大约10年的治疗之后，蕾妮能够独立生活和工作，她开始学习生物学，获得了学位和学术奖项，发表了备受赞誉的论文，并且从活着的状态中得到了一些满足。薛施蔼使用了她所说的"象征性实现"技术，从而真正成为蕾妮的滋养源，她允许这位病人吃她胸前的苹果，并使用手势和动作戏剧化地表现她认为蕾妮正在寻求的互动。

薛施蔼的观点是，蕾妮必须经历口腔要求得到满足的阶段，由于一系列的灾难，她曾在婴儿期遭受了严重的剥夺。给她喝的奶中被加了太多的水，然而她的眼泪和对奶瓶的抗拒只是导致了"肠胃虚弱"的诊断，以及进一步稀释的治疗方案。多亏了祖母的先见之明，她才免于挨饿：意识到发生了什么之后，祖母纠正了蕾妮的饮食方式，为这个瘦弱的孩子提供了显然缺乏的关爱和营养。

蕾妮 11 个月大时，祖母突然离开了，这对她来说是个可怕的打击，她会尖叫、哭泣、撞击头部，拼命寻找她失去的照料者。父亲的虐待、弟弟妹妹的出生和父母婚姻的破裂让蕾妮的童年变得更加悲惨，她十几岁时就有了妄想，认为有一个被创造出来毁灭世界的"系统"。她拒绝进食，以此来忏悔自己犯下的可怕罪行，但她说不清楚这个罪行是什么。

在接受薛施蔼治疗的这些年里，蕾妮最初的精神病现象逐渐减轻，这些变化不仅她自己能看到，她周围的亲属和照顾者也能看到。毫无疑问，她发生了巨大的转变，但如何解释它呢？这个案例的评论者倾向于把治疗的成功归功于薛施蔼对这位患者的关爱：他们认为，正是她的全心奉献让蕾妮得以康复，并重新找到了对生活的兴趣。但正如薛施蔼观察到的那样，这种"充满爱意的母亲"的态度并未贯穿整个治疗过程：她声称，是象征性满足的附加存在赋予了工作真正的力量。由于蕾妮的创伤发生在掌握口头语言之前，她需要一种非言语的、具体的回应。由于无法真正重温婴儿期，她便以象征形式寻求满足。

然而，当我们基于对"象征性"一词的不同理解重新审视这个案例时，我们就会发现，蕾妮与治疗师几乎所有的互动都有着虚构的特点。当她给蕾妮一块苹果时，她会说："是时候喝妈咪苹果里的好奶了，妈咪要把它给你。"然后蕾妮会倚靠在她身上，将苹果压在她的胸前，随后才吃掉。薛施蔼意识到这种喂养必须被精心安排，在一天中的特定时段进行，并且需要与她的这位病人共同确定程序。

她们一起发明的东西与其说是口腔满足，不如说是一种虚构的嫁接。而且正是在这时，蕾妮第一次体验到了"现实感"。

生苹果会变成用水煮熟的苹果，然后是牛奶烤苹果，之后是牛奶粥、汤、三明治，等等。但每次创新都必须用一块胸前的生苹果作为仪式来开场，似乎是为了确认互动的象征地位，即它的人为性。她从不要求多吃或少吃苹果，仿佛是要确认其最小的象征价值。在她们创造的编码中，苹果代表母乳，而薛施蔼扩展了这种虚构互动的剧目。她会给蕾妮一封"来自"她喜欢的一只已经死去了的兔子的信，会假装洋娃娃和人偶是真实的存在，喂养并照料它们，诸如此类。整个治疗过程就像一个游戏——一个极为严肃的游戏——但它重新为蕾妮引入了符号界的功能。

毕竟，只有在符号系统中，我们才能假装，相信一物代表另一物，并认识到语言元素的常规性质。治疗所做的与其说是为蕾妮引入了母乳、口腔满足或母爱的可能性，不如说是引入了它们的符号性运作。薛施蔼曾参加过费迪南德·德·索绪尔关于语言学的开创性讲座，这或许并非偶然，而且她的笔记与丈夫阿尔伯特的笔记一起，被包含在某个版本的索绪尔的著作中，对20世纪的语言学和人文科学产生了深远影响。

上文讨论过的所有稳定模式都与我们即将讨论的另一种形式相互兼容，它围绕着例外的逻辑。病人会为自己——偶尔也为其他实体——创造一个作为例外存在的空间，这个空间没有被包含在集合中。如曼弗雷德·布鲁勒的一位患者所说："我是外界所失去的东西。"对施瑞伯而言，这个特殊位置是成为被上帝选中的人。对我的一位精神分裂症患者来说，是成为一个独特的交通协管员，一个人们不会厌恶的人。另一位患者的位置不是病人或朋友，而是一个独一无二的帮助者，任何人都无法比拟。关键是认识到主体创造这个位置的必要性，而不是将这些例子视为自大狂。这是个能赋予他们存在的位置。精神病院里曾有许多"基督"和"拿破仑"，我们今天也仍会经常见到基督，但他们通常能够让自己做一些微小的工作。正如我们之前看到的，教皇或君主很乐意洗衣服，因为他们往往更专注于建立其使命的神奇本质，而不是实现其效果。

其中的逻辑是什么呢？如果父亲这个特殊的能指被拒斥，那么精神病主体可能会被吸引去创造另一个特殊的能指，这种创造遵循了"被符号界除权之物会从实在界返回"的原则。为此，主体必须创造或找到一个集合。在与这个集合的关系中，他们会有一个特殊的、例外的位置。我的一位患者描述说，她在工作或社交生活中永远都无法"在集合中"，而只能"是某个集合的一部分"，占据一个外部位置。当有人貌似取代了她的位置时，她说："这不是一种被排除的感觉，因为只有包含是可能的，排斥才存在。与人类一同被包含是绝对不可能的。我没有处在包含或排除的领域。"当她开始想象自己住在"你的花园尽头的小屋"时，一段剧烈又艰难的转移关系逐渐减弱了。这个例外的、既非包含也非排除的位置，给了她一个在地形学和逻辑学意义上都安全的地方，一个她可以命名的地方："花园里的疯女人"。这是逻辑的需要，而非经验的需要，这一点很清晰，因为她很清楚我没有花园。

奥古斯丁·梅纳尔（Augustin Ménard）在他关于"精神病中的创造"的书里举例说明了这个逻辑。他的患者是一位35岁的女士，因体重严重下降威胁生命而住院治疗。她几个月前才出现厌食症，在那之前她曾有过一次自杀未遂，并因此接受了手术和住院治疗。她无法谈论她的历史、家庭或生活事件。但渐渐地，她在食物领域引入了一种等级制度：被禁止的食物、可容忍的食物、被批准的食物。而后，她开始好转，与她的精神科医生交流更多，并透露说自己害怕有些食物是有毒的。但她似乎没有解释为什么会这样。几周后，她的饮食又恢复了正常，她告诉梅纳尔，为了没有风险地吃东西，必须有一样食物是被禁止的。这个"神圣的"被禁止的食物是橘子。

就像父之名一样，这是一种符号性的组织原则，一个例外之地，她可以借此组织自己的世界，尽管对此她什么也说不出来。她同时能够开始说话和吃东西，这一事实表明，言语和食物在此之前对她来说都太实在了。随着例外之地的引入，它们才得以可能。橘子是例外的能指，其自身包含了一种否定性，或许正是她数月前试图通过自杀来体现的否定性。

我们可以将这个案例与另一个案例作比较。在后者中，一位男士因无处不在的目光迫害，开始制定这个可怕局面的解决方案。离开家让他感到恐惧，几乎不可能出门，因为外界的每个人都会以邪恶的、迫害性的目光凝视他。治疗期间，一件奇怪的事发生了。他开始探索大型百货商店，注意那些安保摄像头的位置及其转动。他计算出自己不会被摄像头发现的精确位置，并开始在这些地方偷窃一些小商品。尽管这是犯罪，但对他来说却是一个积极的时刻：他开始能够让自己远离大他者的凝视，创造出分离的空间，而不是被大他者的侵入性能指黏住——这些能指一直在盯着他。

他创造了一个例外之地。不同于上个案例中的组织性原则，他是在能指世界中开辟了一个空间，在这个空间里，他能够拥有一个最小的存在空间。路易斯·沃尔弗森描述了一个类似的计划。他感受到了纽约公共图书馆保安的侵入性凝视，更不必说英语给他带来的恐怖压力，于是他开始想办法偷书。他极具创造力地设计了一个系统，可以通过交换借书证窃取他选择的任何一本书。就这样，他在周遭世界的压迫中创造了一片空地，在那里，他或许得以生存。

值得注意的是，疯狂中的例外逻辑与女性性的逻辑相近：两者难道不都是要占据一个独特的、例外的位置么？这是否就是精神病主体（无论男性还是女性）往往会趋向女性位置的原因之一？

我们可以将例外逻辑的观点与另一个观点作比较，即儿童早期有一种不协调感、不适应感、不知原因的无位置感。毫无疑问，所有儿童在某些时候都会有这种感觉，其原因不一而足：他们不被需要，觉得自己是个负担或闯入者，等等。可以说，精神病儿童决定理性地解释这种不协调感：他们之所以不适应是因为他们是例外的，因为他们肩负使命，因为他们有皇室血统。无位置感可以通过这种方式被转化为强烈的有位置感、有使命感，我们也许会想到一些著名的高中杀手案例。另一方面，在同样多的案例中，精神病主体在生命之初便有着过重的位置：死去孩子的替代物、父母的拯救者或迫害者。也许正是这种意义的重量让这些孩子无法承受。

我们要讨论的最后两种稳定形式经常同时出现：它们涉及限制和命名的活动，以及创造一种崭新且独特的方式，将符号界、想象界和实在界扭结在一起，这便是拉康所说的"圣状"（sinthome）。如我们所见，精神病主体经常通过力比多的限制工作来治愈自己，比如发明一些新的客体，让他们能够把力比多定位在身体之外，利用对他们而言最特殊的点来找到解决方案。这通常连接着一个收件人（addressee），它可以是某个人、某个团体或社区，精神病主体通过自己的发明与之建立联系。

其中的精神分析思想是小飞象故事的一个复杂版本。在迪士尼电影中，这头可怜的大象达博因为有一双巨大的耳朵，受到了人类和动物的冷落与中伤。然而，沮丧的印记却成了成功的工具：当达博在朋友小老鼠蒂莫西的帮助下意识到耳朵可以作为翅膀推动自己在空中飞翔时，他成了马戏团的明星。他的缺陷变成了他的优点，让他重新活得有尊严。虽然这是个童话故事，但迪士尼电影的逻辑诠释了拉康的概念：将一个人的痛苦转化为他生活的方式，不是通过压制它，而是利用它，学会如何使用它。

我们可以在乔伊斯的案例中看到同样的过程，他所利用的正是攻击他的东西：那些强加给他的声音成了他的文学身份的基础。儿童和青少年世界中的超级英雄也以类似的方式获得了自己的超能力。通览《漫威百科全书》（*Marvel Encyclopedia*）中数百位英雄和反派的档案，我们可以看到他们中的每一个都是经由丧失、痛苦或恐怖的经历来获得自己的名字：父母的死亡、核事故、被野兽蹂躏、童年被遗弃，等等。他们没有压抑这个时刻，而是直接将其铭刻在自己的名字中，仿佛他们认同了强加于自身的封印或印章，而不是抗拒或否认它。正是这枚印章给了他们生活的方向，即使它带来了某种程度的孤立。

我的一位患者的父母曾明确告诉她，他们不想要她。不被欲望的印记在她日后的许多关系中都得到了体现。她的父母毫不讳言：他们说，她的出生，"是一个错误"。因此她总是让自己的人生陷入"不被想要而只是被容忍"的处境，当伴侣说他不想要她肚子里的孩子时，她的精神病发作了。多年后，她构建了自己的解决方案：她重新发明了自己——改名字，使其拼写方式与某种外语对她名字的错误发音相符。因此，她将一个字面意义上的错误——名字的错误发音——变成了自己的资源。相比于因为自己是个错误而承受痛苦，她把这个错误转化成了身份的原则，现在她将其用于一种创造性的工作形式。

在另一个案例中，我们看到了从仿似式的、循规蹈矩的认同，到铸造名字的转变。之前我们提到的那个为了避免社会交往而成为妓女的女孩描述说，她对别人的模仿后来让她能够"创造一个新的人"，她给了自己一个新名字："艾米莉"。"我是和艾米莉一起诞生的。是这个名字让我活了下来。""因为我之前并未存在。之前那些年我一直是死掉的。但现在，有了艾米莉，我可以编造过去和现在，这完全是虚构的。"这支撑了她好几年，然而当人们对她产生好奇，开始窥探她的私生活细节时，这种虚构显得更加脆弱了。

有时候，名字并不是实际的姓名，而是一个具有相同功能的词，它将语言和身体的力比多束缚在一起。在一个案例中，患者经过长时间的治疗发明了一个新词——"Vemaebel"——她为这个词感到自豪，并自觉受到了它的保护。它可以指代她自己、治疗师，或是她发现自己陷入的某种情境。这个词本身并没有常规意义，却对她无比重要。遇到困难时，她要么用短信向我发送这个词，要么把它写在一张纸上。几个月后，她又发明了另一个词——"Michmuch"——这两个新词不仅能够让她在以前没有名字的地方安放名字，她还用它们制作了一个最小的二元组。虽然看似奇怪，但创造这两个词的时刻在治疗中是决定性的，也标志着她的幻觉的缓和。

在此，我们可以回顾一下第二章所讨论的俄狄浦斯情结中命名过程的重要性。如果神经症主体对父性功能说"是"，母亲的欲望就可以被指定。但在精神病中，如果主体说"不"，他们就必须发明一个或多个自己的名字，以确定大他者神秘而危险的面向。不同的精神病案例反复呈现出这种创造性的努力，新词的产生不仅仅是描述，而是为了指定、明确和限制。在上一章讨论的一个案例中，患者不仅列出了他的问题清单，还为这些清单添加了一个名字：他的"一窝忧思"。这个命名等同于集合的构建——一个集合必须被贴上标签——并且已经构成了重大进展，类似于元语言的创造。贬低这项命名工作既残酷又危险。

名字的重要性解释了精神病的另一方面。有些人会把诊断视作贴标签，认为它是伪科学的蠢话，是试图把他们圈起来分类的一种侵入性尝试，但一些精神病主体发现，接受诊断对自己非常有帮助。贴标签还是不贴标签？医疗研究人员一直想要搞明白到底怎样做才是更好的。然而很明显的是，标签的重要性和价值取决于每一个独特的主体。对一些人来说，如果标签可以承担命名的功能，如同固定用的订书钉，那它可能就是有用的。对另一些人来说，如果标签被体验为侵入和疏离，它就不会受到欢迎。关键是要知道这个名字在每个主体的经济学中占据着什么位置。

名字的制作可以构成拉康称之为"圣状"的稳定化的一部分，一种将实在界、符号界和想象界连在一起的方式，它总是包含某种创造。它同样可以是身体之外的一个客体，处在一个例外之地。在埃里克·洛朗描述的一个案例中，一位年轻人在初次会谈中解释说，他是一个刚刚死在国外的商人的儿子，但不被其承认。他通过母亲和一封收到的信件知道这个人是自己的父亲。在当地报纸上得知他的死讯，他立刻去了那个国家的大使馆，要求承认他的公民身份和死者儿子的身份。作为亲子关系的证明，他拿出了报纸上的文章和那封信。在这之后，他只能通过大量吸食毒品来忍受生活。他的工作很困难，因为他会觉得人们在谈论他，亲密关系也出现了精神病现象：他会在感兴趣的女孩脸上看到骷髅，也会在性行为中透过皮肤看到自己的骨骼。在个人分析中，他能够从唯一的童年记忆的细小碎片中构建出一些东西：他在公共交通上，手里或身边有一瓶水。这就是他独特的记忆，不多也不少。

他住在一栋公寓楼顶层的小房间里，在母亲楼上。他经常觉得邻居很专横，会迫害他。这个房间紧挨着漏水的卫生间，他开始围绕这一点展开思考，水箱、水、冲水，他会极为细致且关切地描述它们可能出现的故障。他会向不同的邻居详细说明，而他们在此之前一直是侵入性的，他让他们了解不同的可能性和细节，向他们展示问题出在哪里，并且让自己成为水箱的看管人。随之而来的是一个距离系统的建立：对那个他感觉最亲近的邻居，他会从自己的房间打电话；对另一个邻居，他会在街上的电话亭打电话，他认为那儿离家远。他已经成了这栋楼里的教育者。洛朗注意到，患者的父亲曾从事教育工作。如洛朗观察到的那样，他创造了一个身体之外的客体，并围绕它构建了知识，这让他能够和此前完全无法交谈的人说话。

在另一个由艾伦·科林[①]描述的案例中，一位年轻人住在黑暗的地下室，整日都拉着窗帘，他解释说自己总是被边缘化。他抱怨父母的干涉和吝啬，抱怨被同学嘲笑为同性恋。"人们很讨厌，"他告诉科林，"人们会看你，他们盯着你看……"他生活的关键组成部分是收听短波广播并尝试识别发射台。他收集发射台的信息，并认真记录在登记簿上，接收来自南美、美国和加拿大的信号。科林注意到，这台收音机能让他融入虚拟的人际网络，参与通信环路，待在自己房间的同时也能精心打造某种社交世界。他在利用文化提供给他的东西，将自己与社交世界的距离转变为一种参与的形式。与洛朗的病人一样，他不仅创造了某个东西，还将这种创造与一个收件人相关联。

这里的重点不是让患者重新融入已有的社会角色或规范，而是帮助他们培养一种生活方式：如科林所说，探索与世界建立关系和获取视角的方式，"从内容到风格"。她非常精细地描述了精神病主体出院后尝试创造生活模式的方式，他们通常在公共场所坐着或走动，混入人群而又不必与他们互动；待在那里，但保持安全的距离。他们可能会在每天的同一时间去同一家餐厅或同一张公园长椅，他们会创建一个私人的坐标系统，自己的地理学。与酒保或咖啡店员明显空洞的交流可能构成这个锚定系统的关键部分。他们与他人交往，但不承担人际关系。有些人更喜欢

---

① 艾伦·科林（Ellen Corin），加拿大麦吉尔大学人类学名誉教授，研究方向涉及精神病与文化、精神分析和人类学。

匿名的空间，如商场或繁忙街道。正如科林指出的，节奏和例行程序在其中至关重要，应该得到尊重。

我的一位患者常年去一个健身房，她不是去那里锻炼，只是为了和负责接待的男孩说一声"早上好"。她对他没有浪漫幻想，但他是她的世界得以稳定的保证。有一天他不在那里，她便开始出现幻觉。她说，她想要的不过是见到他，知道他在那里，这是她唯一可以依赖的稳定点。这种最低程度的言语交流对她有着重要作用，仿佛没有它们，其他的一切都会崩塌。她没有深入了解他的欲望，也不想和他建立某种关系，这一事实通常被神经症结构的临床工作者误解，他们以为每个人都必定渴望与人接触。

然而，区分混合与互动是至关重要的。强迫一个精神病主体建立治疗师所认为的"真正的"人际关系可能会带来灾难，它全然忽视了距离的重要性，患者在自己的世界中或许已经铭刻了这种距离。个体划分外部空间的方式也是如此。精神病性的空间划分总是与恐惧症相混淆——事实上是被患者自己混淆了。例如，广场恐惧症可能会将世界划分为内和外、好和坏。空间的这种基本结构或许是对精神病之洞的反应，因此维持它至关重要，正如旧时精神病学认识到的那样——它曾建议不要试图消除单症状的恐惧症。倘若一个人的恐惧症已经为其组织了数十年的生活，临床工作者在采取任何干预之前都应该深思熟虑。爱德华多·韦斯（Eduardo Weiss）报告说，弗洛伊德曾治愈了一位患者的广场恐惧症，结果却导致其精神病发作。当恐惧症通过催眠重新建立之后，这位患者的精神病才稳定下来。

我们可以比较这里讨论的发明与通常出现在精神病早期的发明，这会很有趣。若一个人觉得自己的思维、情感和行动是由外部机构制造或操纵的，自己是外部力量的一个傀儡，它可以随时让他运转，或随时把他丢弃，那么这个人通常会形成一个信念，即这是通过某种机器或设备发生的。陶斯克把这称为"影响机器"，此种装置可以通过气流、电流、无线电波或磁场，从远处控制人的思维与身体感觉。

从某种意义上说，这本身就是自我疗愈的尝试，它为患者所承受的症状提供了一个解释。否则，对精神和身体的奇怪盗窃或侵犯又该作何解释呢？可用的科学知识或民间知识会在推理过程中被利用。但在一些情况下，精神病主体会发明一种由他们而非外部机构控制的设备。就像我们之前提到的俄罗斯套娃一样，其中存在着一种翻转，患者似乎正在寻找一个办法，让自己从任由外部力量摆布的对象转变为外部力量的控制者。

在乔伊的案例中，他起初是受电力和流经自己身体的电流支配的对象。他的画作表明，其整个身体皆由一股从别处流经他的电流构成。在与贝特尔海姆的团队工作后，他离开了学校，并在三年后带着一台自己制造的机器得意扬扬地回到了学校。这是一台特殊的设备，用于将交流电转化为直流电。如此一来，他便从电力的受害者变成了其主人，或者，至少是其工程师。像那个看管水箱的人一样，乔伊凭借他的精神病找到了一种方式，将新东西带入了世界，把迫害变成了创造。

我们所讨论的大多数稳定形式都可以彼此共存。实际上，在精神病主体的生活中，总是不止一种稳定形式在发挥作用。这些解决方案就像缝线，要想将现实缝合在一起，单个机制是远远不够的。虽说施瑞伯的妄想系统让他得以重构自己的经验，但他对妻子坚定而深厚的爱也至关重要，《回忆录》的写作同样如此。在接下来的章节中，我会详细探讨几个众所周知的案例，正如我们将要看到的那样，随着时间推移，各种解决方案或补偿措施的网络会建立起来。它们可以保护精神病主体，并让生活得以继续。无论是通过构建元语言而着重于符号界，还是基于身体形象的某些方面着重于想象界，它们总是在试图处理实在界，即主体体验到的侵入性思维或身体感觉，它们威胁着要将主体压垮。

这些机制和发明让平静无波的生活得以可能。事实上，我们可以说，正常生活本身不过就是我们为了忍受实在界而发明的各式各样的解决方案。不存在终极准则，有的只是多样的创造形式。

第九章

爱 梅

1931年4月18日，巴黎圣乔治剧院门口，一位年轻的女士走到了著名女演员盖特·迪弗洛（Huguette Duflos）面前，后者正准备出演一部名为《一切如常》（*Everything is Going Well*）的戏剧。"您是迪弗洛夫人吗?"她问道。得到肯定的答复后，她从手提包里拿出一把大尺寸的水果刀刺向了她。这一刺割断了迪弗洛的手部肌腱，袭击者很快被剧务人员和路人制服。她先是在圣拉扎尔警察局的牢房里关了两个月，之后又被送到圣安娜医院，在医院里，她出奇地平静了下来。自己为什么会做这样的事情? 她自问。她怎么会想到袭击迪弗洛呢? 她的杀人激情似乎耗尽了，被一种奇怪的平静取代。可见的、可怕的疯狂怎么会经历如此戏剧性的反转，变得既平和又宁静?

玛格丽特·安齐厄（Marguerite Anzieu）[1] 的案例——以其某部小说中主人公的名字"爱梅"（Aimée）而为大众所知——让我们不仅可以详细研究精神病的触发因素，还

---

[1] 即后文中的玛格丽特·庞泰纳，作者在这里用了她的夫姓。

可以研究精神病朝向"理智"的表面转变。这个问题将贯穿接下来的两章，我们在其中探讨的案例尽管仍是精神病结构，却表现出了某种外部的稳定性，甚至表现出了从众。是什么让这种变形得以可能？我们应该把它看作一种持续的休眠吗？还是相反，把它看作我们讨论过的稳定和创造的结果？

正是安齐厄引起了圣安娜医院年轻精神病学家雅克·拉康的注意。拉康那时 31 岁，正在撰写主题为"自我惩罚性偏执狂"的医学论文。法国精神病学在那几年致力于构建差异性诊所，定义精神病的各种类型，以及它们不同的症状、临床表现和预后。此时的拉康已经对弗洛伊德的理论着迷，并把它作为一种新方法来处理当时关于精神病分类的争论。正如精神分析所描述的那样，神经症主体出于先前存在的内疚感而犯罪，目的是对自己施加惩罚，拉康认为，寻求惩罚或许也可以定义某种形式的精神病。

1931 年 6 月见到安齐厄时，拉康似乎找到了自己一直四处寻找的临床案例。这是一个明显具有妄想的精神病主体，她甚至试图明目张胆地杀人，但行凶后不久，她又变得一副懊悔谦卑模样。她受到的惩罚似乎对她的疯狂有着强力作用，在某种程度上，她通过谋杀所寻求的仿佛正是对自身罪行的承认。虽然她只是论文所依据的 40 个病例之一，拉康却在一年半的时间里几乎每天都去见她，并在论文中花费大量篇幅详细研究了安齐厄的生活。他关注的临床细节是变化的时刻，即安齐厄的妄想明显消散的时刻。

这个问题对我们讨论疯狂也是至关重要的，因为它凸显了将喧闹可见的精神病形象转变为更加封闭和受控的某物的过程。玛格丽特被捕后在医院住了数年，并没有进一步的暴力行动或不被社会接受的行为。最近发现的文件描述了她在监禁期间"很平静""表现出色"，经常请求释放自己。1938年，她从圣安娜医院转到了维勒·埃弗拉尔精神病院，1943年从那里获释，之后她做过许多工作，如管家和清洁工，再也没有引起精神病学或法律的注意。她于1981年去世。

玛格丽特·庞泰纳（Marguerite Pantaine）1892年7月出生于法国康塔尔省的一个农民家庭。她是第四个孩子，后面还有三个弟弟。家中最大的孩子在1890年去世，年仅五岁，1891年8月，另一个孩子流产。玛格丽特早年间大多时候都由比她大五岁的姐姐爱丽丝照看，直到爱丽丝离家去为她们的叔叔工作。描述童年时，玛格丽特认为自己是个"假小子"，总是和弟弟们一起玩，或者沉浸于"孤独的遐想"。她与母亲有一种特殊的连接，她称之为"独有的依恋"，多年后她说道："我应该留在她身边的。"无论她做了什么，母亲都爱着她。在对拉康解释自己是多么后悔离开母亲身边的时候，她说，"我们就像两个朋友"。

玛格丽特经常讨好她那"专横"的父亲，也是孩子中唯一一个抵制其权威的人。她在发型或腰带打结等细节上坚持自我，并在孩子中享有特殊地位。她还从母亲那里得到了特权，比如自己专用的亚麻布，这让她的姐妹嫉妒不已，大约30年后，她们在接受拉康的采访时仍会痛苦地回忆起这个事实。她是母亲寄予厚望的人，是最有可能成功的一个。我们在这里已经看到了强加在她身上的重量，其坐标稍后会更加清晰。

根据这个家庭的传言，玛格丽特从不准时，做事总是慢吞吞或迟到。她成绩优异，13岁时被送到了附近的一所学校接受教师培训。之后她被一所师范学院录取，但在16岁时未能通过考试，这让所有人都大吃一惊，也阻碍了她的规划。这次失败与一位好友死亡的"戏剧性"有关，这也是她后来起草的书稿《诋毁者》（*Le Détracteur*）的主题。

正是在历史中的这个时刻，拉康定位了玛格丽特困难的最初迹象。她谈到，自己那时开始需要一种指引，拉康把它总结为"道德指引"，这是她的老师未能提供的。家人都很担心她，似乎至少是从这一刻起，她开始专注于更高的使命。她在邮局找了份工作，并搬去与姐姐爱丽丝和已经结婚的叔叔纪尧姆同住，他们住在省里的一个小镇上。正是在这次短暂的借住期间，玛格丽特经历了她的初恋。她遇到了一个流氓诗人——她称之为"水货诗人"（poétereau）——并开始与其交往。他有点像当地的唐璜，后来她发现了一个残酷的事实，那就是她的第一段性关系不过是他和朋友打赌的结果。

因为在新工作中表现出色并顺利通过了行政考试，玛格丽特被派往另一个小镇，在那里一待就是三年，她与诗人通信，后者成了"她诸多思绪的唯一对象"。她越来越孤立自己，没有向任何人透露这份强烈的爱，那段时间她似乎并未见过他，但这份爱仍在持续。之后她搬到了莫伦，在那里发生了两个关键事件：她对诗人的爱转化为恨，"他就算死了我也不在乎"，她说，"我很快就从爱变成了恨"；她遇到了一位名叫 C de la N 的女士，她被其深深地吸引住了。

C de la N 出身名门，家道中落。她高傲、盛气凌人，经常谈论她的贵族家庭，并对办公室员工颐指气使。但对玛格丽特来说，她与众不同、很特别，不像"那些一个模子里刻出来的女孩"。C 女士的作为表现得好像她在社会地位和道德品质上都高人一等，玛格丽特觉得自己在她身边是"男性化的"，她鄙视自己的性别。尽管与这位新朋友很亲近，也处于她的阴影下，但玛格丽特并没有完全被她支配。玛格丽特在和 C 女士相处时"保留了自己的一部分"：无论她们走得多近，她解释说，"我总是保留着一个秘密花园。"因此，玛格丽特的生活有两条不同线索：一条是假小子，带有男性身份的概念；一条是秘密花园，孤独的遐想，这是她保留给自己的部分。在这个时期，玛格丽特谈到了她"对男性灵魂的好奇"。

25 岁时，玛格丽特嫁给了同事勒内·安齐厄，一个"完全反对任何虚荣、装饰或创造性"的男人，他表现出了拉康所说的"道德的平衡和实际的安全"。C 女士对这段婚姻的影响是肯定的，但当她被调到另一个镇上后，这种影响便中断了。"为什么选勒内做丈夫？"拉康问道。"如果我不嫁给他，别人也会嫁的。"玛格丽特回答道。这个时期她遇到了很多问题：她变得愈加沉默，有时连续几周都不说话，并且饱受嫉妒的困扰。她会无缘由地大笑，感到

— 271 —

性冷淡，并会强迫性地洗手。在这段时间里，她也读了很多书。大约八个月后，她新近丧偶的姐姐爱丽丝搬来与他们同住，这让严峻的形势雪上加霜，拉康将姐姐的到来形容为"可能是她一生中最具决定性的事件"。

爱丽丝事事提议，很快就成了这个家的主人。她极其痛苦于自己无法成为一个母亲。她早已接受了子宫切除手术，而且根据妹妹的说法，她"非常想要做母亲"。爱丽丝"总是反对"玛格丽特，后者因此蒙羞并被剥夺了自己的地位，却仍然称赞姐姐的品格和美德。她是真的被取代了，身边的人后来也证实了这一点。姐姐对她家庭的侵入让拉康尤为关注：他问，为什么她的态度如此宽容？

玛格丽特明显对爱丽丝侵入她的空间心存不满，却难以甚至不能公开表达她的态度，即使情况看起来很有必要。拉康对这一点印象深刻。她似乎只是默默接受，否认自己的抱怨，生活在拉康所说的与姐姐的"无声斗争"中。爱丽丝最有力的武器，拉康观察到，不是自己的权威，而是妹妹的良心。玛格丽特与爱丽丝的权威的斗争、她对姐姐品格的认可以及她自己的蒙羞，三者混在一起，共同赋予了她的精神病独有的特征。

28岁那年，玛格丽特怀孕了，我们在这个时刻发现了精神病的第一次真正触发，尽管我们可能会想，她婚后的生活已然很艰难，难道之前就没有触发时刻吗？怀孕后，她开始认为人们在中伤她，对她窃窃私语；同事在密谋反对她，路上行人议论她，报纸上也有影射她的内容。玛格丽特对这些现象作出了解释："他们想让我的孩子死掉。"

"如果孩子活不下来，"她说，"他们要为此负责。"她梦到过棺材，生活中，有次她扎破了同事自行车的车胎，还有一次她把一壶水和熨斗扔向丈夫，指责他与别人有染。谈及这个时期的行为时，她提到了自己的"忧郁"。

不幸的是，玛格丽特的孩子出生时被脐带勒死了，是个女孩。一个新的妄想从这个悲剧中结晶了：C女士对孩子的死负有责任，她的昔日好友成了迫害者。原来，C女士曾在玛格丽特分娩后不久打电话过来询问她的近况，但她将这视为一个标志。当时她觉得很奇怪，这时她全明白了。她立刻中断了与C女士的通信，将责任完全归咎于这个曾让她如此着迷的女人。同时，她也放弃了自己的宗教实践。恰恰在这一刻，玛格丽特的母亲也出现了妄想，坚信一只家畜的死是由邻居的邪恶愿望所致。

30岁时，玛格丽特再度怀孕，她变得抑郁、焦虑、多疑，对周遭世界有着恶意的解读。男婴迪迪埃出生后，她全身心地照料他，但仍对周围人充满敌意和抱怨。她觉得一切都在威胁着她的孩子，有一次，她与一辆开得离婴儿车太近的汽车司机大吵了一架。五个月后，爱丽丝接管了家务，陶醉在她新的母亲角色中。她后来告诉拉康，成为玛格丽特儿子的母亲让无法生育的她找到了慰藉。很快，勒内发现他的妻子一直在申请护照，打算移民到美国。

玛格丽特辞去了工作，开始计划去美国当小说家，寻求财富。她说这么做是为了孩子。但情况越来越糟，32岁这年，她第一次住进了医院。在长达六个月的住院期间，她萌生了成为伟大小说家的想法，并希望儿子成为一名大

— 273 —

使。医院记录显示她出院时"未痊愈",她的妄想仍在持续:人们嘲笑她、侮辱她,指责她"道德败坏"、变得"堕落"。她坚信"他们"想要带走她的孩子,但动机和细节尚不清楚。她对谁是她的敌人感到困惑,并相信自己注定有一个"更高等的命运",尽管这也是模糊不清的。

正是在这个艰难时期,她向某位小说家求助,要求其揭露住院治疗的"不公":她认为这是为了将她与孩子分开而设计的。命运或使命的想法持续困扰着她,她决定了,必须更多地了解自己被赋予的特殊地位。为此,玛格丽特搬到了巴黎。她一边努力工作一边学习,长时间泡在图书馆、参加学士学位考试、喝很多咖啡,并定期回家看望儿子。他仍与她的丈夫和姐姐在一起,这时她的妄想才真正开始成型。

玛格丽特知道她将成为一位伟大的作家,"谴责艺术家、诗人和记者的罪恶"——他们是战争、谋杀和道德败坏的罪魁祸首。像莎拉·伯恩哈特(Sarah Bernhard)和柯莱特(Colette)这样的作家和艺术家正在败坏社会风气,追求她们自私的荣耀和快乐。她谴责"那些轻浮母亲的漠不关心",并意识到她的使命是创造"人民与种族之间的兄弟情谊""妇女和儿童的统治"以及"邪恶的终结"。在这个愿景中,"人类之爱"会蓬勃发展。每个人都将穿上和平白衣,不再有战争。她会通过写作实现这一目标,成为传播纯洁和奉献精神的"文学和科学女性"。一个"善意的统治"将随之而来。

因此,玛格丽特的妄想系统既包含迫害主题,即她的儿子被威胁，也包含自大主题，即她是社会改革的推动者。要注意一点，拉康每天都会和玛格丽特见面，详细询问她的情况，然而直到一年后，她才把自己的妄想内容告诉了他，还特意挪开房间里的椅子以避免眼神接触。这种缄默应当引起我们对快速诊断精神病的警惕，它们经常是通过问卷而不是长时间的详细对话作出的。绝大多数有妄想的人都不会直接说出他们的信念系统，可能需要数月甚至数年的仔细探索才能弄清楚。

在玛格丽特的目标名单中，盖特·迪弗洛居于首位，她相信后者在为皮埃尔·贝诺伊特（Pierre Benoît）工作——他是一位知名作家，玛格丽特认为他在书中披露了自己的私生活细节。贝诺伊特从一个潜在的慈善帮助者变成了一个更有威胁的人物，不仅在他的小说中影射她，还派间谍剽窃她的作品，抄袭她未出版的小说和笔记。她甚至相信有一本专门针对自己的杂志，名为《作品》（L'Œuvre）。虽然迪弗洛曾在一部改编自贝诺伊特作品的电影中扮演过一个角色，而玛格丽特也看过这部电影，但迪弗洛与贝诺伊特之间的联系是如何建立的尚不清楚。

玛格丽特在妄想中感受到的威胁不是指向她的，而是指向她的儿子。如果他出了什么事，那都是她的错：她会是一个"有罪的妈妈"，因为她没有及时阻止迫害者。拉康指出了她这个信念的奇怪逻辑：她对迫害的所有想法都围绕着儿子受到伤害的威胁。但实际上，每当他生病或处于危险中，她似乎并不是特别担心。有两次，他好像得了阑尾炎，她却无动于衷。事实上，这可能表明玛格丽特关切的是伤害孩子的想法，而不是她真实的儿子迪迪埃被伤害的经验事实，我们经常在妄想中发现这种奇怪的特征。另举一例，一位女士认为自己是有责任拯救孩子的母亲，她会听到一个声音说："先想想孩子，你就会没事的。"但如她所说："事实上我很少想到我自己的孩子。"妄想构建于表象和观念层面，而不是她生活中实际的、经验的人物。

但为什么是迪弗洛？这个问题拉康问了她不下百次。他知道，在玛格丽特与C女士的友谊中，后者曾提到这位女演员是她姑妈的邻居，因此他认为，迪弗洛是C女士在某种意义上所代表的高层社交圈。然而，她为什么会有威胁？答案似乎终于浮出水面。一天，当玛格丽特正在工作中纳闷儿子受谁威胁时，她听到有人提到了迪弗洛的名字。这时她明白了，她记得在上一份工作中，同事们曾称赞过迪弗洛，而她那时评论说她是个"婊子"。她意识到，这一定是她的报复。玛格丽特到达巴黎的时候，迪弗洛恰巧因为一桩戏剧合同官司登上了各大报纸。看着这些报道，她对"艺术家们"的生活受到如此重视感到愤怒。

她这时相信，迪弗洛在嘲笑她，在舞台表演中奚落她，但她不相信这个女演员是独自行动：她一定得到了某个更有权势者的"支持"，而这个人正是皮埃尔·贝诺伊特，她曾向他求助，希望他拯救自己，并认可自己的文学价值。尽管她不认为这两人是情人，但她想象两者之间有着强大的羁绊。我们可以注意到，她的求助有两个方向：首先是贝诺伊特，然后是威尔士亲王，她每周都会给后者寄去一首十四行诗。她对他有着柏拉图之爱，在她心中他是仁慈的权威。有趣的是，与迫害者相比，妄想中的帮助者这一主题很少受到关注，或许是因为精神病主体通常不太谈论他们的保护者，他们害怕这种谈论会危及后者的善良品质和支持作用。

实际上，玛格丽特的房间挂满了亲王的照片，他也收到了源源不断的信件和诗歌。她请求他做她的捍卫者，并向其警告世界腐败的危险。这种柏拉图式的崇敬曾被莫里斯·迪德（Maurice Dide）细致描述过，它涉及长久的忠诚和奉献，但不要求见面或发生性关系。这与她对流氓诗人长达三年的爱慕如出一辙，他成为"她诸多思绪的唯一对象"，尽管她再也没有试图去见他。玛格丽特写给亲王的信一直没有署名，直到她袭击了迪弗洛。针对这一点，拉康仔细研究了其妄想建构的时间顺序。

尽管迪迪埃遭受威胁的妄想已经酝酿了五年之久，但直到袭击发生的前几年，她才觉得需要"做点什么"。为了实现她的命运，只写小说是不够的：它们必须被出版，这样她的敌人才会退却。她写了两部小说，一部是《诋毁者》，其中的女主人公便是爱梅，另一部是《恕我直言》（*Sauf votre respect*），但出版界对玛格丽特并不友好。这个时期发生的诸多事件表明了这个文学计划对她有多么重要。大约在迪弗洛事件发生的六个月前，有人向警察报案称玛格丽特骚扰一名记者，要求其发表一篇关于柯莱特的文章。她还袭击了伽利玛出版社的一名员工，因为他们拒绝了她的一份手稿。此外，她也多次向警方正式控告皮埃尔·贝诺伊特。她对儿子安全的担忧在这段时间与日俱增，她会梦到儿子被淹死、被杀死或是被抢走。最后，她把自己的小说寄给了威尔士亲王——她的最终救星。

她感到儿子的生命即将受到威胁，她的恐惧越来越强烈。如果他出了任何事，她一再重复，那一定是她的错："我会是一个有罪的妈妈。"阴云正在积聚，她说道。巴黎到处都张贴着警告贝诺伊特的海报：如果他继续威胁她，他将受到惩罚。3月，她买了一把大号水果刀，决心与她的敌人面对面对峙："如果我不在那里保护我的孩子，"她问，"迪弗洛会怎么看我？"

1931年4月，在本应该看望儿子的那天，她袭击了迪弗洛。迫害的漩涡似乎达到了高潮，然而就在被拘留后不久，她的妄想消退了。"我怎么会那样想呢？"她惊讶地问道。被爱妄想和自大妄想此时对她来说显得荒谬。她怎么会认为迪弗洛想要伤害她呢？她这样问。再一次，就在女儿住院的那一刻，玛格丽特母亲的精神病发作了：她确信邻居的恶意，他们是玛格丽特整个悲剧的幕后策划者。

那么，1932年的拉康是如何理解这个案例的呢？除了新的诊断类别，他对妄想的结晶也很感兴趣。每个元素是在哪个确切的时刻被添加或系统化的？是什么把她的思想聚集在一起，又是什么挑战了它们？她如何重写她的过去，使之与妄想相一致？是什么记忆现象在起作用？例如，与关键迫害者进入其妄想信念的时刻有关的记忆为何如此匮乏？拉康细致入微地追踪了这些细节。

在他看来，病因的关键在于玛格丽特与母亲和姐姐的关系。姐姐取代了母亲的位置，却是以一种侵入的、难以忍受的方式。是她照顾了年幼的玛格丽特，后来又搬到她家，接管了家务和她的孩子。这种糟糕的亲近关系无法被玛格丽特的意识所承认，因此她的妄想有着离心倾向：威胁总是来自家庭之外的其他人。由于无法向爱丽丝表达她的责备，它们便在妄想的迫害主题中返回。支配其疯狂的机制是投射：不能容忍的思想现在被认为从外部而来。她对爱丽丝的攻击变成了她的迫害者对她自己的攻击。

这个强大的姐姐呈现了她无法成为的女人形象，并且真的取代了她的位置。在爱丽丝搬来与她和勒内同住后，玛格丽特曾说自己应该离开，让勒内"与其他人开始新的生活"：毫无疑问，这个人是爱丽丝。她恨她，然而正如拉康指出的，她也渴望成为她。这种怒火在她称赞爱丽丝的冰冷方式中显现，她无法在主观上承担自己对这位将她取代的姐姐的愤怒。爱丽丝是她"最亲密的敌人"，拉康说。

大约在案例发表一年后，拉康补充道："对姐姐的矛盾情感组织起了爱梅个案所有的自我惩罚行为。如果说爱梅在妄想期间将她的爱恨控诉接连转移到了几个人物身上，那是为了努力让自己从这个最初的固着中挣脱出来。但这一努力失败了：每一个迫害她的人实际上都不过是姐姐的新形象，我们的这位病人把姐姐制作成了自己的理想，这些形象总是完全被她的自恋所俘虏。"

如此一来，她的妄想便是逃避自己的攻击和谋杀倾向的方式，是将她从自己的"爱恨"枷锁中解脱出来的尝试。根据拉康的观点，重要的是她与迫害者之间的距离。她精心挑选了他们：他们生活在一个与她相隔且无法触及的世界，这种距离使得她的冲动在某种程度上"无法实现"。因此，第一个真实存在的迫害者，即 C 女士，之所以被选择，恰恰是因为她与"所有其他女孩"都不同：她特殊、出众、独一无二。由于无法对姐姐表达责备，玛格丽特便选择了 C 女士。她没有因为失去孩子责怪姐姐，而是责怪了 C 女士。爱丽丝在某种程度上也意识到了这一点，因为她告诉拉康，她担心自己的安全。虽然玛格丽特从未威胁过她，或将她认定为迫害者，但爱丽丝凭直觉感受到了妹妹的攻击是针对她的。

然而，这些迫害者终究不过是玛格丽特自身形象的投射。在她对爱丽丝的愤怒，以及在其之上对母亲的愤怒之下，还潜藏着一种对她们的同性之爱。她指控的腐败正是她自己犯下的罪行，她所攻击的理想女人的形象因而是她自己。迪弗洛代表着社会地位和权力的理想，这是她——玛格丽特，所渴望的。她谴责这些女性的腐败，却又想要同样的名声，梦想着"伟大的生活"并影响世界。事实上，她认为对世界的邪恶负有责任的那些诗人被她称为"荣耀的爱好者"，而"爱好者"（amateurs）一词几乎就是她自己名字"玛格丽特"（Marguerite）的字词变位。拉康认为，对迪弗洛的袭击同时也是在袭击她自己，她自身的理想形象外化在了另一个女人身上。

所以，她的妄想为什么会在袭击发生 20 天后突然消退呢？是由于袭击迪弗洛的行为，还是由于拉康所说的随后的监禁？行动发生后，她仍然满是仇恨与责难。但随后一切都"掉落"了：被爱妄想、嫉妒、迫害主题，以及她那利他的理想主义。这些不再必要，因为她让自己受到了真实的惩罚：现在她与罪犯和少年犯关在一起，与家人分离。最终，她意识到她袭击了自己，让自己在法律面前有罪。许多年后，即 1975 年，拉康修正了他的观点，他评论说，"她真正的欲望是受到惩罚"这一观点将"﹝这个案例的﹞逻辑推得太远了"。

即便我们质疑自罚性偏执狂的概念，拉康在 1932 年给出的解释仍然存在一个关键问题。倘若玛格丽特如此担忧姐姐的侵入以及对她儿子的窃取，为什么她的妄想没有以此为核心，即认为迫害者想要从她身边偷走迪迪埃？为什么重心不放在他们夺走他并摆脱她的尝试上？虽然她曾一度认为斯大林的秘密警察要带走她的儿子，但她的妄想所围绕的想法与其说是偷窃，不如说是伤害。

对这个问题的初步回答出现在案例的一个脚注里，其中拉康提到，玛格丽特可能对她的儿子有谋杀冲动。他提出，这一点或许解释了她的妄想的"离心"倾向，以及她对自己孩子的逃离。这也可以解释这个案例让他非常感兴趣的一个特点：她突然的"痊愈"。毕竟，监禁会帮助她"确定地失去她的孩子"。因此，她正在为她曾指控的迫害者的罪行而惩罚自己。另一方面，当拉康与入狱后的她开始访谈时，他注意到了她对可能离婚的恐惧，这意味着与迪迪埃的分离。拉康将这些想法放在一个脚注中，在正文里完全没有展开讨论，这或许证明了它们存在争议。但除此之外，我们还能如何解释材料中这个看似主要的"矛盾"，即对她儿子的伤害威胁呢？

通过对案例的深入解读和历史资料的收集，让·阿鲁什（Jean Allouch）提出了另一种解释，将拉康关注的许多主题汇集在一起，他的出发点是母亲和女儿精神病发作的巧合。每当女儿因精神病的明显症状住院治疗时，母亲的疯狂就会突然出现：首先是玛格丽特失去第一个孩子后，其次是袭击迪弗洛之后。拉康对此讨论不多，他对母亲的定位也很奇怪：他假设玛格丽特对爱丽丝的固着一定是对母亲固着的移置，然而他并未详细说明。这让人们觉得他的假设更像是弗洛伊德理论的要求，而不是临床推论。无论怎样，玛格丽特和母亲各自妄想主题的交织至少表明，母亲的位置值得进一步探讨。

在拉康的描述中，有一些细节暗示了母亲在这个案例中的重要性。谈论她妄想的主要主题，即对儿子的伤害时，玛格丽特从未流泪，只有在谈到母亲时，她才会眼眶泛红。一想到要和母亲分离——而不是和儿子分离——她就会哭泣，她会反复说："我应该待在她身边的。"拉康观察到，对她来说，没什么比母亲的"悲痛"更重要，在拉康的论文所收录的作品中，一篇小说以描述母亲失去孩子的感受而结束。这篇小说写于袭击迪弗洛的几个月前，也是玛格丽特寄给威尔士亲王的文本之一。距离袭击事件更近的另一篇文本涉及一对父母的丧子之痛。她也说过，她最好的作品灵感来自十几岁时朋友的去世，当时她正在准备师范学院的考试。

我们还记得，玛格丽特的大姐五岁去世，仅仅在她出生一年半前。她离壁炉的炉栅太近，被活活烧死，或许是在她母亲面前（拉康的版本），或许是母亲不在场时（迪迪埃·安齐厄的版本）。她的名字是玛格丽特，这个细节在拉康的案例描述中被奇怪地遗漏了。当我们和阿鲁什一起重读这个文本时，我们会看到死去的孩子和有罪的母亲无处不在。第一次发作时，玛格丽特的偏执思维围绕着"如果她的孩子死了，其他人要为此负责"的想法。那时候，她不仅向丈夫泼了一壶水，还扔了一把热熨斗。当她后来因袭击出版社员工而被罚款时，她告诉家人，那是因为她引发了"一场意外的火灾"。在她的一则故事中，她描述道"当树林起火时，我警告了［动物们］"。

贯穿妄想建构的是一个处于危险的孩子和一个有罪的母亲，而妄想的目的实际上是拯救孩子。这是它的逻辑，甚至在她追求的至高目标中——一个让母亲和孩子幸福和平地生活在一起的世界——也是如此。阿鲁什发现，在最初的法庭记录里，玛格丽特告诉法官她有一个女儿而不是儿子，并且用了她母亲的名字珍妮，而不是自己的名字。当拉康问她为什么儿子会被威胁时，她只回答过一次，冲动地说"为了惩罚我"。"但为什么呢？"拉康问道。因为她是一个"有罪的妈妈"，她必须站出来反抗迪弗洛，否则她就是一个"懦弱的妈妈"。"如果我不在那里保护我的孩子，"玛格丽特问，"迪弗洛会怎么看我？"

儿子真实的健康对她而言似乎不如孩子受到伤害的想法重要，这一事实呼应了上述逻辑。仿佛母亲的悲剧在女儿的妄想中回归。事实上，当她第一次发作时，她的母亲将家畜的死归咎于邻居。因此死亡和责任的主题交汇在一起，玛格丽特的疯狂如同向母亲发出的信息，要求她为同名孩子的死负起责任。在阿鲁什看来，孩子联系着性的存在：孩子本身就是性关系的标志，所以玛格丽特攻击其他女人的性。毕竟，她的妄想与"堕落的"和"放荡的"女人有关。既然如此，对迪弗洛的袭击便不只是在攻击她的姐姐，也是在攻击她的母亲。一天，当拉康第一百次问她为什么袭击迪弗洛时，她回答说"为了让她认罪"——仿佛是在强调她母亲似乎缺少的承认："我打她是为了让她认罪。"

因此，玛格丽特在她的女性迫害者身上看到的腐败和堕落可以用多种方式来理解。在孩子死去后做爱或许是一种罪行，需要受到惩罚。但第一个玛格丽特裙子着火时母亲的缺席也可能被理解为不可饶恕的过错，母性的缺席是"轻浮""堕落"和"不良"等能指围绕的核心。因此会有一种尝试，即通过妄想命名母亲无法符号化的部分，它会让一个孩子因为她的"漠不关心"死去。母亲的轻浮让孩子夭折，所以玛格丽特自己肩负使命，誓要根除母亲的轻浮。

既然如此，关键主题便涉及母亲对孩子之死的责任。我们可以回忆一下，玛格丽特在成长中是不会犯错的：无论她多么淘气，母亲都会爱她。拉康选择为玛格丽特取名

"Aimée"（Loved），意为"被爱的"，或许便反映了这一重担的意义。毕竟，如果一个孩子无论做什么都好似没错，他又怎么可能活着：他被剥夺了人性，仿佛是其他人或其他物。对玛格丽特而言，这意味着她被捕获在死去孩子形象的重量中，这个指派被相同名字的选择所凸显。占据这个位置让她难以忍受，如阿鲁什指出的，她因此既有迫害感——还有什么比透过你爱别人更具迫害性的呢？——也有人生的使命感：取代死去的姐姐。

成为被活活烧死的女儿的替代品，这个想法或许就是玛格丽特成长空间的参数，而拥有她自己的孩子只会将妄想主题推向爆燃。当爱丽丝搬来与他们同住时，拉康惊讶玛格丽特怎么如此轻易就把孩子和家庭都让给了她。然而，当我们意识到她在这个过程中既给了姐姐一个未曾拥有的孩子，又放弃了母亲这个不可能的位置时，她的选择便更加合理了。正如她把自己的孩子交给爱丽丝来代替后者所缺少的孩子一样，爱丽丝也会告诉玛格丽特，迪迪埃是她的慰藉：换言之，这个孩子是用来代替她的。如此，难道不正是这个原因导致了她初次怀孕时的精神病发作么，她无意识地承认了自己正在为别人生孩子？

在阿鲁什看来，玛格丽特的疯狂代表着被指派到死去兄弟姐妹之位置的不可能性，这种指派意味着否认母亲对死亡的责任。确实，请注意，这个家庭中的每个孩子几乎都是接连出生的，没有留下任何哀悼死去孩子的时间。第一个玛格丽特死于 1890 年 10 月，1891 年 8 月又有一个流产的胎儿，而玛格丽特生于 1892 年 7 月。拉康记错了日期，误以为第一个孩子死于母亲怀玛格丽特期间，这个错误本身也很说明问题，暗示了同名悲剧对她的重要意义。疯狂在某种程度上意在揭露，是要从母亲那里得到承认，又或者，是对母亲未能哀悼的控告。确实，在这个案例中，无论是母亲还是女儿，哀悼似乎都只是她们的一个渐进点。

揭露的动向贯穿了整个案例。玛格丽特必须揭发针对她孩子的阴谋以及像迪弗洛这样的女人的腐败。公众和当局需要知道发生了什么，因此她向政治家、出版商、警察和民政局发出呼吁。在阿鲁什看来，这些呼吁的根本目的是抗议：一个有罪的母亲怎么敢生孩子？因此，精神病揭露了母亲拒绝承认的东西，而母亲似乎在某种程度上确实接收到了女儿的信息，因此才有了自身妄想的爆发时机。如阿鲁什所说，我们是否可以认为，她入狱后的"痊愈"与其说是监禁的结果，不如说是母亲精神病发作的效果，就好像她在向女儿展示，她已经听到了她的声音？

我们得知，玛格丽特在医院里打算写一本关于圣女贞德（Jean）的传记，以及一系列奥菲利亚写给哈姆雷特的信。当然，"珍妮"（Jeanne）是她母亲的名字，而在《哈姆雷特》中，母亲有罪，她的儿子背负着为她所忽视的死亡复仇的重担。遗憾的是，关于这些文学计划没有更多细节，但我们知道拉康鼓励她写作。他认为，她对童年感受的理解和对大自然的热爱，以及她浪漫的柏拉图主义和社会理想主义，既是她创作活动的动力，也是精神病的产物。她有一种"近乎感官的享乐，这是她的语言表达带给她的"，玛格丽特确实会称自己为"文字爱好者"。她在写作方面需要的只是"社会帮助"，但拉康也注意到，当她在圣安娜医院的病情似乎有所好转时，她的写作却越来越糟糕了。

拉康的研究是内容极为丰富的临床文献，它邀请我们带着传统的精神分析传记学和精神病结构理论共同解读。例如，让我们看一下玛格丽特两次怀孕的问题。我们可以运用结构视角，假设它们会给她带来父性的问题。无法符号化父性，精神病便会发作。或者，我们可以假设每次怀孕都向她提出了母亲多次怀孕的问题，以及它们的意义，从而在她那里唤起了对母亲伤害孩子的指控。事实上，我们不必在这两个视角或其他视角之间做出选择，因为它们有着一定的相容性。对玛格丽特而言，符号化的基本问题因怀孕而骤显，从而打开了一个空洞，她的妄想建构正是在那里发生的。

我们可以注意一个奇怪的细节，它将上述两个视角结合在了一起。玛格丽特的童年轶事并不多，其中一则是她被一头公牛（taureau）追赶。家人们经常提起这次不幸的遭遇，当时玛格丽特为了追上他们，抄近路穿过田野，结果被这头可怕的猛兽追赶。阿鲁什留意到，在她将流氓诗人洗礼为"水货诗人"（poétereau）的过程中，"taureau"被重复了，并且它也被联系于父亲的形象。玛格丽特后来告诉拉康，她的梦中不仅经常出现公牛，还会出现毒蛇（vipère），这个词包含着"père"，意为父亲。如果我们联系这些主题，就会出现一条链条，它将音素"eau"（水）与父亲联系在了一起。

好了，看看我们在她的文学作品中发现了什么，在死去孩子或受威胁孩子的形象与水之间，几乎有着系统性的并列。每当她在文中提及孩子的主题时，在同一句或后一句中便总是会出现一些对水（eau）的描写。能指"eau"，以及"torrent"（洪流）之类的派生词，既可以理解为对父亲的呼唤，也可以理解为对灭火之物的召唤。在每个层面上，它都处理了母亲未受约束的欲望。我们甚至可以推测，她逃往美国的计划也是出于同样的逻辑：毕竟，这将意味着在她和家人之间隔出了一道水域。许多年后，作为精神分析家受训数年的迪迪埃，她的儿子，将会因为提出了所谓的"皮肤自我"（moi peau）这个无意识身体边界的概念而闻名于世。虽然这个概念与他母亲的过度保护有关，但我们不是也能在"moi peau"中找到对她或许至关重要的"eau"么？

在对同名者之死的创伤"固着"中，调节母亲欲望的努力有着重要意义。尽管我们可以从严格的传记学角度来理解这一点——压在她身上的重量、相同名字的选择，等等——但也有一种可能，第一个玛格丽特的死之所以重要，是因为它本身就是解释母亲欲望的一种方式。要如何理解母亲的情绪和行为的意义？在阳具意指缺席的情况下，或许死去孩子的形象代替了它。如此，面对这个问题的玛格丽特便会诉诸过去那个无法言说的事件，将之作为解释。这样一来，创伤场景就成了一个核心的决定性意指，在她需要为自己的怀孕注入某种意义的时候，这个意指就会被唤起。

这个案例还向我们展示了在精神病中收件人的位置是多么重要。玛格丽特的绝大多数努力都是为了建立沟通渠道：与皮埃尔·贝诺伊特、出版社、威尔士亲王，毫无疑问，还有拉康。在她入狱后的一年半时间里，这位年轻的精神科医生几乎每天都去探望她，这对她一定有着深刻意义。正如他向她承认自己弄丢了她的作品，无法归还给她一样，这一定产生了影响。维持一个收件人对玛格丽特至关重要，倘若我们留意她的那些暴力行为，便会发现它们都发生在沟通渠道被中断的时刻，即大他者未能收到她作品的时刻。

后来，也许上帝成了她最稳定的收件人。1975年，她在生命的最后时刻说道："祈祷拯救了我的一切。"她会为亡者的灵魂举行弥撒，一天，她向迪迪埃吐露了她的秘密：她成了"被上帝选中的人"。除了让我们想起她母亲的娘家姓唐纳迪厄（Donnadieu）之外，这是否也为我们提供了被爱妄想的新视角？这个诊断类别曾在欧陆精神病学中引起了激烈争论，并被用于诊断玛格丽特。虽然被爱妄想的核心主题是爱——认为自己是另一者的爱恋对象——但交流的主题难道不是同样重要？毕竟，处在被爱妄想中的主体不仅相信他们被爱，也相信这份爱正在被传达、被呈现给他们。在这个意义上，一条沟通渠道被建立在了爱的经验的核心地带。被对话的想法能够让我们将被爱妄想纳入经典的精神病范畴，而不必赋予它特殊地位。

或许，玛格丽特相对稳定的时期正是她保持这条沟通渠道通畅的结果：从写给流氓诗人的信到她寄给杂志的文章，再到寄给威尔士亲王的十四行诗，莫不如此。写作本身必定至关重要，我们可以猜测，这在某种程度上与她想要占据例外位置有关。在袭击迪弗洛的前些年，她相信自己将成为改变一切的文学女性。事实上，我们可以猜想，离开圣安娜医院之后，她仍会继续给某个对话者写信，无论这个人是她的家人，还是家庭之外的某个人。

同样的，作为一个孩子，玛格丽特也曾经是那个享有特权的人，是最特别的那个，然而，倘若她的发作证明了被指派到死去孩子的位置是无法忍受的，那么生命尽头的"天选之人"这一位置仍然证明了她的例外地位。她现在是唯一的，不是对她母亲，而是对上帝，我们或许会想，这个独特的空间是否就是她在与拉康的对话中提及的"秘密花园"——一个她选择不与人分享却仍必不可少的部分。

第十章

狼　人

　　倘若爱梅的精神病在其生命的某些时刻会戏剧性地明显爆发，使人们对她的诊断少有疑虑，那么狼人（Wolf Man）个案则更为复杂。它展示了疯狂如何能够触发而后消逝，以隐蔽无形的方式稳定下来。谢尔盖·潘科耶夫曾受到 20 世纪最伟大、最睿智的精神病学家和精神分析家关注：西奥多·齐恩（Theodor Ziehen）、埃米尔·克雷佩林、西格蒙德·弗洛伊德、卢斯·麦克·布伦丝维克、穆丽儿·加德纳和库尔特·艾斯勒。然而他得到的诊断却截然不同：神经衰弱、强迫症、强迫性人格和边缘状态，仅举几例。虽然弗洛伊德见到的是成年的潘科耶夫，但其发表的论述仅限于他的童年。在这个男孩刚满四岁的时候，他的性格发生了巨变，弗洛伊德对此感到好奇，他将其视为一种幼儿神经症。是什么让一个聪明自信的孩子变成了焦虑、强迫的幼儿神经症患者？就拉康对爱梅的研究而言，是变化的时刻构成了临床的关键问题。

　　从 1910 年初到 1914 年夏，潘科耶夫一直接受着弗洛伊德的治疗，1919 年底到 1920 年 2 月，他又见了弗洛伊德一段时间。之后，在1920年下半年，他被介绍给弗洛伊德的杰出学生布伦丝维克，他在她那里继续着分析。那时他确信自己鼻子上有个大洞，每天都要拿出口袋里的镜子照上几百次。这种严重的妄想状态先是恶化而又好转，大约30年后因一段奇怪插曲又一次出现，当时是战后，他不知为何被俄国军队逮捕了。再次强调，妄想状态持续的时间很短，但布伦丝维克对自己的诊断毫不怀疑。弗洛伊德认为这是强迫症的后遗症，但在布伦丝维克看来，这明显是一个精神病案例，她的诊断是疑病性偏执狂。

　　阅读布伦丝维克对此案的论文，我们很难不同意她的看法，然而后来见过潘科耶夫的分析家和精神科医生却没有一个与她的看法一致。在布伦丝维克之后，潘科耶夫又见了她的分析者穆丽儿·加德纳，两人的关系持续了数十年。加德纳认识他长达43年，完全看不出任何精神病的迹象，直到他1979年去世。多年来为他看过病的数十位经验丰富的临床医生也是如此，其中包括库尔特·艾斯勒，他每年会和潘科耶夫见上一个月，持续了15年。潘科耶夫被贴上了各种标签，如强迫、自恋、神经症，甚至是边缘，但和他工作过的人都不认为他是精神病，除了布伦丝维克。然而，正如我们将会看到的那样，一旦认识到疯狂与发疯之间的区别，便有可能调和诊断上的矛盾。是什么让他能够过上平凡生活，一直在维也纳一家保险公司上班，并且据我们所知，在俄国人事件之后，他再也没有经历过如此严重的妄想发作？

弗洛伊德第一次见到潘科耶夫时，这位年轻的俄罗斯贵族刚到维也纳，他已经看过许多著名的精神科医生，并在德国几家疗养院住了数月。他的生活完全依赖别人，无法自己穿衣——这一点潘科耶夫后来提出了异议——甚至不能上厕所，必须依靠一个男随从给他灌肠。除了肠道紊乱，他还感觉自己与世界隔着一层纱，只有在接受灌肠缓解便秘时，这层纱才会被定期戳破。初次会谈后，他毫不避讳地告诉弗洛伊德，他觉得他的分析家就是个犹太骗子，他很想从背后干他，在他头上拉屎。

弗洛伊德对潘科耶夫的童年问题很感兴趣，并在大约四年后的 1918 年发表的案例史中追溯了他的一系列童年事件，以及它们对这位患者生活的影响。弗洛伊德在这方面工作的重要性在于对创伤理论的复杂化。他发展了自己 19 世纪 90 年代提出的观点，认为创伤场景可能具有延迟效应，事件虽发生，但只有在数年后被重新解释时才会构成创伤。例如，目睹性行为在当时可能没什么影响，然而当这个人后来了解了性，这个事件便会突然间以回溯的方式变成创伤，并开始产生症状。

这基本上就是弗洛伊德在这个案例中的论点，他通过对这位病人童年的详尽探讨阐述了它。潘科耶夫 1886 年生在一个俄国贵族家庭，比他的姐姐安娜小两岁。他出生时被包裹在羊膜内，这个"好运罩"让他成为特别的"幸运儿"，并在出生后头一年从肺炎和疟疾中存活了下来。他的父亲是一名地区法官，经常陷入严重的抑郁，也许还会出现躁狂，他的母亲则是一个冷静、不示情感且疑病的女人，有着黑色幽默，经常为腹部疾病所苦。他记得母亲曾向医生哀叹，"我受不了再这样活着了"，这句话他后来也用在了自己身上。由于父亲常不在家，母亲又身体不好，保姆和护士对潘科耶夫和安娜产生了重要影响。格鲁莎是第一个受喜爱的保姆女仆，之后是南雅，她们都在潘科耶夫的故事中扮演了重要角色。

他似乎一直是个温和安静的孩子，但在一个夏季，父母度假时把他交给了一位英国女家庭教师照顾，度假回来后发现他性情大变。这个三岁半的孩子变得脾气很坏，易怒且暴力，渴望受到父亲的惩罚。潘科耶夫认为这个变化是从那年圣诞节开始的，他当时没有得到双份礼物，因为他的生日事实上和圣诞节是同一天。他开始害怕儿童读物里狼的形象，尖叫着说狼会来吃掉他，对狼的害怕伴随着对动物和昆虫的各种恐惧。此外，潘科耶夫还发展出了一种强迫性的虔诚。睡前，他必须在无数次的祷告和画十字后，亲吻房间里的每一幅圣人画像。与此同时，亵渎的念头会涌入他的脑海，这种正反思维的组合自然让弗洛伊德假定了他的强迫症结构。

这些强迫仪式是由母亲读给他的《圣经》故事所滋养的。潘科耶夫对上帝和耶稣的关系有很多沉思，并会疑问耶稣是否也有"屁股"（behind），是否也会大便。耶稣的父亲是谁？他纳闷：看起来是约瑟，但他被告知约瑟只是"像"耶稣的父亲。这些沉思围绕着他自己对同日出生的耶稣的认同，它们包含着对上帝的批判，责备他对自己儿子的苛刻和残忍。

10 岁那年，奥地利学者赫尔·雷德尔来到庄园，潘科耶夫花费了大量时间与这位有影响力的新人物相处，他的强迫在这一时期有所缓和。雷德尔先生与他分享了自己对宗教的怀疑，这让他的虔诚渐渐消失。这些怀疑与他自己的疑虑如此契合，潘科耶夫感到如释重负，从而觉得自己能够放下对宗教的不解。与雷德尔在一起，他对军事、制服、武器和马匹产生了兴趣，他的白日梦都是这些新主题。弗洛伊德认为随后的青少年时期对潘科耶夫来说基本上没问题，新的兴趣使之前困扰他的主题得到了升华。他也沉浸于文学，阅读俄国小说家和诗人的作品，并开始绘画，他觉得这填补了因失去虔诚而产生的"真空"。

然而，17 岁时，潘科耶夫精神崩溃了，显然是感染淋病所致。这对他的自恋打击实在太大，"他彻底崩溃了"。他不再相信自己是命运的宠儿，是出生时被羊膜包裹的"幸运儿"。两年后，他的姐姐喝汞自杀。安娜一直是潘科耶夫的重要人物。小时候，男孩子气的她在科学和虚构写作方面都表现出色。她似乎被父亲理想化了，潘科耶夫会和她竞争，并如弗洛伊德评论道，"被她无情的优越感"压迫。在他十几岁的时候，他们变得更亲密，但她拒绝了他的性接近。就在这个时刻，他转向了在他们家工作的一个农家女，她和他的姐姐同名。安娜在父亲心中的特殊地位或许让她付出了代价：去世前的一段时间里，对自己身体形象的怀疑让她脱离了社会。

姐姐自杀后，父亲开始对潘科耶夫表现出新的情感："他对我正在做的或计划做的一切都极为关注，希望在各个方面成为我的顾问和保护者。"他写道，父亲显然"把对安娜的情感转移到了我身上"。自然，这只会让事情变得更糟。他陷入了"最深的抑郁"，有自杀想法。潘科耶夫这时从法律转向了自然科学，他在模仿安娜——他和弗洛伊德都这么认为——她对这门学科充满了热情。这个时期，一位老导师的影响同样重要，他对潘科耶夫先前选择法律而非数学或自然科学表达了失望。后来，他经过一段强迫性的犹豫不决后又转回了法律专业。

随着抑郁持续、学习困难，潘科耶夫被带去见了许多医生，住过几家疗养院。在慕尼黑克雷佩林的研究所中，他第一次见到了泰蕾丝，她是一名护士，在那里的一场化装舞会上身着土耳其服装。她的美丽和严肃气质击中了他，他很快了解了更多她的情况：她离婚了，有一个女儿，她的母亲是西班牙人，这一点尤其吸引他。他表明了爱意，追求她，尽管她坚持说自己只为女儿和工作而活。她在这段关系中的来来去去形成了一种悲伤和喜悦的节奏，滑稽地证实了一位精神科医生对他所作的躁郁症诊断。

不到一年，在1908年的夏天，潘科耶夫收到了49岁的父亲去世的消息，很可能是自杀。我们唯一真正了解到的是，潘科耶夫对母亲在遗嘱方面的不透明感到愤怒，而且他重新开始绘画。不久后他回到了慕尼黑，表面上是去见克雷佩林，但如他承认，实际上是去见泰蕾丝。潘科耶夫被她折磨，在接下来的一年半里，他时而靠近、时而远离这位他母亲所说的"没有男人能和她相处下去的女人"。他和她断绝关系，然后在痛苦和似乎无穷无尽的摇摆中，又回到她的身边。是娶她还是离开她，他被这个问题折磨着，"我现在认为我的情况绝对没有希望。没有出路"。

这个时候，多亏了一位对精神分析感兴趣的年轻俄国医生，潘科耶夫见到了弗洛伊德。与其他所有权威人士相反，弗洛伊德并不反对泰蕾丝，实际上，他鼓励他的患者回到她身边，虽然他让潘科耶夫等到分析进行几个月之后再这么做。当他最终见到她时，他震惊了：自从她辞去护士的工作，开了一家家庭旅馆之后，她的状态看起来糟糕透顶，像一具"骷髅"。他当即想到，她的悲惨境遇一定是他造成的："在这一刻，我决定再也不离开这个女人，是我让她承受了如此多的痛苦。"

弗洛伊德的细致建构聚集于幼儿神经症。他并没有真正详述潘科耶夫与他进行的分析，而是利用这些材料探讨他童年时期的性格变化。其中关键的概念问题是创伤，以及它如何会在以后的某个时间复活，并被重新解释。他也展示了迥然不同甚至相互矛盾的思绪如何能在无意识中并存。对狼人童年的描述并不总是那么容易理解，但在继续讨论诊断问题之前，我们需要先勾勒出主要的观点。

弗洛伊德假定，潘科耶夫一岁半时目睹了父母性交的"原初场景"，但在案例叙述中这个时间略有变化。潘科耶夫下午醒来时，看到父母正在进行后入式性交（coitus a tergo），重复了三次。大约一年后，他看到女仆格鲁莎跪在地板上打扫卫生，这让他回忆起了母亲在原初场景中的姿势。这为他"强迫性"的爱情奠定了原型：不仅是跪着

— 297 —

的女孩——沿袭了原初场景——还是仆人的身份。激动之下，他撒了泡尿，并被她以威胁告诫。

潘科耶夫在这个场景中处于主动，但在他三岁三个月或三岁半的时候，姐姐安娜的诱惑改变了这一点。她一边玩弄他的阴茎，"一边给他讲他不理解的事"——与他的南雅有关。不久之后到来的这位英国家庭教师成了他因姐姐的诱惑而迁怒的对象，在和姐姐的情景中，他处于被动而非主动。虽然他接受了这个被动位置，但他开始变得施虐和坏脾气。几个月后，他向心爱的南雅求爱，当着她的面玩弄自己的阴茎，但不幸的是，她也拒绝了他。她告诉他，他的习惯不好，手淫的孩子会在那个地方留下"伤口"。

他想让她抚摸自己阴茎的愿望因而被她的阉割威胁抵消了，正是在这个时刻，弗洛伊德所说的潘科耶夫的"性器组织"瓦解了。他无法应对关于伤口的可怕念头，将它"拒斥"了。女性生殖器变成了"外阴"，然而这种精神层面的手术并不能解决他的问题。他仍纠结于阉割的想法，尽管看起来对此并不害怕。由于他的恐惧集中在解剖学上的性别差异，所以他退回到了肛门施虐的冲动，变得易怒和咄咄逼人。

弗洛伊德如何解释他从顽皮和挑衅到强迫性虔诚的转变？关键的转折点出现在他四岁生日的前夕。那时潘科耶夫做了一个狼梦，这个梦将给他带来一个分析性的名字。"我梦见那是一个夜晚，我躺在床上。突然，窗户自动打开了，我吓坏了，看到几只白色的狼正蹲在窗前的大胡桃树上。大约有六七只。这些狼很白，看起来更像狐狸或牧羊犬，因为它们像狐狸一样有大尾巴，在它们注意什么的时候，耳朵会像狗一样竖起来。显然是因为害怕被狼吃掉，我极度恐惧地尖叫着醒来了。"

梦中最令他难以忘却的两个部分是狼群的绝对无声和静止，以及他对它们目光的紧张注意。弗洛伊德复杂而详细地分析了这个梦，其间结合了会谈过程中出现的许多转变，从而得出一个解释：这个梦指向了一个早期的性场景，其中这位病人的眼睛是睁开的——窗户突然打开——接着他就紧张地注意着他看到的东西。这个场景便是父母后入式性交的场景。快四岁的他正处于父亲是其客体的性发展阶段，梦境背后的记忆变得极为创伤，因为它描绘了父亲的性满足是什么样子。这让他意识到了他曾拒斥的阉割的存在：要成为父亲的性客体，他必须成为一个女人。这个冲击让他的行为随之改变。

渴望从父亲那里得到满足将意味着阉割，但由于他对自己阴茎的依恋，这是无法接受的。这时，对父亲的恐惧凸显了出来。但对潘科耶夫而言，他的生殖器的"首要性"并未真正形成：这个男孩不可能进入完全的阳具阶段。他不想失去他的阴茎，但性别差异的思绪仍然让他难以承受。因此，像许多男孩一样，他决定选择肛门而不是阴道，因为阴道会与阉割恐惧并肩存在。"这确实不涉及对它是否存在的判断，但这等同于它不存在。"因此，这个梦带来的结果与其说是任何男性倾向的胜利，不如说是对女性和被动倾向的反应。弗洛伊德认为，狼人无法达到完全的男性位置，他身上的任何男性特质都只是一种焦虑，那是被动的女性位置的威胁所引发的焦虑。

潘科耶夫因而面临着一个僵局，同时又缺少解决它的工具：他想要成为父亲的对象，但又无法接受其中的代价。正是在这一点上，对狼的恐惧症状承担了它的意义。创造对野兽形象的恐惧让他能够保护自己，避免成为父亲的性客体。恐惧在这里起到了屏障的作用，与他既畏惧又渴望亲近的父亲拉开了一段距离。这时，母亲开始给他讲《圣经》的故事，恐惧症由此变成了强迫系统：虔诚可以吸收恐惧症中存有的恐惧，并以新的路径处理它。他是耶稣，父亲是上帝，他既可以表达爱、表达受虐的被动，也可以质疑让他如此痛苦的性和暴力的主题。

弗洛伊德在探讨阉割问题时，特别提到了这个时期发生的一幕场景。潘科耶夫曾听到过一个故事，一位女性亲戚出生时有六根脚趾，必须用斧头砍断一根，听到这个故事后不久的某一天，他在花园里玩耍，用小刀在一棵核桃树的树皮上刻着玩，保姆就在附近。"突然，我惊恐到说不出话来，我注意到我切断了我（右手还是左手？）的小拇指，只靠一层皮挂着。我没感觉到疼，但非常害怕。虽然保姆离我只有几步之遥，我却不敢开口告诉她，我只能瘫坐在最近的椅子上，不敢再看我的手指一眼。最后我终于冷静了下来，看了看手指，发现它完全没有受伤。"尽管这个经历可能暗示了对阉割观念的承认，亲戚的故事表明女性没有阴茎是因为它被砍掉了，但在弗洛伊德看来，一个更深层次的倾向实则完全除权了阉割。在一个层面上，潘科耶夫憎恶阉割想法的同时也接受了它，但在另一个层面上——"最深层和最古老的"层面——他甚至没有"提出阉割的现实问题"。阉割并没有融入他的精神宇宙，它在幻觉中以字面形式从外部返回。

这些假设让弗洛伊德能够解释他的患者早期困难的功能。整个幼儿神经症是潘科耶夫试图对原初场景的问题"给出决定性答案"的尝试。它在于找到并确定一种解释。性场景被解释为与肛门有关——阴茎插入的洞是肛门——当他而后被迫面对阴道的问题时，他决定坚持肛门理论。他选择了肠道而不是阴道，并且，弗洛伊德认为，他拒斥了阉割的观念。

原初场景的现实性问题自研究发表以来一直存在分歧。也许令人惊讶的是，50多年后才有人注意到，后入式性交几乎不可能让孩子在婴儿床上清晰地看到女性的解剖结构，而且即便我们认为父亲有着躁狂的充沛精力，如此短时间内性交三次也是难以置信的。另一方面，请注意潘科耶夫在自传中向我们讲述的第一件事，这很有趣，他在俄国集市上"通过篱笆的缝隙"看到一群吉卜赛人"疯狂地打着手势，每个人都在大喊大叫"。"这个场景，"他补充道，"给我留下了难以形容的混乱印象。"鉴于这个印象被放在他的回忆录开篇，我们很难不把它看作一个屏幕记忆。

1914年结束与弗洛伊德的分析后，潘科耶夫和泰蕾丝结婚并搬到了俄国，直到四年后的大革命迫使他们离开了这个国家。在维也纳安家落户后，身无分文的潘科耶夫得到了弗洛伊德的经济帮助，后者为他组织了六年的年度募捐，他在一家保险公司找到了工作，在那里一直干到1950年退休。1919年11月至1920年2月期间，潘科耶夫因未解决的便秘问题又回到了弗洛伊德的分析室，海伦·多伊奇在自传中回忆道，她当时被迫让出了自己的分析时间，让狼人见弗洛伊德。令人好奇的是，年度募捐恰好在第二段分析结束时开始，这形成了一种相当弗洛伊德式的对称：便秘在理论中意味着礼物的扣留，他在便秘之后收到了钱，而金钱在其他地方被弗洛伊德等同为粪便，仿佛这位患者的症状在他离开分析后被颠倒了过来。

1923年，潘科耶夫再次感到不适，他纠结于鼻子上的一个斑点，那时他的母亲刚来到维也纳不久，她的鼻子上长了一个疣。她告诉他，这个疣有"时隐时现的奇怪习惯"，她已经为此咨询了几个医生。他对自己的鼻子产生了疑病性的固着，害怕皮肤上出现疤痕、凹陷或孔洞之类的毛病。1926年10月，弗洛伊德把他送到了布伦丝维克那里。她那时才26岁，正在弗洛伊德那里做分析和接受督导。布伦丝维克观察到，"在这位患者那小小的、扁平的、典型的俄国人鼻子上，完全看不到任何东西"。但他会不断地给鼻子抹粉，仔细检查后再擦掉粉末，试图"抓住那个洞，可以说是在它生长和发展的一瞬间"。"这个洞会愈合吗？"他不停地问自己。"我受不了再这样活着了。"他反复说道。他的生活围绕着那面随时随地放在口袋里的小镜子，仿佛他的命运就取决于它。

他很快也对自己的牙齿产生了疑病担忧，辗转于一个又一个牙医之间，就像他之前找皮肤科医生一样，在弗洛伊德那里做分析的时候，他也一直在寻找合适的裁缝，对结果从未满意过。他把自己的症状与脸上长有粉刺的姐姐联系在一起，并解释说他最近看了一部丽莲·吉许（Lillian Gish）主演的电影《白衣修女》（*The White Sister*），唤起了对她的记忆。虽然影片中没有提到斑点或疣，但剧情确实涉及一个被骗走财产的姐姐，并且奇怪的是，影片以一棵无法解释的光秃树木的影像开场，与潘科耶夫为了说明他那个著名的梦而画的树极为相似。至于皮肤病问题，安娜曾抱怨她的鼻子发红，他们小时候也一起玩过一个游戏，围绕"esanesor"这个词展开，它是"rose nase"（红鼻子）的颠倒。正如潘科耶夫担忧他的牙齿一样，安娜的牙齿在她自杀时被服用的汞腐蚀了。

布伦丝维克把这位患者当下的病情描述为对弗洛伊德"未解决的转移残留"，并指出"没有新的材料"出现。分析实际上是由弗洛伊德督导的，这形成了一个特殊的三角关系：她要向患者的前任分析家汇报工作，而这位恰好也是她自己的分析家。谈到她的临床策略时，布伦丝维克毫不含糊：她系统性地质疑了潘科耶夫的信念，即他认为自己在弗洛伊德那里占据了特殊地位。而这样做的结果——如布伦丝维克所承认的——不是治愈，而是加剧了他的偏执狂。

与布伦丝维克的治疗结束后，潘科耶夫去见了穆丽儿·加德纳，她也是布伦丝维克的病人，潘科耶夫与穆丽儿的会谈持续多年。这并不是一段正式的分析，但加德纳让她自己成为一个可用的特许收件人，并经常帮助他解决实际问题。生活现在继续着它的"正常轨道","没有特别的事件"发生,直到1938年灾难降临。希特勒的军队进入维也纳之后,泰蕾丝的毕生积蓄急剧贬值,再加上担忧自己可能必须要向新势力提供家谱,她选择了自杀。潘科耶夫失去了生活中"唯一稳定的结构"。在巴黎和伦敦与布伦丝维克的会谈让他没有放弃自己,很快,生活在布拉格的母亲搬到了维也纳与他同住。她一直住在那里,直到16年后去世。

应对妻子的自杀尤为困难,但他的偏执狂却没有发作,直到1951年8月。潘科耶夫在画一幅风景画时误入了城市的俄占区。他被俄军扣留了几天,最终获释,并被指示过些天带着他的其他画作再回来。接下来的几周对他来说是场噩梦,他感觉自己的现实正在崩溃:他到底该不该冒险回去?当他真的回去后,俄国人对他丝毫不感兴趣,他被打发回了自己的日常生活。

后来的岁月里,潘科耶夫一直抱怨与女人的相处变得异常困难,他"与每一个称得上是朋友的人,以及几位精神科医生和心理学家"讨论他的问题。他与一位名叫露易丝的女人维持了数十年的痛苦关系,内心充满了愧疚、矛盾和怀疑。他向她求婚,两天后又收回了请求,然而他们之间的"爱恨"情仇持续了30年之久,他不停地抱怨:"我受不了再这样活着了。"露易丝也会没完没了地和潘科耶夫抱怨她的病痛,责备他因为不娶她而剥夺了她应得的国家医保和他的养老金份额。在加德纳看来,这场噩梦对他来说显然是必要的。唯一让他没有产生怀疑和矛盾情感的女人是年迈的邻居蒂尼，她成了管家的角色，并对潘科耶夫表现出了无私的母爱。

他继续过着相对正常而低调的生活，一些分析家会来拜访他，或是急切地想要验证他们的理论，或是想要确保他安然无恙。库尔特·艾斯勒每年夏天都会与他共度一段时间，他也会定期去见维也纳的精神科医生威廉·索尔姆斯（Wilhelm Solms），后者对他的情况很感兴趣。20世纪70年代初，在他的回忆录出版之后，记者卡琳·奥布霍尔（Karin Obholzer）找到了他，后来她把他们的谈话录音编成了一本书。她非常怀疑精神分析对他的益处，并观察到他有时候会在接电话时说"我是狼人"，还会在自己的画作上签"狼人"的名字。

1977年夏天，潘科耶夫因心脏病发作住院，之后又转到维也纳精神病医院，这并非出于"精神病的"原因，而是因为很了解他的索尔姆斯认为他在那里会更舒适。他于1979年5月去世，活到了92岁。国会图书馆里有180个小时的潘科耶夫访谈录音，还有30个收纳盒，存放了潘科耶夫与弗洛伊德的通信，以及布伦丝维克几年后发表的第二篇论文。

关于诊断问题，我们可以先从潘科耶夫童年和成年后的强迫现象入手。弗洛伊德将之联系于他的宗教阶段。他经常祷告、触摸圣像，显然是在用宗教组织他的世界。正如他那时被怀疑折磨，在无休止的、令人疲惫不堪的内心对话中沉思和质疑一样，多年后他也会以同样的方式思考泰蕾丝：他该不该见她？他应该放弃还是继续？其他选择也会引发类似的拖延：他应该学习法律还是自然科学？他是否应该回去见之前的裁缝、牙医或皮肤科医生？这些都是典型的强迫特征，正如对弗洛伊德所说的"抵消"（undoing）的过度关注一样：担忧自己该如何把信结尾，信寄出去之后却又后悔了，想要撤回自己的行动。

虽然我们可能会在某例强迫症中发现上述所有特征，但更广泛、更详细的临床图景表明，它们是其他东西的一部分。我们应该记住，这些特征从来都不是确定诊断的明确标准，重要的是底层结构。相比于特征分类，我们更可以通过探索这些特征在病人世界中的位置来研究它们。尽管弗洛伊德似乎没有怀疑强迫症的诊断，但他确实表达了一个孤立的疑问：为什么潘科耶夫对姐姐的自杀没有表现出明显反应？当他听到消息时，弗洛伊德写道："他几乎感觉不到一丝悲伤。他不得不强迫自己表现出悲痛的神情，并非常冷静地为自己现在成为财产的唯一继承人而感到高兴。"或许是对弗洛伊德的回击，潘科耶夫的回忆录中有一个长篇章节，其标题正是"无意识的哀悼"。

无论我们如何理解他对弗洛伊德描述安娜之死时明显的情感缺失，在我看来，布伦丝维克20世纪20年代对潘科耶夫状态的描述几乎没有留下诊断的疑点：她显然是在处理一例精神病，如同我们在他持久而严重的疑病症、对镜子的持续依赖以及妄想思维中看到的那样。其他细节也指向了同一方向：他所报告的突然的变化时刻，具有我们在精神病中发现的逆转和转变的特征。举例来说，潘科耶夫准备听从父亲的建议去慕尼黑拜访克雷佩林，火车出发前，父亲陪同他一起上了车。当这位父亲与儿子的随行医生认真交谈时，一个奇怪的变化发生了："直到现在我才意识到，在我上车后的短暂时间里，一种奇怪的变化发生在了我身上。就好像一个好心仙女用她的魔法棒驱散了我的抑郁和与之关联的一切。我又与生活和解了，我感觉自己与世界、与我自己完全一致，和谐无比。"就在他和关心自己的父亲在一起的时候，他的情绪突然变了。

还有其他例子，比如他突然决定永不离开泰蕾丝，以及他在抑郁阶段会经历的窘迫现象："一切都显得'不真实'，人们对我来说甚至就像蜡像或上了发条的提线木偶，我无法和他们建立联系。"一旦认识到精神病的这些特征，我们就必须解释他的童年强迫症状的功能，以及为何后来那么多的分析家和精神病学家都未能作出正确的诊断。

拉康对这个案例的看法似乎随着时间推移而发生了变化，最不同寻常的是，他作出了多个诊断。在第一条路径中，他把童年神经症解释为试图触及符号父亲的尝试。与安娜的创伤场景发生后，他的行为变得恶劣，想要让自己受到惩罚，这是尝试引入符号维度的一种方式。拉康格外关注切断手指的那一幕。阉割威胁被拒绝进入潘科耶夫的符号世界，因此它在实在中返回。在拉康看来，关键特征不是切口的形象，而是他没有告诉他的保姆。就像年幼的安迪·沃霍尔四岁时摔断了手臂，却整整两天都没有告诉任何人，这显示了符号关系的短路。手指事件说明了潘科耶夫诉诸符号父亲的尝试是如何失败的：无法隐喻化阉割，他留下了一个可怕的身体伤口的形象。

我们可以在这个案例的许多部分中发现这个未解决的身体问题。潘科耶夫辗转于一个又一个裁缝之间，从不满意他们为自己定做的衣服。后来，他又辗转于不同的牙医或皮肤科医生之间，总是伴随着责备和不满。仿佛他一直诉诸一个大他者，让其提供他的身体所缺失的东西，而每一次失败都给他留下了一个受损的身体形象。我们可以猜测，在这些诉求之外，他的身体构建中存在一个基本错误。每一次力图治疗它的尝试，都只会产生妄想。

对潘科耶夫而言，他的身体形象常常是字面意义上的敞开伤口，比如童年那个切断手指的幻觉。在寻找医生或裁缝补救时，他既追求适合的形象，也追求有意义的形象。如同我们在许多精神分裂症的案例中看到的那样，身体缺乏一种基本的意指。穆丽儿·加德纳注意到了这个诉诸意义的维度，她观察到"人们觉得他总是在试图理解"。他不断向别人寻求建议，一直谈论他的问题，我们还记得他在描述安娜对他的诱惑时，提到她给他讲了"难以理解的故事"。身体的兴奋与痛苦的双重时刻因而与意义的不透明联系在一起：有些东西他无法理解。

他还告诉奥布霍尔，小时候他的阴茎发炎肿胀，他去告诉了父亲。后来在他十几岁时，一个丘疹变得红肿，再一次地，他向父亲求助这件事的意义。与奥布霍尔见面时，他告诉她"我必须寻求建议，我必须问"，他生活中的一切都必须与加德纳、艾斯勒和索尔姆斯讨论并核实，他们每周都会与他会面。甚至在临终之际，潘科耶夫仍会呼喊，"给我一些建议！帮帮我！"。如奥布霍尔所说，他不停地重复着同样的话、同样的绝望呼喊。我们可以推断，在他那里，基本的意义从未建立。用拉康的术语来说，父性隐喻没有发挥作用。

留给潘科耶夫的是作为潜在空洞的身体，正是在这里，母亲和姐姐的形象再次出现。如同母亲的疣和姐姐的粉刺，他也会纠结自己鼻子上的斑点。他抱怨的正是她们的病痛，他对小镜子的使用无疑有着女性特质。评论家认为他对牙齿的关注是对弗洛伊德的认同，因为弗洛伊德有口腔问题，但他认同的也是姐姐喝汞后的症状，或许后者更为根本，据他所说，"那让她的牙齿脱落了"。这些身体的折磨围绕着洞的存在和缺失的观念，仿佛对他来说，阉割并不是符号界的隐喻维度，而是在身体中感受到的实在的可能。阳具意指缺失了，他的鼻子变成了一个他难以忍受的洞。

那么，为什么狼人的一代又一代分析家朋友和帮助者都弄错了呢？在某种意义上，这很难说是他们的错：他们遇到了一个富有魅力的文明人，喜欢谈论艺术、文学和精神分析。他没有什么明显的症状，没有任何妄想系统的迹象，对自己的状况有很好的洞察力。穆丽儿·加德纳与潘科耶夫会面数十年，她说，从 1927 年第一次见到他到 1938 年他的妻子去世期间，她从未在他的行为或交谈中看到过任何"异常"。"他给人的印象非常有条理，十分可靠，在穿着上总是仔细得体，很是礼貌，体贴周到。"事实上，她说在两人相识的 43 年中，"我自己没有看到任何精神病的证据"。他看起来稳定自足，但为什么不把这个事实本身看作诊断错误的关键所在呢？或许正是他们的关注支撑了潘科耶夫的恢复。他们热衷于理解这个案例，却忽视了精神分析对他来说究竟意味着什么。

分析家们经常观察到，正是因为他能够接受分析治疗，他们才排除了精神病的可能性，但是他们却没有意识到，这种接受性的关键是分析对他的作用。加德纳说，尽管布伦丝维克对这个案例作了描述，但潘科耶夫的恢复证明了他并不是真正的偏执狂："我想说，洞察力和对分析的接受性都是精神病的禁忌。"她也并不认为他把自己视为弗洛伊德最宠爱的儿子是一种自大妄想。不过，她也承认，她的看法基于弗洛伊德的个案史和她在 1926 年事件之后与他的那些会面。狼人自己也有同样的看法，因为他后来在与奥布霍尔讨论诊断时说："没有时好时坏的偏执狂。它不存在。如果一个人真的是偏执狂，它是不会消失的。"

然而，一旦我们区分了疯狂和发疯，并认识到未被触发的精神病的特征，我们就能准确理解这些变迁。它们直接联系于他本人与精神分析的关系。毕竟，潘科耶夫自视为精神分析历史的一部分，而弗洛伊德说他是"精神分析的一块儿"。海伦·多伊奇因为潘科耶夫在研究上的重要性让出了自己的分析时间，称他为"精神分析重要发现的源泉"。在加德纳整理的文件集的序言中，安娜·弗洛伊德将他称为"我们的狼人"。他确实属于精神分析，这种奇怪的连接并非他凭空想象。

加德纳会给他寄钱，帮他卖掉画作，甚至把讲座费转给他。精神分析赋予他的名字也成了他自己的名字：他不仅会在接电话时说"我是狼人"，也会在他的画作上，甚至是他的文章《我对西格蒙德·弗洛伊德的回忆》（"Recollections of Sigmund Freud"）中署名"狼人"。难道不正是这种洗礼在某种程度上解决了潘科耶夫与父亲关系中的位置问题么？这个问题是他的童年"神经症"的核心。儿时，如何定义耶稣与上帝的关系让他一直饱受折磨，现在，一个新的解决方案出现了：在与弗洛伊德的工作中，"我觉得自己不是病人，而更像是一个同事，一位经验丰富的探险家的年轻同志，共同前去探索一个新近发现的领域"。弗洛伊德这位"经验丰富的探险家"的"同事"，正是这个位置为他提供了稳定的认同。

我们要记得，原初场景给潘科耶夫带来的真正问题是如何定位自己。如果他想要成为父亲的客体，那么当性场景再现后，这个客体位置就很难忍受了，因为那意味着他得是一个女人，因而要失去他的阴茎。那么，他对父亲来说是什么呢？潘科耶夫肯定对他的父子关系有过不同的构想，布伦丝维克提到，他"最喜欢的幻想"是彼得大帝和他的儿子亚历克西斯，虽然这个儿子放弃了继承权并逃亡维也纳，但还是被父亲杀死了。我们可以将他的宗教阶段看作以另一方式重新表述的尝试，以新的词汇为父子关系加密。他与耶稣同日生日，对圣子的认同似乎能让他定位自己与父亲的关系。成为上帝的耶稣要比成为父亲的女人更安全。

但这并不是一个成功的解决方案。他深受暴力和性的困扰，这似乎是耶稣与上帝的关系特征。上帝为什么要杀死他的儿子？耶稣有"屁股"吗？他实际上把耶稣想象成了一个男人的女人，这个等式必然与原初场景的那些创伤部分相呼应，诉诸宗教正是为了避开它们。但现在，不再是父子之间直接且无法符号化的对抗，同事的位置既拉开了距离，又极大缩减了爱欲的张力。不是父亲与儿子，而是探险家与同事一起工作。

这解释了潘科耶夫20世纪20年代的精神病发作。它发生在两个具体的时刻：1923年和1926年。1923年，精神分析界刚刚得知弗洛伊德患了癌症，并普遍认为他死期已近。那年4月，潘科耶夫见到了做过上颚手术的前分析家，其残缺的形象令他大为震惊。偏执狂在这一刻爆发了，因为弗洛伊德的死亡意味着潘科耶夫将失去他在弗洛伊德和精神分析那里的位置。此时再也没有任何东西可以保护他，一个充满威胁的、侵入性的父亲的幽灵出现了。正如我们将要看到的那样，他在这个时期对着淫秽照片手淫的事实非常重要。

从他的回忆录以及与奥布霍尔的谈话中，我们可以清楚看到他在弗洛伊德那里的位置是多么重要。潘科耶夫曾说过，被布伦丝维克贴上"偏执的"标签让他十分不安，在回忆录的前言评论这一点时，他引用了弗洛伊德对他"无可挑剔的智慧"的看法。弗洛伊德曾称赞他是"一流的思想家"，这种赞美无疑与偏执狂的诊断相矛盾。潘科耶夫解释说，正因如此，他真的凭意志摆脱了鼻子的问题："我集中了我所有的力量，不再照镜子，以某种方式克服了这些想法。"因此，维护他认为自己在弗洛伊德那里的形象——这一努力产生了治愈的效果。即使潘科耶夫的叙述不准确，其中的逻辑也很有启发性。正如他对奥布霍尔说的那样，"麦克作出了错误的诊断，正是通过这个错误的诊断，她治愈了我"。这里的恢复机制非常明确：要成为理想的同事，而非偏执狂。

1926 年的问题与之类似。那时弗洛伊德与他的学生奥托·兰克（Otto Rank）产生了争论，后者发表了一篇专论，质疑弗洛伊德对著名狼梦的解释。他注意到，狼群在树上的排列与弗洛伊德办公室墙上的照片中其追随者的排列离奇地相似。潘科耶夫躺在躺椅上能看到这张照片，它们会挑起他对弗洛伊德这群分析学"孩子"的嫉妒，他既想成为他们的一员，又想超越他们。兰克认为，潘科耶夫把幼年对姐姐的嫉妒转移到了弗洛伊德的追随者身上——姐姐在"家谱树"上排在他的前面。倘若如此，狼梦难道不是将他当下与弗洛伊德和精神分析的关系回溯投射到了他的童年么？兰克的这部分解释相当敏锐：即便这个梦并非基于照片，他仍然察觉到了精神分析的凝视对这位患者的重要性。

这一批评让弗洛伊德感到困扰，于是写信给狼人，请他确认梦的日期和内容。正是这个简单举动触发了精神病，因为它质疑了狼人为自己构建的想象地位，即他是弗洛伊德喜爱的同事。突然间，他成了怀疑的对象。多年后他写道，他注意到了鼻子症状最严重的时期与弗洛伊德来

— 313 —

信的巧合，"我的'偏执狂'的发作会有可能与弗洛伊德教授的疑问有关吗?"。我们可以假设，对其想象性认同的残酷挑战开启了除权的深渊，母亲和姐姐的形象被置于其中。他现在非常担心自己鼻子上是否有洞，以及自己的牙齿是否受损，这正是他的母亲和垂死姐姐的形象。

布伦丝维克的分析策略只是让情况变得更加糟糕了，她后来认识到这加剧了他的精神病。当她竭尽全力瓦解他作为弗洛伊德爱子的自我形象时，他的偏执狂恶化，变得极具迫害性：医生和牙医都在试图毁掉他的容貌。她的临床策略是"全力削弱病人认为自己是最受宠爱的儿子的想法"。她质疑他认为弗洛伊德偏爱他的想法，甚至问他，如果真是这样，为什么他从未出现在弗洛伊德家的社交场合，她还提醒他，他并不是弗洛伊德唯一发表的案例。

人们可能会在她的临床策略中看到她自己对弗洛伊德的转移，仿佛她在向她的患者表明，他不是这位大师的爱子，她才是。将他与弗洛伊德的关系解释为一种需要收紧的自大观念，而不是一种应当被强化而非被解释的稳定化认同，实在是太过草率了。因此，布伦丝维克的技术是重大错误。她的目的是瘫痪认同，而非支持它，只有在事后她才能认识到，他认为自己是深受喜爱的同事这一想法是多么的"必要且具有保护性"。

尽管布伦丝维克最初的策略有误，但分析无疑是有效的。她以两个梦确定了关键的变化时刻。第一个梦发生在迫害观念不断升级之后，梦中潘科耶夫的母亲从墙上取下圣像并砸碎了它们，他对虔诚母亲的举动感到惊讶。布伦丝维克说，这标志了"一个转折点"。在第二个梦中，他站在窗前看窗外的草地，远处是一片树林。风景与曾经的狼梦相似，但这次是在白天而非夜晚。他看着一棵树的枝丫，欣赏它们交织在一起的样子，不明白自己为什么还没有画下这个风景。

如此，梦中的树是来自当初的恐怖梦境，但没有狼的凝视。而第一个梦中，宗教圣像被毁坏，它们的凝视由此被否定了。在最初的狼梦之后，布伦丝维克注意到，潘科耶夫无法再忍受被别人盯着看，这是弗洛伊德的叙述中没有提到的细节。他会突然暴怒并喊道："你为什么那样盯着我？"现在，没有了狼群恐吓的目光，只剩下树和风景这样的屏蔽物。他不再被狼的威胁注视所震慑，相反，他处在看别人的位置而非被看的位置。梦中对绘画的困惑则表明，他将对他看到的东西做些什么。他不再只是一个客体。

布伦丝维克以其对临床细节的敏锐洞察力指出，潘科耶夫现在能够阅读小说，这显示了他的恢复，如他所解释的，这意味他能再次"认同自己为"书中人物。为什么？他说，因为角色受另一个人，即作者的支配，这让我们想起了他童年问题的结构：父亲与儿子之间的关系是什么？与此同时，能够认同书中人物证明了想象性认同的新能力，这种能力在他的身体形象被缩减为虚弱、垂死的女人形象之后受到了阻塞。他现在能够占据其他形象，并由此能够阅读小说。如布伦丝维克所说，"从这一刻起，他病愈了"。

这段分析结束两年后，布伦丝维克再次见到潘科耶夫时，他"没有任何精神病的痕迹"，直到大约20年后他的精神病才再次发作，那是1951年，他无意中误入了俄占区。他被一栋废弃建筑物的景象吸引，这让他想起了自己的童年，并开始作画，并未意识到那天是他姐姐自杀的周年纪念日。后来他又补充道，这栋房子"其实只有一面墙，墙上看到的是黑色的洞而不是窗户"。俄国士兵逮捕了他，并怀疑他是间谍，因为这栋建筑实际上是一个军事哨所。潘科耶夫被拘留审讯了两天半，他提出愿意带自己的其他画作来证明绘画是他的"业余爱好"，军官让他21天后带上自己的风景画和证件返回。

这时，迫害感加剧了：他认为人们在观察他、议论他，他体验到了与1926年鼻子偏执同样强烈的恐慌。他说这三周是"最可怕的噩梦"。他无法相信自己一个俄国人，竟会误入危险的俄占区画画。他应不应该按照指示返回？最终，他回到了俄国哨所，然而没人在意他：要求其返回的军官甚至不在那里。他与另一个军官就绘画闲聊了几句，然后便被打发走了。又过了好几个月，他才相信不会再有任何危险。

从被俘到返回去见俄国人的这段时间里，潘科耶夫被绝望和自杀想法压倒了。但是，他紧接着做了什么，让他似乎恢复了平衡？他写了一篇文章，名为《我对西格蒙德·弗洛伊德的回忆》，其中大概描述了自己在弗洛伊德眼中的角色。自己在俄国军官的眼中是什么呢？是间谍还是无辜的画家？这种不确定带来的纯粹焦虑通过阐述弗洛伊德眼中的自己得到了解决。这样一来，他便修复了自己作为"精神分析的一块儿"的想象地位——一个受宠的同事。加德纳觉得这篇文章帮他"走出了抑郁"，她无疑是对的。在这之后，他稳定了下来。

由于缺乏任何关于恢复机制的理论，狼人的一代又一代对话者都未能确认他的精神病。他们寻找的是喧闹、引人注目的症状，而不是精神病的悄然迹象，它们大多数时间都很稳定。某种意义上，他们不应为此受到指责，因为正是他们对他的兴趣帮他保持了平衡。他们的关注维持了他对自己在精神分析历史中占有位置的构想，这让他得以稳定。即便像加德纳这样敏锐的临床工作者也未能识别出这个诊断。加德纳非常熟悉布伦丝维克的论文，所以她假定，如果潘科耶夫是精神病，那么他视自己为弗洛伊德"最宠爱的儿子"的想法必定是自大妄想。由于他的想法并非妄想，并且他能接受分析，她便排除了精神病的诊断。倘若承认精神病并不一定有妄想，也并非一定无法接受分析治疗，也许会促使她修改自己的观点。毕竟，稳定化的想象性认同与妄想性认同并不是一回事。

对潘科耶夫而言，这种稳定是很持久的。直到生命的尽头，他仍认为自己是精神分析的一部分。甚至在20世纪70年代，他仍会与艾斯勒以及其他分析家和精神科医生见面，回顾他的困难，并讨论他对精神分析的意义。但正如我们在前几章中所看到的，稳定往往涉及不止一个元素。我们可以推测，虽然认同为同事给了他最为坚实的身份感，但他生活中还有另外两个方面让他得以活下去：对女人的抱怨和绘画的实践。

与加德纳和奥布霍尔在一起时，潘科耶夫会不断地谈论异性。他要如何对待泰蕾丝？他让自己陷入了怎样的麻烦？她怎么会自杀？几十年后，在与奥布霍尔的对话中，没完没了的抱怨还在继续：露易丝怎么可以这样剥削他？他怎样才能摆脱她？他应该给她多少钱？在他的辞说中，他反反复复地说女人毁了他的生活。和奥布霍尔聊天时，他把这些归咎于自己对安娜的迷恋："姐姐情结毁了我的生活"，他说，除了无法忍受的露易丝，他几乎谈不了别的。最终，我们很难不得出这样的结论，即抱怨行为中包含着对潘科耶夫而言必要的东西，仿佛某个大写的女人成了他的症状。

我们可以看到作为症状的女人与善良仁慈的女人之间的分裂，他对前者既爱又恨，最终却还是被其迫害，后者的代表人物则是加德纳、管家蒂尼，以及人生末年的修女安妮。安妮是一名私人护士，由加德纳和弗洛伊德档案馆出资，她每周都会陪伴他几天。据加德纳说，他对安妮"没有矛盾情感"，如同对蒂尼一般，安妮显然填补了蒂尼的位置。这两个女人待他忠诚，他则怀着感激与认可接受了她们的帮助，仿佛她们让他摆脱了与露易丝的"爱—恨"关系。耐人寻味的是，加德纳在他去世后所写的文章恰恰反映了这种分裂。它大体上是在隐晦地妖魔化卡琳·奥布霍尔，仿佛要将坏奥布霍尔和好加德纳区分开来。

然而我们不禁要问，把一个"无法忍受的"女人一直留在自己身边为何对潘科耶夫如此重要？抱怨本身或许包含了他从母亲那里继承的一种特质。儿时的他曾无意听到母亲说，"我受不了再这样活着了"，这些话在他关于女人的辞说中反复回荡。她也曾评论过泰蕾丝是"没有男人能和她相处下去的女人"。这种不可能之感似乎在他后来与所有女人的关系中都留下了印记，只有蒂尼和修女安妮例外。显然，露易丝在潘科耶夫那里占据了迫害者的位置。"我无法跟你形容这个女人有多可怕。"他反复告诉奥布霍尔。他曾同意和她结婚，随后却又重新考虑，此后她便一直向他提出经济要求，不断地责备他不重视自己。而他不顾所有人劝阻，把自己的大部分退休金和其他大笔钱财都给了她。尽管拼命想要还清欠她的债务，但对他来说，与她纠缠下去似乎比任何真正的分开都更重要。加德纳提出可以帮他移居瑞士或法国以逃离她，但他没有接受这个提议：事实上，难以忍受的处境某种意义上非常适合他。

1950 年退休后，潘科耶夫明显面临着严重的抑郁情绪和日益加剧的绝望感，我们可以猜测，正是与女人的纠缠不休帮他填补了这个空白，就像母亲那句"我受不了再这样活着了"实际上正是让他得以活下去的原因。与奥布霍尔谈话时，他抱怨"姐姐情结毁了我的生活"，与其将这句话理解为他对过去生活的一种新诠释，不如说这只是让"女人"成为他的症状、他的痛苦之因的另一种努力形式。奥布霍尔正确地将露易丝描述为他的"锚定点"，或许这个锚定点的功能是让他的生活保持某种稳定。

将一个女人视为自身生存的祸患可能对潘科耶夫至关

重要，原因很简单。如果他能够将侵入性的力比多定位在自身之外，便能够减轻身体和身体形象层面的痛苦和困惑。但同样值得注意的是，潘科耶夫告诉奥布霍尔，父亲限制他的继承权直到28岁，因为父亲担心他会落入某个无良女人、"某个强盗"之手。他认为父亲的一个情妇恰恰就扮演了这个角色，她甚至在剧院里有一个由他支付的包厢。既然如此，他向后来的对话者们抱怨的全是露易丝把他扒得精光，拿走了他所有的钱，这难道只是偶然吗？

这让我们可以从另一个角度看待潘科耶夫的抱怨。为什么不把它看成维持乱伦屏障的一种方式呢？他将父亲对"强盗"女人的担忧提升至一种时刻存在的忧虑：它涉及对女人的禁止，但同时也提供了他所能获得的"男—女"关系的唯一模板。这种关系也带有母亲的不可能性的印记，让他摆脱了父亲客体的位置，弗洛伊德认为这个位置对童年时期的他非常重要。在他与奥布霍尔的访谈中，一个特别奇怪的转折时刻印证了这一点。有一次，他在描述一个俄国医生的儿子如何被俄国军队带走担任翻译时突然说道："你看，有的人经历了一切，有的人却面对着这个不可思议的蠢女人，不知道该怎么办。"关于露易丝的辞说立刻涉及了父子关系问题。

潘科耶夫对女人的抱怨随着他与弗洛伊德的分析逐渐成为过去而变得愈发明显，此外还有另一个因素对他有着稳定和安抚的作用：绘画的实践。我们还记得他接受布伦丝维克分析时所做之梦的细节，他不明白自己为什么还没有画下眼前的景象。因此，被画的形象进入了原本的恐怖之地。狼群的凝视不见了，他现在是绘画的主体，而不是被盯着看的客体。绘画是他与加德纳的通信中不断出现的主题，她评论说，在他健康状况不佳的时候，几乎每封信里都有他无法画画的抱怨。是否在绘画成了他的精神生活的晴雨表。事实上，他在描述了妻子的去世后写道："我花了整整一年半的时间才能重新开始绘画。"仿佛这才是衡量他是否康复的真正标准。

对潘科耶夫来说，绘画似乎具有两个功能：调和朝向他的侵入性凝视，吸收和输送力比多。他向加德纳描述说："我经常为风景着迷，有时我会有一种无法抑制的强烈欲望，想要尽快把这处风景画下来。"紧迫感暗示了冲动，我们知道，当他听到弗洛伊德患癌的消息后，他开始对着淫秽图片手淫。图像在最为不安和焦虑的时刻被召唤出来，就像一个屏幕。当他提到露易丝曾责备他做爱后要向她展示自己的画时，我们不禁要问，这个举动是否也有同样的强迫性质，仿佛他必须引入一个形象来中介他们的关系。

与布伦丝维克的分析出现关键转折点之前，他的另一个狼梦显示了这一形象的位置。在梦境的部分情节中，一群狼站在墙外，拥挤着靠近一扇门，来回奔走。它们的眼睛闪烁，显然想要攻击潘科耶夫、他的妻子和另一个女人。他胆战心惊，生怕它们会破墙而入。接着是另一个梦境，他的母亲打碎了圣像。我们或许可以把墙看作圣像本身。正是这面墙保护着他免受狼群的威胁，如弗洛伊德和布伦丝维克所说，狼群指示着父亲侵入性的一面。

倘若潘科耶夫通过绘画、抱怨女人，以及将自己认同为弗洛伊德这位经验丰富的探险家的同事，从而过上了相对正常的生活，我们便不能将他的案例视为精神分析的成功。与其说分析家的解释帮助了他，不如说他利用了他们给他安排的位置。假使精神分析异化了他，把他变成了一种吉祥物，那么他则通过围绕这种异化所塑造的认同来利用这种异化。正是这种异化让他能够建立自己的生活，尽管我们可能会想，如果他的分析家采取了不同策略，对我们讨论过的诊断问题更加敏感，他是否还会有别的出路。

当穆丽儿·加德纳 1971 年编辑并出版他的回忆录时，书名无疑反映了这种异化：《狼人自传：由狼人撰写》（*The Wolf-Man by the Wolf-Man*）。这个奇怪的重复并非同义反复，因为正是精神分析的烙印让潘科耶夫找到了一个身份。这些回忆不是谢尔盖·潘科耶夫的，而是狼人的。他去世后，加德纳在准备法文版本时选择了一个不同的书名：《狼人：由他的精神分析家们和他自己所著》（*L'Homme aux loups par ses psychanalystes et par lui-même*）。这个新表述或许让折射过程更清晰了：这本书首先是由"他的精神分析家们"所写，其次才是由"他自己"所写，仿佛他本质上是精神分析的副产品。

批评者经常评论说，尽管一生都在接受治疗，潘科耶夫仍然承受着巨大的痛苦，那些努力帮助他的人也未能给他足够的支持。他们假设，他本应该变得更加自主，更少痛苦，远离精神分析的世界。但我们已经论述过，也许他的痛苦所采取的形式在他设法保持的平衡中起到了自身的作用，他与分析的关系亦是如此。至于自主性的问题，潘科耶夫和我们一样，都依赖症状。虽然有些症状阻碍了我们生活，却也有些症状让我们得以活下去。症状既可能涉及与他人的连接，也同样可能涉及独自的活动。对潘科耶夫而言，从童年伊始到晚年住院的最后日子，他一直在向身边的人发出呼唤。正如他起初从家人那里寻求回应，后来又转向那些分析性的对话者一样，他对修女安妮的临终遗言凝缩了他对大他者永恒而不顾一切的恳求："不要离开我。"

第十一章

希普曼

最能将疯狂与正常画上等号的，莫过于英国历史上作案最多的杀人犯。引起怀疑之前的数十年里，哈罗德·希普曼一直在杀人，然而与肆意谋杀并行的，却是他良好的公民身份和谦逊的生活。虽然受害者的具体数量存在争议，但他至少杀害了250人，可能更多。虽然希普曼有着前所未有、非同寻常的杀人激情，但是他在作案中没有猛烈的暴力，没有不当的社会行为，也没有聒噪的妄想系统让他觉得必须公之于众。事实上，在接受精神病学家的询问时，他们找不到任何"精神疾病"的指征。

与其认真对待这一裁决，我们为何不能再次承认，疯狂不应当被等同于它的外显表现。疯狂的迹象可能且经常是很不显眼的。在大多数情况下——尽管不是所有情况——疯狂与正常生活是相容而非对立的。希普曼的故事之所以引人注目，不只是因为它是安静的疯狂的研究案例，也因为它向我们展示了社会在面对疯狂与谋杀问题时的反应。几年前我组织关于希普曼的研讨会时，收到了一些老人的来信，他们坚称，如果希普曼还活着并且还在执业，他们会毫不犹豫地找他做全科医生。当初的审判和珍妮特·史密斯女爵（Dame Janet Smith）的希普曼调查早已认定，他犯有200多起谋杀罪，我要举办研讨会已经是很久之后的事了。

媒体当初的回应大多聚焦于这位奇怪医生的邪恶内心。因缺乏能够解释其行为的严肃理论，人们诉诸一种近乎宗教的观念，即纯粹的邪恶。一个人怎么会做出这样的事情？缺乏任何现成的解释意味着其病因变得感官不可知：那是他内心的一种邪恶力量。耐人寻味的是，这恰恰也是我们在杀人犯对自身行为的解释中时而发现的想法：他们说，杀人行为是为了杀死受害者心中的邪恶。"疯狂者"和"理智者"在此共享了同一种妄想观念：有一个神秘而邪恶的内部机构，必须被摧毁。对凶手而言，是内在于受害者；对社会而言，是内在于凶手。

专业意见也没有什么改观。精神病学家理查德·巴德科克（Richard Badcock）在希普曼受审前采访了他，他提到了"一股由谋杀带来的智力狂爽"以及"一种以权力为基础的射精替代"。被逮捕后，唯一与他面谈过的精神病学家提出，希普曼患有"一种超越了医学、心理学和宗教常规诊断的精神障碍"，并得出结论："它和邪恶有关"。而负责此案的总警司用"邪恶简直从他身上渗了出来"这样的话来总结希普曼的情况。

通读希普曼调查中关于此案的专家意见也是一段令人忧虑的经历。这些意见不仅显示了对材料深挖不足，还证明了精神病学知识可悲的停滞。尽管有超过27万页的证据和超过2000万英镑的预算，结论所揭示的内容却与互联网调查问卷中获得的信息没什么区别：希普曼被认定患有"成瘾人格""低自尊""易受腐化的良心""刻板和强迫性人格"，以及"控制人和事的深层需要"；实际上，这些特质可能是我们许多人的共同特点。它们完全没有告诉我们任何关于他的信息，或者他为什么要犯罪，更令人惊讶的是，报告竟然没有发现任何精神病的迹象。希普曼调查小组的精神病学家明确指出"他可能是精神病"，尽管掌握着大量的材料，他们仍强调"没有证据表明他确实患有精神病"。其他几位对此案发表评论的精神病学家也明确表示，希普曼不是精神病，虽然他可能有"人格障碍"。在专家意见的摘要中，布莱恩·怀特（Brian Whittle）写道，希普曼"可以确定并非患有精神疾病"，未经药物治疗的精神病"是一种不稳定且难以控制的状态"。他假设，一个精神病主体"会在生活的其他方面表现出患病的迹象"。但这正是我们质疑的观点，要理解希普曼案件，就必须认识到这一点。

但愿一个更平衡的解释能够鼓励我们复杂地看待这种观点，并尝试理解这一系列谋杀是如何发生的。希普曼从未说过他为什么要这么做，甚至没有承认过他的行为，许多受害者的家属都觉得他在2004年1月的自杀夺走了他们想要的答案。有一段时间，希普曼成了剥夺意义的化身，因而人们可能会诉诸纯粹邪恶这样牵强的观念。大家期待有一天他会揭示一切，某个动机或原因会让这个案件得以"了结"。报刊漫画把他描绘成了死神的样子，而这恰恰相反地表明，如同死亡本身一般，对于生命的离去，任何解释都无法消除围绕着它的谜团和晦暗。

关于希普曼的传记资料不像其他许多传记那般丰富。我们有一些熟人、同事和狱友的证词，少数警方访谈记录，以及警方报告和珍妮特·史密斯的希普曼调查报告中呈现的谋杀细节。他已被公开的部分信件可以告诉我们一些信息，但我们所缺少的，是希普曼自己或他近亲的直接话语：对于所发生的一切，他们没有任何解释、辩护或描述。

这当然会让调查员的任务变得更轻松，但对我们而言，除了试图阐明希普曼行凶的原因，重要的是要利用这个案例来思考：我们还需要知道什么，才能有更为深入的理解？为了了解更多，我们应该提出哪些问题？这些谋杀是否标志了他的疯狂？或者，事实上这是不是一种绝望的尝试，试图应对那些让他正常的日常疯狂无法起作用的状况？

希普曼出生于 1946 年 1 月，是卡车司机哈罗德·希普曼和妻子薇拉的第二个孩子，薇拉是一个花边剪裁工的私生女。我们对他在诺丁汉某个住宅区的童年所知甚少，不过从学校的照片中可以看出，他穿着整齐，打着领结，与周围同学形成了鲜明对比。他似乎不善交际，但并未与同龄人疏远。一些描述中提到他与母亲特别亲密，他们之间有一种"心灵感应"。哈罗德备受疼爱，常常在父亲外出工作或去酒吧时，偷偷爬到母亲的床上。据说，薇拉对她的儿子寄予厚望，11 岁时他获得了高路文法学校的奖学金，他在那里学习勤奋，但没有取得任何显著的成绩。

希普曼17岁生日后不久，薇拉被诊断出肺癌，43岁的她不到六个月就去世了。在这几个月里，他们的医生定期来家里给她注射吗啡，薇拉和儿子显然会花很多时间交谈。母亲死后，深受打击的希普曼不得不在文法学校多留一年重修成绩，然后才开始在利兹大学学医。

在上学的公交车上，希普曼遇到了他未来的妻子普丽姆丝（Primrose），没多久她就怀孕了。这似乎成了双方父母的丑闻，让这两家人之间有了一道永远无法愈合的裂痕。他们于1966年11月结婚，并没有得到年轻夫妇所期望的来自家人的祝福，他们的第一个孩子，一个女儿，在大约三个月后出生。他们后来又有了三个孩子，都是男孩，分别出生于1971年、1979年和1982年。

毕业后，希普曼开始在庞特夫拉科特综合医院工作，他在那个医院工作到了1974年，共四年之久。他获得了儿科和妇产科文凭，很可能是在庞特夫拉科特医院，他开始了第一次严重的药物滥用。希普曼会使用杜冷丁，这种止痛药经常用来缓解分娩疼痛，或是用作吗啡的前置止痛药，他会定期给自己注射。

1974年4月，他在托德莫登附近的亚伯拉罕·奥默罗德医疗中心找到了一份新工作，他后来声称自己是在这年5月开始使用杜冷丁的，因为高层反对他提出的改进医疗实践的建议，这让他很抑郁。尽管如此，他还是很快得到了晋升，从助理全科医生升到了主治，他的勤奋工作和奉献精神赢得了病人和同事的钦佩。"他是一位圣人，一个真正善良的人。"他在托德莫登的一位病人回忆道。他是当地运河协会受人尊敬的成员，帮助清理和保护贯穿托德莫登山谷的水道。但与此同时，他开始了谋杀。尽管他之前在庞特夫拉科特可能有过行凶，但似乎可以肯定的是，他的杀人模式是在 20 世纪 70 年代中期的托德莫登固定下来的。

1975 年夏天，希普曼的同事首次注意到了一些问题。他会在诊所和家里突然昏厥，他们最初将这解释为"压力"的影响。实际上，希普曼大量注射杜冷丁的次数一直在增加，他的手臂和腿上布满了静脉注射的痕迹。他告诉同事昏厥是由于癫痫，但当地的一位药剂师注意到他开具的杜冷丁处方数量巨大，并且经常伪造相关文件。希普曼在 7 月通过了内政部毒品督察的面谈，但这位药剂师仍坚信那些处方并不合法。诊所的合伙人与希普曼当面对质，后者承认了自己的药物滥用，并被开除出了诊所。

警方随后开展调查，希普曼再次承认了他对杜冷丁的依赖，并同意寻求帮助。他住在约克郡的疗养院，似乎戒掉了杜冷丁，但一直抵触精神科医生的访谈。一份报告称，他承认自己在母亲死后一直饱受噩梦困扰，但并未提供具体细节。1976 年初，他承认了自己窃取药物和伪造处方的罪行，但他的精神科医生建议允许他继续从事医疗工作。一位精神科医生在给法庭的信中写道："如果不允许他继续行医，那将是灾难性的。"

之后，希普曼一家搬到了达勒姆郡，他在那里继续从事低调的医学研究和联络工作，1977 年 9 月，他在曼彻斯特附近海德镇的唐尼布鲁克诊所找到了一份工作。希普曼热情、敬业、勤奋，再次赢得了病人和同事的尊重。在高强度工作之余，他还参加了圣约翰救护队，为志愿者讲授急救知识，培训儿童保育员。作为医学持续职业发展项目（CPD）的积极参加者，他几乎没有错过曼彻斯特、利物浦大学和泰姆赛德综合医院的任何一次会议。到了海德没多久，他便开始在新诊所杀人。

他的受害者是年迈的男性和女性，这些人通常患有慢性疾病或刚刚丧亲。海德的谋杀刚开始很缓慢，有时每个月只有一次。但这个频率在 20 世纪 80 年代迅速提高，希普曼每个月会实施四五起谋杀，集中在 12 月至次年 2 月。凶杀现场会发生一些小的盗窃，涉及的都是价值很小或没什么用途的物品。

与在托德莫登时一样，希普曼对改进诊所水平有很多想法，并且憎恶一切影响他想法实施的障碍。对医疗改革的兴趣让他接受了许多报刊和电视记者的采访：他在《世界在行动》（*World in Action*）节目上就"精神疾病"发表了一些非常有道理的言论，医学媒体在讨论行业中的成瘾和酗酒问题时也引用了他的观点。他对医学知识充满热情，并迫切地想要将其传出去。

1985 年 1 月，希普曼的父亲死于心脏病发作。希普曼的姐姐宝琳一直和父亲住在一起，父亲去世后，她卖掉了房子，搬去和最小的弟弟克莱夫同住。遗嘱中写明了房子将留给她，希普曼似乎完全被排除在外。他在工作中显得更为沉默寡言，诊所的合伙人和员工都感觉到了一些不对劲：在病人面前，他几乎总是一个完美医生，但在员工面前，他傲慢、易怒、控制欲强。

毫无疑问，这就是为什么在唐尼布鲁克工作了近14年后，他要成立自己的诊所，带着一些员工创立市场实践（Market Practice）。他可以相对不受限制地遵循自己的医疗保健理念：自己选择处方药、避免不必要的入院治疗、为病人提供个性化的独特护理。当地卫生局对此印象深刻，这一实践开始盛行起来。他以创纪录的速度响应上门服务和安排好的预约。当卫生局问他为什么不安排一个值班护士时，希普曼回答说，所有的工作他都会亲力亲为。他真正成了独一无二的医生。

就连诊所墙壁上的招牌都写着"希普曼医生的诊所入口"，仿佛配发的不只是药，而是希普曼医生的药。杀人狂欢在1992年和1993年开始升级，并在1995年达到顶峰。他有大约3100名病人的名单，谋杀一直持续到他1998年被逮捕。后来的调查生动呈现了希普曼的谋杀场景，如同一幅活画像（tableau vivant）。他会去拜访一位通常独居的老人，在他的记录中，这会被记述为例行访问，或是对未预约来电的回访。他会给受害者注射强效的阿片类药物二乙酰吗啡，一般几分钟内便可致人死亡。他会声称他们要么在他到的时候已经死了，要么在他到访之后死了。尸体被发现时衣着整齐，通常坐在扶手椅上。在解释他是如何进入这些房子的时候，他经常说他们没有锁门。有时候，他会和有钥匙的邻居一起进入房子"发现"尸体。他也经常更改记录，表明无论是在杀人前还是杀人后，死亡都是预料之中的。记录中最常见的捏造是编造心脏病史。这种方法很有趣，因为它连贯且前后一致。我们可以发现，整个过程不仅涉及谋杀，而且还经常上演发现尸体的时刻，亲临现场。

随着死亡人数增加，一位当地的殡葬服务员对引人注目的事实产生了怀疑，她发现总是希普曼在处理当地病人的死亡。她告诉了海德的一位全科医生，后者将此事报告给验尸官，验尸官随后通知了警方。然而，由于缺乏证据，再加上行政错误导致死亡率统计有误，警方无法进行深入调查。与另一位殡葬服务员访谈了几次后，警方1998年3月撤销了此案。希普曼很有可能是在这个时候知道自己被怀疑了，这或许影响了后来的事件。

希普曼的谋杀是因为一系列离奇的失误而败露的，这让许多评论家认为他有意让自己被抓。1998年6月，希普曼为海德前镇长夫人凯瑟琳·格兰迪（Kathleen Grundy）做了一项血液检测，并让她在诊所里签署了一些相关文件。然后，他又让另一位病人在一份折叠着的文件上签字，它看起来像是体检表：事实上，那是凯瑟琳·格兰迪的遗嘱，现在这份遗嘱有了所需的见证人签名。希普曼亲手打印了这份遗嘱，把她所有的财产都留给了她的医生，"以酬谢他为我和海德人民提供的所有关怀"。无论用什么标准来衡量，这都是一次拙劣的伪造尝试：打字错误很多，有字母缺失，甚至还有一个指纹。

同一天，希普曼将假遗嘱连同一封署名为"K. Grundy"

的信寄给了当地的一家律师事务所，信中写道："我希望希普曼医生能因我的遗产而受益，但若他去世或不能接受，那么遗产就归我女儿所有。"然而这家事务所从未代理过格兰迪的任何事务，因此不太理解收到的信件。第二天，希普曼拜访了格兰迪，并为她注射了已经成为他标志性手法的致命二乙酰吗啡。又等了一天后，他伪造了她的病历，他倒着往前填写记录，暗示她有药物成瘾。因此后来他才说，他怀疑她是海洛因或杜冷丁成瘾。病历上写着，"除了治疗肠易激综合征的药物之外，否认服用任何药物"，之后又写道，"否认一切"。

在这之后不到一周，希普曼又给律师事务所寄了一封信，通知他们格兰迪去世了，这次的签名是"S"或"F. Smith"，一位曾为其打印遗嘱的"朋友"，却未提供联系地址。事务所联系了格兰迪的女儿，她自己也是一名律师，并且早已拥有母亲真实遗嘱的复印件，那份遗嘱把所有遗产都留给了她一人。她立刻知道第二份遗嘱是伪造的，于是报了警。格兰迪的遗体被挖了出来，希普曼对此有所预料，因此在他的记录中增加了更多她涉嫌药物成瘾的内容。当尸体内的吗啡被发现时，必须有一个合理解释。

希普曼谋杀的范围和规模很快被揭露了出来。随着调查持续，海德的居民向这位深受爱戴的医生的诊所寄去了支持的卡片和信件，几乎没有人相信这些指控。然而，死者的亲属在核对希普曼对他们亲人死亡的描述时发现了矛盾之处。在一些案例中，他声称自己是接到电话后前往死者家中，但电话记录却与之不符。最为关键的是，希普曼的电脑硬盘中还保存了病人死后补写病历的日期细节，显然他也没有预料到这一点。

他与警方打交道时表现得傲慢自大，再次以独一无二的医学权威自居，告诉警方他们根本不懂医学问题。然而，硬盘记录显示他伪造了长达数年的病历，有时是在杀害受害者的同一天，有时仅在几个小时之前。更多遗体的尸检确凿无疑地证明了希普曼的罪行。他被判决犯有谋杀罪，并被判处终身监禁。

他在狱中仍是医生，为囚犯和员工提供医疗建议：每周六他都会在自己的牢房接诊。希普曼被称为"博士"，并在监狱里多次写信给当地的国会议员，担忧诊所的病人在他入狱后医疗质量得不到保障。他尤其担心替代他的临时医生会使用限制清单上的药物，而不是他自己精挑细选的更昂贵的药物。对于正确用药的担忧经常出现在他对囚犯的建议中，他会告诉他们应该向狱医要哪些药。在此之外，希普曼把所有时间都花在了《哈利·波特》（*Harry Potter*）的盲文翻译上。

从原来的牢房被转移到医院侧楼的新牢房对希普曼来说是一场灾难，因为这剥夺了他的牢房诊所。他第一次尝试了自杀，试图用一条毛巾吊死自己，最终在 2004 年 1 月 13 日，他以上吊结束了自己的生命。在尸体下方的床头柜上，放着一本莎士比亚的《亨利四世》（*Henry IV*）。

关于希普曼的谋杀案，这些传记资料能告诉我们什么呢？哪些线索能为我们指明方向？他为什么要一再地与受害者创造奇怪的活画像场景？围绕希普曼提出的唯一真正的心理学理论是他固着于母亲之死的创伤。母亲去世前的几个月里，年轻的哈罗德每天都会看到她接受吗啡注射来缓解痛苦。她在两个儿子哈罗德和克莱夫的床前陪伴下，在吗啡诱发的昏迷中去世——家庭医生给她注射了最后一剂致命的吗啡。几乎紧接着，希普曼就离开了家，穿过诺丁汉的街道和周围的乡村，在倾盆大雨中奔跑了十英里。

目睹医生给母亲注射吗啡让他决定成为一名医生，而她去世带来的痛楚迫使他在受害者身上一次又一次地重复这个场景。到目前为止，这个解释很有吸引力，它将拯救者和杀手的形象融合在了一起。毕竟，这正是希普曼在医生和凶手生涯中扮演的角色。注射致死剂量吗啡的医生形象无疑是矛盾的：一个本应拯救生命的人却也是夺走生命的人。希普曼是否固着在了难以忍受的生死交接时刻？

这个解释的问题在于，上述事实在很大程度上是虚构的，它们主要来自各种传言，或者是那些可能与这家人根本不熟的人所说的话。我们实际上并不知道哈罗德是否在母亲临终时照料着她——一种说法明确表示他没有——或者他是否目睹了那些注射，就像我们不知道他母亲的疾病和死亡的任何医疗细节一样。我们所知道的只有希普曼一位病人的报告，她说希普曼经常谈论他的母亲，并且曾告诉过她的丈夫，他在 17 岁时目睹了母亲患癌的痛苦。除此之外便没有更多细节了。因此，吗啡注射、他在死亡时刻的在场等情节的建构，只能说是纯粹的虚构。

另一方面，谋杀首次集中爆发在 1975 年 1 月 21 日，也就是在他生日的一周后，那一天他杀死了三个人：莉莉·克罗斯里、伊莎贝拉·皮尔斯和罗伯特·林加德。他们都在这位医生到访半小时后死亡。我们很难不对这个日期有所联想，它一定对希普曼意味着什么：毕竟，母亲在他17岁生日的几天后确诊了癌症，并且非常重要的是，她是在6月21日去世的。我们可以猜测，日期的重合对希普曼有所影响。我们也还记得，他在58岁的生日前夜结束了自己的生命。因此，尽管不一定，但21这个日期和薇拉的死亡之间可能存在某种关联。

但我们需要考虑这种联系的性质。倘若母亲如此重要，希普曼为什么不杀更年轻的女性？急于假设他所杀的老人一定唤起了父母形象是不妥的，尤其是考虑到他母亲去世时只有43岁。他为什么也杀男性？为什么采取复杂的作案手法？为什么要精心策划这些死亡场景？一定有什么迹象指明了他的真正目的，他想通过这些重复场景实现或获得的某些东西。他如此频繁地出现在病人的死亡现场，这很早便引起了同事和殡葬服务员的怀疑——因为医生在那个时刻出现在那里并不寻常。如果这些静态场景让他得以出现在死亡时刻，那么我们实际上可以猜测，母亲死亡时他并未在场。如果他特别想要杀害近来丧亲的人，尤其是遗孀，我们也可以猜想，他在自己的童年是否经历过亲人离世。老人对他无疑有着特殊意义，我们希望能够更多地了解他的祖父母，了解他们的去世及其对这个家庭的影响。

薇拉之死的问题当然重要，但我们需要考虑它如何作用于他。将丧亲之痛看作"压力"的主要原因是一个过于简单化的观点，若要从更复杂的视角切入，须考虑实在、想象和符号三界。一界中的元素在某个不连续性的时刻可能会从另一界中返回：例如，当符号界突然被强调或被质疑时，一个形象、一种极为强烈的冲动或身体的躁动便可能出现。这正是我们在狼人那里看到的：当稳定自己的想象性认同受到挑战时，虚弱母亲和将死姐姐的形象就会两极化，返回来侵入他的身体。因此，与其说这是固着于创伤的问题，我们不如提出一个疑问：创伤元素为什么会在那些受害者死亡时再现于他的生命中？这是对他母亲之死的固着，还是未能拥有用以中介的符号机制的后果？毕竟，这一机制不仅能够中介母亲之死的经验，还能中介他的经验中其他迥异的部分。

在这个问题上，谋杀发生的时间变得尤为重要。他为什么要上演注射和死亡相继发生的戏码？毕竟他年轻时就已经成了瘾君子，能让注射的画面和朝向死去母亲的吸引交汇在一起。谋杀从未在 6 月有过激增，这是薇拉死去的月份，他似乎并未用症状行为标记周年纪念，尽管如我们所见，数字 21 对他来说无疑承载着某种分量。倘若对他而言，那些注射体现了母亲从痛苦中得到解脱的形象，那么他是否会在自己痛苦的时刻试图重现这些情景呢？创伤性地重复某个事件，与将这一事件召至其他可能不同的符号性断裂点之间是有区别的。

为了探讨这些问题，我们需要解释希普曼案件的真正谜团：即 1989 年 12 月到 1992 年 1 月的空白期，他的谋杀似乎在这段时间停止了。如果我们能理解那个时期他为什么没有杀人，或许我们就能更好地理解在那之前和之后的谋杀。希普曼调查报告称这个中断期是"他害怕被发现的恐惧和自我保护的欲望所导致的"。但这并不是很确定。虽然这段时间之前的谋杀行为差点被发现，但这种情况在其他时候也发生过，并不总是导致谋杀的中断。或许另一个重要的特征是，有些案件中受害者并未很快死去。差点没死比差点被抓更成问题，因为它停留在了生死之间的未决状态。同样，我们也可以注意到，这段间隔恰逢希普曼到了母亲去世的年龄，同时他开始计划开设自己的诊所：经过一番仔细寻找，他选择了市场街 21 号，这是偶然么？

我们还记得，他在给自己注射杜冷丁的许多年里都不曾杀害过别人。后来，当谋杀开始时，他选择了注射致死的方法。因此，这两种做法存在某种相似性：一个人被注射。我们可以假设这一点围绕着镜像认同，一种想象的停滞。他要么处在注射者的位置，要么处在被注射者的位置，或者两者兼有。如果我们要在其中寻找一种连续性，它就存在于这个认同中：被注射。所以，在给病人注射时，他或许是在给自己的形象注射。他自己的形象已经与那些通常年迈的病人混淆了。他成了他们。

从时间上来看，希普曼停止给自己注射后，便开始给别人注射。有趣的是，当他被捕后被关在警察局的牢房里，无法给任何人注射的时候，他拒绝食物，似乎觉得它们可能有毒。他只从一台他知道所有人都在用的机器里取茶和咖啡喝：不能再给他的受害者注射后，他担心有毒物质会被秘密地投入自己的身体。他害怕自己对他们做过的事也会发生在自己身上。这种想象的混淆在案件的其他细节中也很明显。例如，我们知道希普曼撒谎了。他会捏造病例的细节，其中有些似乎不能简单地用掩盖行踪来解释。也许他编造的谎言可以为我们提供关于其动机的线索：毕竟，谎言总是包含着主体并不承认的真相。例如，关于格兰迪涉嫌海洛因和杜冷丁成瘾的评论显然不是指她：当他写下她"否认一切"时，如果不是指他自己，还能是谁呢？

如此，在这些年里，是什么支撑着希普曼？是什么能让他过着看似正常的生活？答案或许是一种理想化的认同，正如精神病中经常出现的那样。病人会认同特定的社会角色或职能，这为他们提供了一个身份、一个锚定点。1976年2月，当希普曼承认伪造处方和偷取药物后，精神科医生建议允许他继续从事全科医生的工作。雨果·米尔恩（Huge Milne）给法庭写信说："如果允许他继续行医，对他会有利。相反，如果不允许他继续，那将是灾难性的。"与其将这一建议视为悲剧性的误解，倒不如说它证明有人认识到了让希普曼活下去的关键所在。他必须是一个接待病人的医生。

希普曼的理想化认同是医学：成为"医生"，甚至他的妻子普丽姆丝有时也不得不这样称呼他。希普曼就像一个扮演医生的人，不同的是他确实是一个医生。"我是个好医生，"他经常说，"我拥有利兹医学院的所有资格证书。"无论是否能够稳定病人，精神病中的认同往往都涉及例外的位置：他是唯一知晓、关心、拯救的人。希普曼的行为表明了这一点：在他参加的那些持续职业发展会议上，他总是扮演唯一真正懂得医疗程序和知识的专家角色。某种意义上，他成了海德所缺少的医生：那个可以信任、依靠、求助的人。

他一直坚称自己经营着一家"旗舰诊所"，如希普曼调查报告所言，"他显然认为自己是海德镇迄今为止最好的医生"，他以诊所在各类健康问题的"筛查方面拥有最高水平"为豪。"我们是佼佼者，"他说，"卫生局随时可以将我们诊所的质量与其他任何诊所进行比较，并询问为何其他诊所表现不佳。"因此，它是最好的，是一系列最高级的代表，这让它成了与众不同的例外。如希普曼在审判期间所说，其他医生可能会对某个血压结果感到满意，但他不会，因为他致力于"完美"。这种对最高级的关注——典型的偏执狂——也出现在他对审判本身的描述中：在给朋友的信中他写道，这可能是"本世纪代价最为昂贵的案件"。

这种认同稳定了希普曼，希普曼被定罪后的监狱生活证实了这一观点：我们了解到，他把自己变成了监狱医生，为囚犯和狱警提供医疗建议，并与国会议员通信讨论如何为他之前的病人提供最好的照料。他拒绝参加监狱的自我认知改变小组或思维技能强化工作坊，却报名参加了丧亲辅导课程。医护者的位置显然对他至关重要。

希普曼在狱中的书信往来显示出他陷入了绝望、孤独和极度痛苦之中，而扮演优秀医生的角色是让他保持精神稳定的唯一支撑。正是这个位置被剥夺后，几周之内，他就试图上吊自杀：这是他第一次尝试自杀。或许这个稳定化的认同本身是基于他对母亲某个方面的认同。虽然我们没有这方面的资料，但对她如何照顾生病的家人有更多了解是很重要的：她如何处理孩子、丈夫、父母以及她自己的疾病。希普曼是否可能从母亲那里认同了照顾病人的特征？倘若真是如此，是否只有好医生的形象受到质疑时，他的照料才会变成谋杀？

有趣的是，我们唯一掌握的希普曼学生时代的资料恰恰包含了这一特征，那是一篇他发表在学校杂志上的故事：一只狗折断了一只虎皮鹦鹉的翅膀，它们去看兽医，兽医给翅膀做了石膏夹，从此它们形影不离。医疗干预后，小狗和鹦鹉之间的纽带得到了巩固，这个故事写在母亲生病前很久。希普曼在儿科备受赞誉，他在儿科和妇产科工作期间几乎没有杀人，这或许反映了他的母性关怀，仿佛处在母亲的位置意味着他不必杀戮。他显然很喜欢接生。

这个案件的评论者认为，他之所以没有在这段时间行凶，是因为在儿童病房杀人有实际操作上的困难，但实际上，更有可能是维持他生活的认同在那时未受阻碍。不过，从儿科转到妇产科可能是他开始使用杜冷丁的时候。即使不再是儿童的照顾者，他仍然可以通过药物保持母亲的位置：杜冷丁被用来帮助产妇和痛经女性减轻疼痛，这个科室的医生也会经常使用它。

那么，对关心病人的医生的认同——也许是基于对母亲的认同——是促成了，还是阻碍了他的谋杀？夺去生命是其医生形象的一部分么，抑或相反，是这种认同崩溃的结果？希普曼非常热衷于为病人选择和开具他认为最好的药物。他的药品费用是同行的两倍，并且他很自豪没有让金钱影响到他所提供的医疗服务。他经常与当地的卫生局发生争执，后者不批准他选择的昂贵药物。在监狱中，他会指示身体不适的囚犯向狱医申请特定的药，它们通常比常规处方药更贵。

在药物和费用上的担忧导致了一种谋杀的权衡，这并非不可能：为了提供最好的治疗，他的预算必须保持平衡，这意味着要定期清理一定数量的病人。"我有太多病人要照顾"，他会这样抱怨。当得知自己负责的病人死亡时，他有时会评论说："我的药费又省了一笔。"事实上，他杀害的病人通常消耗着大量药品。在这个意义上，谋杀大概是他医学理想的必要组成部分，一种官僚主义的预算管理，通过杀人来保证医疗质量。

希普曼前些年因药物违法受审时声称，他加入托德莫登诊所后增加了杜冷丁的使用量，我们兴许可以相信他。他说在改进诊所的计划遭到阻力后，他对杜冷丁变得更加依赖。这不一定是牵强附会，希普曼对最佳医学实践理想的执着意味着计划被反对可能真的会给他带去毁灭性的影响。毕竟，他的医学身份关系重大：受到质疑的是他的存在本身，即支撑他的位置。

另一方面，也是认同的紊乱导致了谋杀。当稳定化认同受到质疑时，病人的符号坐标通常会被打乱。一些事情的发生影响了他们世界的符号结构：为人父母、找到新工作、退休，或者其他任何日常生活连续性的符号化中断。在其他情况下，理想化认同本身可能会受到直接挑战：工作中接到的投诉、关系的结束、与朋友或爱人突然疏远。这个人之前构建的位置无法再维持，尽管他通常不会意识到这一点。它不会被直接表达，必须从长时间的会谈中推断出来。

我们也已经看到，符号界的解构可能会导致在另一界中重新引入那些元素。在希普曼的案例中，如果我们将他与受害者的镜像关系理解为想象两极化的实例，那么我们就必须找到它的触发因素，它们不属于想象界，而属于另一界域。这些坐标会是什么？要找到答案，我们需要审视希普曼作案手法改变的时期。相比于寻找明显的创伤，细节往往隐藏在时间的巧合中：例如，一个孩子到了曾发生重要事件的年纪。正是由于这个原因，重大创伤事件的探寻常常没什么结果。

在希普曼这里，有几个关键的日期：他的妻子普丽姆丝到了和他母亲去世时同岁的时候；希普曼自己到了和父亲去世时同岁的时候，也就是 1995 年，这一年他的谋杀开始真正升级；他父亲去世的日期；他的孩子们出生的日期。虽然还有其他重要时刻，但这些特定日期似乎是希普曼的状况发生变化或加重的时刻。虽然它们看似没什么共同之处，其中却隐含着一个非常精确的问题：代际的符号性传递。

这在精神病中尤为重要，因为它要求符号化代际的差异，符号化通常以遗产来体现的传承。许多文化都有标记这些时刻的复杂仪式和典礼，精神病主体缺少能够理解和定位它们的符号化框架，因而可能会更强烈地感受到除权之洞。我们可以从大量的互联网诈骗中看出这些时刻的重要性，以及它们在我们精神生活中的位置。这些欺诈会告知当事人他们有一笔可继承的遗产，这或许触动了一种潜在信念，即符号秩序本身欠了我们某些东西。

我们可以在此稍作停顿，回顾一下希普曼被揭露的情境：伪造格兰迪的遗嘱。他用自己的打字机以格兰迪的名义起草了一份遗嘱，这方式相当不专业，也未付出多少努力。他把这份遗嘱寄给了当地的汉密尔顿·沃德律师事务所，尽管格兰迪并不是他们的客户。遗嘱声明要将她的所有财产留给希普曼，没有给女儿或孙子留下任何东西。附带的另一封信署名为"S"或"F. Smith"，其声称自己是格兰迪的"一位朋友"，帮她起草了遗嘱。大多数评论人士都不相信希普曼认为自己能够侥幸逃脱。因为他知道格兰迪的女儿是名律师，而且他的伪造拙劣得令人难以置信。

倘若认真考虑此处的遗产问题，我们会问，希普曼的父亲之死在其中起到了什么作用。希普曼的父亲死于心脏病，而希普曼对患者病历最频繁的篡改就是编造心脏病史，这或许并非偶然。就像凯瑟琳·格兰迪这件事，我们可以在希普曼编造的谎言中看到一个未被承认的真相。熟悉希普曼的人注意到，1985 年 1 月父亲去世后，他变得更加冷漠和疏离。父亲的房子被留给了当时仍住在那里的姐姐宝琳，她将房子卖掉后搬去和弟弟克莱夫及其妻女同住。如果宝琳去世，她的财产将归克莱夫及其家人所有。因此，希普曼没有得到任何份额：父亲的遗产有效地将他除名了。

这不正是希普曼后来伪造的格兰迪遗嘱的镜像吗？父亲的遗嘱将大部分财产留给了女儿，希普曼被排除在外，在他多年后伪造的文件中，格兰迪恰好没有留给女儿任何财产，而是把它们都给了希普曼。前一份遗嘱中，女孩受宠而男孩被忽视；后一份遗嘱中，男孩受宠而女孩被忽视。在父亲的遗产将他除名后，谋杀次数增加了，并且往往集中在1月或2月期间，它们标记了这个日期。我进一步推测，希普曼在受害者家里小偷小摸的行为也是从1985年这个时刻开始的。父亲的遗产分配构成了一个符号性的问题。而不仅仅是真实的、经验性的问题。谋杀之后的小偷行为实际上是在上演死亡，以及死后将物品传递给希普曼的场景。

对遗产问题的关注也可以进一步揭示格兰迪谋杀案的真相。希普曼为他的诊所设立了患者基金，并积极鼓励捐赠。他的办公室甚至还贴着一张通知，告知病人在遗嘱中赠予钱财。他知道格兰迪答应从镇长夫人基金中捐出一笔钱，但她的受托人后来撤销了这个决定，认为这是"不恰当的目的"，将捐款转赠给了泰姆赛德临终关怀疗养院。显然，她在去世前不久将此事告知了希普曼。这样一来，她就成了一个欠他东西却拒绝偿还的人。希普曼调查报告指出，他有时会要求得到死者的一件物品。有一次，他向一个家庭索要一只虎皮鹦鹉——我们会想到他的童年故事；另一次，他要一台缝纫机；还有一次，他要一张老旧长凳。他的那些小偷行为涉及的都是不值钱的首饰，比如胸针、耳环，或许还有零钱。

珍妮特·史密斯注意到了他会从死者家里偷盗物品，但并未给予太多关注，她认为这显然不是谋杀的动机。金钱或财产的死后传递问题同样与他的自杀有关。该案件的评论者经常指出，希普曼之所以在 60 岁生日前自杀，是因为他知道如果他死得再晚一些，普丽姆丝就无法得到全额的遗孀抚恤金。如果他 60 岁之前死去，她将获得一次性支付的十万英镑抚恤金以及每年一万英镑的养老金，如果他 60 岁之后死去，她每年只能获得五千英镑，并且没有一次性抚恤金。虽然我们可以在其中看到简单的利他行为，但在他的选择中，遗产的主题可能十分重要。

我同样推测，我们需要更多地了解希普曼的祖父母，看看他们那一代在遗嘱或遗产问题上是否出现过一些状况。再一次地，其中的关键在于界域：对希普曼而言，遗产并不处于符号界，而是处于实在界。他的谋杀被终结，以及最终被定罪，都围绕着遗嘱和遗产问题，或许并非巧合。这难道不是在向我们暗示，谋杀的起点也与此有关吗？

希普曼案件向我们展示了理解正常生活和谋杀行动所需要的细节。相比于"创伤固着"这样太过简单化的理论，我们需要一个包含实在界、符号界和想象界之间相互作用的复杂模型，并且需要认识到理想化认同的重要性。

这个案件经常被用来提及医疗责任和死亡证明系统中存在的问题，但它也揭示了当代精神病学真正面临的一个僵局。当代的精神病学已经失去了它的历史根基，迫切需要回归早期关于稳定型精神病的研究，这类精神病与职业成功和社会功能可以相容。如果没有这种回归，便只能诉诸"纯粹邪恶"这样的幼稚观念了。

这种观念来自"专家"，这一事实应当让我们想起这个案件本身：盲目听信专家有时是不明智的。无论是对待他的受害者，还是接受对他诊所的第一次马虎调查，希普曼都受益于在医学权威和知识层面不容置疑的理念。怀疑兴许能拯救一些生命，而具有讽刺意味的是，人们试图弄清他的动机、想让事情有某种"了结"、想给出一个全面的解释，然而，这些尝试不过是重复了希普曼本人所凭借的姿态：尊重专家的知识。

对希普曼的诊断并非"纯粹邪恶"，而是偏执狂：他占据着一个例外的位置，致力于将自己的知识强加给他认为存在缺陷的周围世界。作为海德的"医生"，他要让世界变得更美好。即便在狱中，他也在努力着，他需要占据一个特殊的位置。如他写给朋友的信："目前还没有报道，感觉什么也没有做。这件事让我十分崩溃。"他的这番话无疑透露出一丝自大的味道，好像报道对他来说是必要的。在审判期间的另一封信中，希普曼写道："这个案件是计算机证据最多的、报道最多的、指控数量最多的，兰开斯特法学院用我的案例作为他们期末考试的'长案例'。还有其他几项之最。"这一连串的最高级呼应了他所追求的卓越地位：不只是"最佳医生"，现在，随着审判的进行，他成了"第一人"。

将这个案例与长线连环杀手加以区分也很重要，希普曼经常被归于其中。很显然，他并没有试图消灭或废除受害者身上的某些危险元素。如我的一位患者在谈论开膛手杰克时说："他试图杀死的不仅仅是一个人或一具活着的身体。"在希普曼身上，我们并没有感觉到他在从事类似的任务。一遍又一遍地重演死亡场景未必等同于想要杀人，而且他通常会拯救，而非消灭。

在另一封监狱来信中，我们看到了他的拯救能力和不同寻常的医学信仰："这里的生活很有趣，我的狱友周一晚上试图上吊自杀。我听到了他最后的呼吸声，把他抬了起来，解开绳结放在地上，然后呼救。处理完这件事，我在凌晨两点左右继续回去睡觉了。我的狱友现在看起来好多了，他的药正在起作用。"信的风格很超然，这个创伤事件似乎并没有影响他的睡眠。

他的努力在某种程度上相容于周围的世界，这显示了精神病和正常生活的一致性。正如他在狱中给朋友写信说："警察抱怨我很无聊。没有情妇，没有国外住所，没有瑞士银行的存款，我很正常。如果这就是无聊，那我确实这样。"然而，他会哀叹法官和陪审团未能看到这种正常。写到觉得没能在法庭上成功为自己作证的时候，他说："我觉得我没能展现出我的正常。"从我们的视角来看，恰恰是对正常的这种认知可能会让我们开始担忧。

第十二章

与精神病工作

　　精神病的精神分析理论与精神病主体的精神分析并不是一回事。精神病的精神分析理论真正展现的是精神分析研究中的概念如何帮助我们思考精神病的临床案例，并为临床工作制定策略。多年来，人们尝试过为这类工作引入各种规则，如同为神经症设计的规则一样，这些尝试从未成功过，只会加剧对技术问题的困惑。与精神病的工作根本就没有公式可循，即便可能存在某些禁忌。正如精神分析家柯莱特·塞佩（Colette Sepel）所言，没有"精神病患者的精神分析"这回事：只有一个精神分析家和一个精神病主体。在每一个案例中，都需要重新思考和创造这两人之间的关系。这在20世纪50年代是众所周知的，但在如今日益加剧的压力之下，我们不得不假装只有一种正确的做法。

　　然而，前面的章节应该已经教会我们，无论是精神分析还是其他任何形式的临床工作，都必须对诸多不同要素保持敏感。如果遭遇父亲形象或第三方会触发精神病，那么临床工作者显然应该避免处在权威人物、主人或专家的位置。人们早已在精神分析的历史中见识到，有些人会在分析或治疗开始后发作，尤其是临床工作者像一个大师的时候。分析家持久沉默，或是给出主体无法理解的神谕性解释，或是无限制地邀请自由联想，都可能触发潜在的精神病，文献中到处都是这样的例子。分析家越是认同知识的位置，对患者而言就越危险。

一种截然相反的立场解释了20世纪60年代和70年代一些治疗社区的成功之处。在那里，临床工作者会刻意避免披上权威披风，传统的精神健康层级被打破了。精神科医生和治疗师与病人处在同一水平，共享同样的生活区、同一张餐桌、同样的报纸和香烟。这种方式能促进想象关系，而不是迫使主体面对符号关系。他们努力摆脱"医生"和"患者"、"我们"和"他们"之间严格不对称的结构与情境。虽然这类社区都设有规则，但临床工作者会避免采取主教权威般的态度。相比于父母，他们更像是同辈。

如今，几乎每一位执业治疗师或分析家都会与精神病主体工作，尽管如我们论证的那样，由于稳定形式的精神病普遍存在，很多时候临床工作者和患者都不会意识到这一点。今天的许多临床工作者没有被教导如何在传统意义上作出诊断，这是我们在第五章中尝试勾勒的内容，他们有时会迷失于不断扩张的标签迷宫：人格障碍和性格类型、成瘾、社交恐惧症、季节性情感障碍等。如今的治疗环境相当宽松且富有支持性，避免了等级制度，这解释了为什么许多这类案例最终都没有发作，因而临床工作者经常会诉诸这些标签，试图借此命名他们所处理的状况。

在治疗情境中避免处于掌控的位置，有时候是知易行难。一个好意的临床工作者可能会在治疗中有意采取友善和支持的态度，却在给出解释时将特定的世界观强加给了患者。这个世界观可能来自他们自己的理论教条或个人偏见。正如皮耶拉·奥拉尼耶的警告：试图迫使他人共享一个不属于他们自己的真理，这其中蕴含着暴力。有些时候，我们的警醒为时已晚，患者的反应告诉我们，我们强加了一些东西在他们身上，这些东西并不忠实于他们的经验：毕竟，我们可能会觉得，如果他们开始像我们一样思考，我们的焦虑就会减轻。这也是精神病治疗手册总是大受欢迎的原因之一，它将"如何思考"的模型强加给了患者。其中一些读起来就像说明书，仿佛治疗不过是将一种正确思维的技巧应用到被动的接受者身上。

每段治疗都需要和每一个独特的病人一起发明，相比于承认这个观点，人们显然更容易相信存在机械式的方法，而精神病疗法的历史显示出了一种整齐的分流：一些疗法旨在与病人保持距离，强调技术程序和规则；另一些将治疗师的存在作为赌注，押在与精神病的相遇之中。如玛格丽特·薛施蔼所说，精神病的治疗涉及一种"关乎存在的赌注"。两种传统都发展出了容易被嘲讽的极端形式，在某种意义上，我们可以说，其中一种是要确保治疗师的安全，另一种则更关注病人。后一种传统的治疗师经常发出警告：试图巧妙地或直接地让病人适应治疗师的世界观可能会带来危险。

试图"正常化"病人，让他们适应我们所认为的共同现实，总是极具危险的行动。如弗里达·弗洛姆-莱希曼[①]所说："也许精神分裂症的心理治疗取得良好效果的最大威胁——直接归因于治疗师——是许多治疗师对精神分裂症患者所谓的社会适应问题持有的传统态度。许多精神分裂症患者能否康复，取决于心理治疗师能否摆脱传统态度和偏见的束缚。我们不能也不应该要求这些病人接受引导，被迫适应我们文化传统的常规要求，更不必说治疗师个人对这些常规要求的看法了。治疗师应该意识到，只要这些人能够在不伤害周围人的情况下为自己找到安全和满足的源泉，无论他们的邻里、家人和公共舆论是否认同，他在精神分裂症治疗中的角色便已经完成了。"

如今再看这些话，它们与 20 世纪 40 年代被写下时同样正确。事实上，某些治疗传统中存在着向一种模式逐渐转变的趋势，可能会强化这些偏见。对这些传统而言，治疗事关反馈，当精神病主体向治疗师表达他们的想法和感受时，后者必须充当一个涵容的空间，向患者表明他们看似比较原始的交流是可以被听到的，并将它们以加工过的形式反馈给患者。当然，关系中的人际接触可能有益，但风险在于这会强加给他们一种意义，这种意义很可能更多地与"容器"的历史有关，而与患者的历史关系不大。但愿我不是在讽刺这类疗法，当然，某些情况下它们是有效

---

① 弗里达·弗洛姆-莱希曼（Frieda Fromm-Reichmann），德国精神病学家，二战期间移民美国，心理学和精神分裂症治疗领域的女性先驱，创造了"精神分裂症母亲"（schizophrenogenic mother）这一术语："精神分裂症患者对他人有着充满痛苦的不信任和怨恨，这是因为他在婴幼儿时期遭遇了重要人物的严重扭曲和拒绝，通常是患有精神分裂症的母亲。"

的，而且运用得很巧妙，但它们也可能制造出"机器人"，这些机器人会模仿治疗师的语言和价值观。

强调社会适应也会带来其他危险，它可能会忽视许多精神病主体发展出来的独特而又古怪的生活方式。重要的不是告诉一个人如何生活，而是要在他们的历史中找到对他们有帮助的东西，有什么样的认同或理想化，有哪些活动或项目：或者是在他们的妄想中，或者是在他们的家族历史中，是否有稳定可靠的东西，有哪些"好东西"是可以鼓励和支持的？实际上，如果治疗师推动主体参与具有社会价值的活动或关系，这种社会适应可能会引发灾难，因为它引入了一个符号位置，但主体没有任何东西可以支撑这个位置。

例如，建议某人去找份工作或去约会，在一些情况下可能没有问题，但在另一些情况下可能会触发或加剧精神病。因为主体被推向了一个符号位置，或是被推向了与大他者欲望的相遇——成为员工的老板，成为一个女人的男人——却可能无法应对由此带来的符号化。同样，"实现"和"行动"的社会律令可能会让治疗师鼓励主体开始某些活动，但事实上，对他们来说，这些活动永远无法实现、永远处于未来才是至关重要的。我们可以想一想施瑞伯，他要在未来创造一个新人种，或者爱梅虽在写作，但她认为自己重要的文学作品会在未来完成。这就是弗洛伊德所说的精神病现象的渐进层面，美国精神病学家在20世纪50年代也认识到了这一点，他们认为未发作的精神病可能会因为对尚未实现的理想感兴趣而保持稳定。未来的某些方面必须始终被赋予一个位置。例如，一段柏拉图恋情可以让一个人稳定数十年，它的"非实现"必须被尊重。

向真正的对话保持开放在这里至关重要，治疗师必须避免试图向主体表明，他们的思维"不正确"，或未能符合正确看待世界的方式。矛盾的是，这使得精神病治疗背离了"精神健康"的传统参数，后者依赖临床工作者的"预知"，即他预先知道什么对主体是最好的。正如库尔特·艾斯勒多年前所言："只要精神科医生在与精神分裂症患者的交往中一味地考虑治疗事项，他的治疗方法便注定失败，因为治疗必然意味着某些东西是'好的'或'坏的'。"

同样，任何从事此类工作的人都应该质疑自己帮助或治愈别人的幻想。刘易斯·希尔指出，"'帮助人类'这句话既可掩盖亦可表明一些动机，比如视自己高人一等，居高临下地看待病人，或者支配、控制并强迫病人接受自己预想的行为模式，甚至是通过病态的自我牺牲和自我惩罚来追求卓越"。精神病主体能够非常迅速地感受到这些动机，并理所应当地质疑。正如一位患有精神分裂症的女士在初次会谈结束时对治疗师提出的异议："我们才刚认识，你怎么就能声称关心我呢？"倘若治疗师只是关心所有痛苦的人，她又怎能意识到眼前这位病人的特殊呢？她的工作会被拯救幻想所维持，而这个幻想当然会阻碍她倾听病人。

安抚病人，告诉他们情况会好转，可能只是一种自我安慰。这种情况在与精神病主体的治疗工作中屡见不鲜，如今的普遍趋势是引入某位分析家所说的"医患关系的伪造"，往往会产生令人遗憾的结果。病人敏锐察觉到的伪善只会证实他对环境的不信任。弗洛伊德在写给同事约翰·范·奥菲森（Johan van Ophuijsen）的一封信中也呼应了这一观点："我建议你放下你的治疗野心，试着去理解正在发生的事情。当你做到了，治疗自然会进行下去。"拯救患者的愿望可能会带来一种自我重要感和价值感，但它最终会损害治疗。如刘易斯·希尔所言，治疗师必须认识到"强烈的助人愿望并不比愿意为病人所用来得有效"。

虽然与精神病主体的工作没有公式或秘方，我们仍然可以希冀发明出尊重他们需要的策略：稳定、增补，以及创造独特且个人的方式将符号界、想象界和实在界扭结在一起。我们可以帮助他们创造意义，而不是强加我们自己的意义，帮助他们发明新方法来应对让自己饱受折磨的精神或躯体刺激。回顾前文所探讨的三个案例的历史，我们便可以想象，通过对话可能获得的对他们生活的详细了解，能够为我们提供一些线索。例如爱梅的个案，对她来说书信往来的联系非常重要，我们的工作可能要鼓励她以某种方式继续这样的联系：或者是找到某个职业，或者也许可以邀请她每天或每周给分析家写信。我们还记得她的书面沟通渠道被中断后发生了什么：当没有人再告知收到她的信件时，她袭击了迪弗洛夫人。

我们假设，她的解决方案也涉及占据一个例外的位置，成为"被上帝选中的人"。她没有向世界宣告这件事，但在心里多少保留着它。分析家也可以肯定和支持这个位置，用某些方式让她看到她的位置是独特的。也许可以鼓励她，让她视自己为分析家特别的老师，在某种程度上，这无疑是准确的。每一位患者都教会了分析家一些东西，虽然我们没有理由告诉神经症主体这一点，但有时候，我们有充分的理由让一个精神病主体知道它。分析家可以尝试寻找一些方式，帮助精神病主体认识到教导与学习的维度。

在谢尔盖·潘科耶夫的案例中，我们找到了关于稳定和转移的线索。他作为探险家弗洛伊德的同事时最稳定。这个位置让他能够避免无法符号化的问题，即成为父亲的儿子意味着什么，因此临床工作者无疑会避免父亲的位置，转而强调共同开展的对精神生活的联合研究工作。我们的赌注是，这个想象性的位置会作用于他的身体问题，他的躯体症状将不再那么困扰他。由此，主体与分析家之间的治疗关系会变成一个构建认同位置的空间，即成为一个合作者。

此外还有一种可能：从物质的身体转向知识的身体。潘科耶夫着迷于精神分析和文学，在这两个领域皆学识渊博。如果合作者的位置能够维持，我们可以希冀他能够从对自己身体的无休质疑——这给他带来了许多痛苦——转向对某种知识的质疑：不是质疑身体的医学知识，而是，比如说，质疑精神分析、文学或哲学知识的身体。在这样的探索中，开放性提问十分重要，我们要认识到，在潘科耶夫这里，为意义设立限制的符号运作是缺失的，因此在他的内在世界总会有一个问号。以丰富的而非迫害的方式细致阐释这一点，可以成为治疗的目标之一。

至于希普曼，尽管材料表明治疗几乎是不可能的，我们仍可以从这个案例中提取许多细节。我们可以猜想，在母亲一侧的认同或许形成了某种稳定，"医生"的角色是他占据例外位置的方式：或许，是成为他母亲缺少的那个医生。这显示出精神病是能够与"正常"生活完美相容的：维持工作、家庭，在社区获得尊重。至于他的谋杀，真正的问题在于希普曼的罪行是其精神病的真实形式，还是相反，谋杀是他在这一形式被外部事件打碎后试图重新找回它的绝望尝试。这个案例可以让我们了解到精神病是如何通过专业角色维持稳定的，这意味着当我们与患者对话时，即便他看似没有任何外显症状，我们也要仔细思量。

专业角色可能是维持函数公式、维持例外位置，或与某些群体、理论事业建立联系的一种方式。在谈论比利时库蒂尔中心（Courtil Centre）与精神病主体的工作时，阿尔弗雷多·泽诺尼[1]描述了该中心如何搁置教育与康复的努力，转而开展了"自我塑造"项目，患者在项目中经常会为自己塑造角色：退休工人、艺术家、志愿治疗师、发明家或精神卫生机构的专家。这些认同能够让他们在某种

---

[1] 阿尔弗雷多·泽诺尼（Alfredo Zenoni），精神分析家，弗洛伊德事业学派成员，长年从事精神病患者的社区治疗工作。

已经建立的社会纽带中看待自己，不一定要生活其中，而是占据一个位置，或是在其边缘，或是悬置于上方。如我们所见，这些角色会与患者的精神病逻辑相容，并可能吸引他们参加到不同类型的项目中。

这些努力不应与那些具有预定目标和结果的标准化康复努力混为一谈。艾伦·科林指出，必须认真对待每一个精神病主体重建自身世界的计划。如果只是致力于"康复"，却忽视了患者在其计划中自己制作出的策略和意义，那就很荒谬了。它们可能既在社会领域"之内"，又在社会领域"之外"，既与某个网络相连接，又不必被迫地与他人互动，或在互动中给出自己的承诺。精神病主体表达的批判性洞见必须得到尊重，并成为任何治疗过程的一部分，正如科林观察到的那样，由此他们才能在可以感知到矛盾的真实世界而不是某种理想社会中找到自己的位置，后者只存在于治疗师的想象之中。

拉康早在1932年的论文中就注意到，精神病主体经常会被宗教、政治或慈善团体吸引，尤其是有着明确使命的团体，比如社会改革或促进公共利益。教育和护理也颇受他们欢迎，宗教教会和武装部队亦是如此：这些职业提供了一个结构，可以替代缺失的符号维度，或是提供一种对抽象责任的献身感，比如关怀或教育。规则和制度，尤其是军队中的规章制度，在这里往往很有用，因为它们给了主体一个外部结构，补偿了没有建立起来的内部系统。事实上，许多治疗性社区会强调一套明确的规则体系，并认为这些规则可以发挥符号秩序的义肢功能，但有一个前提，这些规则绝不能被看成任何个人的突发奇想或发明，而应被视为"事物如何运转"的纯粹法则，适用于社区的每一个人。

因此在个案中制定治疗策略，关键是要了解这个人过去是如何应对的：核心问题在于过去是什么阻止了他们发疯，又是什么状况导致了他们发作。一旦我们有了这些问题的答案，就能更好地制定当前的治疗策略。我们对触发因素了解得越多，对这个人不能被符号化的部分就知道得越多，从而能够尽量避免把他们推向错误的方向。

了解之前的平衡是靠什么实现的，对于思考未来的可能性至关重要。实现平衡的方式多种多样，或是构建一个理想、坚持一个形象，或是拥有有效的函数公式、创造符号系统的义肢、建立例外的逻辑、开展限制和命名力比多的活动，又或是这个人找到的扭结三界的任何形式。一旦我们对此有了概念，治疗方向便可能更加清晰，但这样的治疗能够采取怎样的形式呢？它是否有严格的界限？它是策略性的还是程序性的？

有趣的是，探寻触发因素的情境以及先前平衡得以保持的过程，本身就是一种治疗。相较于让患者填写问卷积累数据——这更可能使某人的学术生涯因发表论文而受益，对科学价值并无实质贡献——真正的对话才能够帮助主体建立一种历史感：事实上，这个历史曾经可能是完全缺失的。

我们已经看到一些精神病主体没有历史："幸福的童

年"，风平浪静的工作和家庭生活，诸如此类。没有任何标记被引入来表明事情发生了变化，而这些断裂的时刻恰恰是人类生活的特征。有一些精神病主体非常清楚他们的改变时刻，然而当这些时刻缺席时，通过细致和灵活的工作让主体能够建构它们可能会很有帮助。时间性的建立会让这一过程起到治疗作用，那些"之前"和"之后"的时刻可以作为符号坐标，帮助这类患者定位自己和自己的困难。他们不再是一个没有历史的客体，而是可以成为其主体。

这项工作必然涉及大量细节，因为临床工作者会邀请主体为他们生活中的插曲或事件命名、确定日期，并将它们区分出来。在看似一团乱麻或连续不断的经历中创造区别至关重要。我们还记得符号界的定义性特征便是如此：在一堆未经区分的材料中形成划分和对比。精神病主体能够创造出第二个能指，这总是一个重要的时刻，它作为一个新词，不同于那个指示了他们生活中破坏、侵入或难以忍受之力量的能指，却又与它相关。一位忧郁症患者不停地谈论压在他身上的"虚无"，直到工作进展到某个时刻，他能够区分"虚无"和"空虚"。不论这两个词的含义如何，重要的是形成了一个最小的二元，这是符号功能的基本单元。

另一个案例中，主体不断重复着"我死了"，正是"死"与"失活"的对立打开了他的辞说，让他第一次能够谈论其他事情。临床工作者可以在这方面帮助主体，谨慎强调他们言说中可能承担着二元之第二项功能的某个词，邀请患者将它与最初看似单一且统一的能指区分开来。还有其他例子，比如一位患者对"void"（空白）和"vortex"（漩涡）的区分，以及一位忧郁症患者对"I've let him go"（我放开了他）和"I've let go of him"（我不再纠缠他了）这两个句子的区分。这些看似微不足道的曲折变化，在与精神病主体的工作中可能有着至关重要的作用。

正是对这些差异的最小铭刻让主体得以建立一个网格，从而排列、框定和理解他们的经验。逐渐地，一种特定的历史会被建立，对专有名词和日期的关注也有助于突显命名和固定的维度，我们已经看到这个维度在精神病中是多么重要。尤其是在精神分裂症中，意义往往不固定且有着潜在威胁，命名有助于阻止其漂浮和滑动。这种指定工作也可能涉及治疗师对患者生活中某些部分的命名。治疗师不需要强加世界观，只需要在必要时刻提供一些词，它们通常取自患者自己的言说。

这种命名实践可以遵循精神病主体自己的语词新作逻辑：坦齐和他的同事注意到，新造的词往往涉及被迫害的经验，以及迫害者使用的不同形式的攻击。用分析术语来说，即大他者未经中介的欲望：正是在这一点上，主体被迫创造新词，利用语言资源建立某种限制。了解其中逻辑的治疗师可以在恰当时刻引入一些词语，鼓励患者命名那些经验，并从患者自身的辞说中提议命名。

同样，命名家庭成员对自己的迫害经验也可能具有决定意义。例如，将特定的词与他们的母亲或父亲联系起来，就会产生固定意义的效果，从而削弱迫害感。这样的时刻更多涉及强调命名，而非建议或提议命名，为了保持它们的效果，在治疗中必须少用。它们关注大他者欲望的表现，无论是父母、伴侣、朋友，还是同事的言行举止：任何会让主体产生谜团或威胁感的事物。临床工作者的命名行动可以削弱侵入威胁，但它显然应该是一个罕见的行动，否则治疗所要扭转的迫害情境便会复原。

这个过程可以在不经意间发生。一天，我在会谈中听到有人敲门，便起身开门收取邮件。患者听到我说"你好，邮递员"，多年后她向我解释，这是她治疗过程中最重要的时刻。与我多年来任何直接的治疗性干预相比，这个时刻真正改变了她。她在那时记起了小时候翻阅一本图书的情景，书里有农场的景象，其中的元素可以被命名和计算，这让她感到放松。它们是有限的，因此她可以说"你好，大鹅；你好，鸭子；你好，小羊"。我和邮递员打招呼的那一刻对她很重要，因为它在词与物之间、能指与对象之间搭建了连接。从那时起，世界变得更稳定了。

值得注意的是，有些精神病疗法受益于这一原则，却未充分认识到这一点。DSM系统和许多认知疗法鼓励精神病主体及其家人将精神病的症状看作外部疾病，无论这些症状被认为是由生理因素决定的，还是由学习错误造成的。尽管这种观点容易招致批评，但将症状命名和"客观化"的姿态本身可能会对某些精神病主体有帮助。它具有我们讨论过的固定意义的功能。这便是为什么认知疗法在这种情况下有时是有用的：它们为患者提供了一种语言，一种命名和排列他们经验的方式。

　　帮助精神病主体创造历史的工作——命名、确定日期、区分和详述——正如哈里·斯塔克·沙利文所强调的，从某种意义上说是秘书的职责。事实上，拉康用一个旧时精神病学的表述定义了分析家与精神病主体工作时的位置："疯子的秘书"。这个表述相当精彩。毕竟，一个秘书不会或不应该干涉太多。他会做记录；他检查、确认并要求澄清；他在必要时提醒你一些事情；他帮助安排日程、处理生活中的困难局面；他被期望为可靠的；他倾向于占据同样稳定的空间；他或许像临床工作者一样，要求你详细阐述，确定日期和细节，命名并区分，以便记录下来；他不会试图把世界观强加给你，也不会告诉你你错了；有时他可能会做出不寻常的事情，比如强有力地表达一个观点。当然了，做秘书意味着不做老板。

　　秘书的职责在精神病主体的治疗工作中引入了另一个重要元素。一名秘书总会让他的老板放慢语速，重复一个他没听清的词，或提醒他某件事。这是标点的工作，它所创造的句号、逗号和破折号将让历史得以建立。没有标点符号，我们任何人都不会有历史。然而，标点工作远远超出了语义层面。通过会谈的节奏、频率、时间安排和切分，另一种标点也在发生，它既作用于力比多，也影响着意义和历史的问题。

　　精神病现象通常被体验为一种永不停歇。施瑞伯曾抱怨他的身体遭受着无休止的折磨，他的声音也在不停评论。极度恐惧、身体感觉、声音，以及对个体存在的潜在危险或威胁，都不会让精神病主体有丝毫喘息的余地。他们甚至无法想象对自己的攻击会有停止的那一天。举例来说，临床工作者都知道，当躁郁症主体陷入沮丧的时候，告诉他们事情会很快好起来是没有用的。侵入性的精神病现象有一种连续性，使得这些现象更加难以忍受，而标点是试图对抗其连续性的一种方式。它引入了在场与缺席的基本节奏，这是一系列否定性，也许就像乔伊所描述的机械装置："机器，"他说，"比人更好，机器可以停下来，人却走得过远。"会谈的节奏在精神病现象的连续性中引入了符号性切割，即便会谈的实际内容不太重要。举例来说，如果一个处于躁狂状态的主体在一天内进行了多次变动时长的会谈，那么即便会谈只有短短几分钟，他们有时也能平静下来。

显然，治疗师必须有可能以这种方式工作，灵活安排时间，并采用非固定长度的会谈。处在危机中的患者一天之内可以有一次到十几次会谈，重点是打破精神病所强加的恐怖的持续感。认真考虑会谈的频率和长度问题是很重要的，因为它构成了与精神病工作的宝贵工具。当然，临床工作者必须谨慎使用这个工具，一定要向患者介绍可变时长会谈的做法。例如，一位患者正在抱怨自己总是被拒绝，分析家在没有事先解释的情况下五分钟就结束了会谈，这并没有什么意义。但是，一旦他接受了这个原则，倘若他在抱怨中说了一些不同寻常的话，那么在那一刻结束会谈也许是个好主意。毕竟，结束引入了一个标点，会在许多不同的层面产生效果。

我们可以将"标点的效果"与"治疗旨在提供洞察力"的经典教义作对比。治疗师被假设要倾听患者，然后将其话语的意义传达给他们。弗洛伊德的前两代学生认识到了精神病现象有着隐含的意义，这令他们兴奋不已，却也导致了一个错误观念，即治疗是一个类似于解释意义的过程。讽刺的是，正是这个观念让许多精神分析思想的后继者得出论断：对精神病主体的治疗实际上是无效的。洞察力有时会有帮助，但作为治疗工作的一项程序，它可能会很快变得侵入和迫害。

我们必须记住，对许多精神病主体来说，世界本身已经包含了太多意义。如果一切都在向他们传递信息，也许他们最不想要的就是另一则信息。而且，如果在他们的童年时期，照料者总是知道得"太多"，不停地看向他们，或者声称知道他们的想法和意图，那么临床工作者一定要采取非常不同的立场，不是在知识和意义的位置上干预，而是相反，要处在无知的位置：更像是一个学生，而不是老师。

弗里达·弗洛姆-莱希曼等移民美国的分析家和精神病学家在20世纪四五十年代认识到了这一事实，他们认为导致变化的不是患者所说的"内容"，而是交流的动力。产生作用的或许是治疗师努力理解的过程，而非试图传达的意义。标点是这个过程的一部分，它既通过意义起作用，也在意义之外发挥作用：这正是它在临床中的优势所在。在精神病中，意义似乎总是在变化，例如精神分裂症的某些形式，而治疗师需要使用意义之外的工具。

精神分析家让-马克斯·高迪利埃①描述了当他必须前往阿拉斯加时，他同意在离开期间每天给他的一位精神病患者打个电话。他很担心这个病人，因为他存在真正的自杀风险。到阿拉斯加后，他打电话告诉这位患者，现在是早上九点，今天是周三，他明天会在同一时间打过来。这个片段的启示在于，高迪利埃特意没有询问患者的感受。相反，他只是传递了最基本的符号坐标：他在哪里，此时是几点，当日是哪天，以及他第二天会再打过来。这不禁让人想起艺术家河原温（On Kawara）的著名明信片，十年来每天寄出，上面只写着日期和他仍然健在。这几通电话就像河原温的明信片，是一种简单明了的标点方式，不仅表示他还在那里，还为主体经验的连续性划开了一个切口，在某些情况下，这个坐标可能就是生与死的分界线。

存在主义精神病学家强调帮助精神病主体"历史化"，他们抓住了标点的重要性。历史化不仅意味着阐述个人传记、绘制生活重要时刻的地图，也意味着对时间加以标点的日常工作。维尔纳·门德尔（Werner Mendel）指出，治疗师能够做出的最重要的干预，也许就是简单地说一句"明天十点见"。或许正是这个最简单的行为划分了过去和未来，让历史性的建立得以可能。如一个精神病主体所

① 让-马克斯·高迪利埃（Jean-Max Gaudillière），法国精神分析家，巴黎高等社会科学研究院教授，在职期间一直与同为精神分析家的伴侣弗朗索瓦丝·达沃因（Françoise Davoine）共同主持每周一次的"疯狂与社会联系"研讨会，并共同出版了著作《超越创伤的历史》，两人的临床思想详见《心理治疗的艺术：精神分析大师漫谈心理治疗》第23封信。

言，"存在的方式并不是我们一起待在分析室里找到的，而是在会谈之间的节拍中。这让分离悄然而生"——这个分离对她的生存至关重要。

如今，短信也成了精神病主体治疗的常用工具。我之前描述过一位男士的案例，他会把幻听到的话语短信发给我，以便摆脱它们的询唤力量，避免成为这些话语唯一的受话者。使用短信可以鼓励主体交流、书写，并作出某种最小形式的铭刻。不过，我们要认识到一个关键：交流通常并非此类实践的主要目的。泽诺尼指出，面对精神病现象，真正的临床问题不是"这意味着什么?"或"这在表达什么?"，而是"这有什么功能?""正在处理的是什么?""这对这个人有何用处?"。

我的一位患者每天都会给我发一两条短信，询问我是否还活着，这一行为无疑可以有各种解释。英国客体关系学派的分析家可能会假设，这实际上表达了他对我的攻击：他问我是否还活着，因为他担心自己伤害了我。或者，这也可以解释为对某人死亡的恐惧，呼应了其历史的某个方面。虽然这些解释都有一定道理，但在发送和回复的日常节奏中，还存在着符号性的标点活动，这个活动或许超越了意义的维度：可能更多地与句法有关，而非语义。我会最小限度地回复，只是简单说明"是的，我还活着"。

另一位患者每天都会发好几次短信，内容不是句子，只是几个孤立的词或数字。她说，这可以让她"摆脱"精神和身体的"性兴奋"。在这之前，她甚至出门前都要反复手淫，试图排空这种病态的兴奋。在这里，我们又一次发现了力比多概念的例证：它不是一种愉快感，而是令人不安的侵入，必须被消除或保持距离。发短信，以及后来的书写，让她能够疏导这些性唤起状态，减轻强烈而多余的侵入感觉。

发短信重新定向了受话者功能，这也可以阐明我们在精神病中发现的转移的某些临床特征。施瑞伯将他的书献给"所有对来世的相关问题感兴趣的受教育人士"，许多人把这作为向收件人发出呼吁的例子，是稳定化过程的一个积极信号。如同小安东尼会对他的毛绒玩具发出命令和呼唤，仿佛在创造一个对话者并由此驯化询唤功能一样，施瑞伯也会努力中转那些单独指向他的向量。当一位患者对我说"我必须把你变成一个倾听者"的时候，也可以作同样理解：将自己作为听者的意义分配出去，并加以防御。而且，让自己被对话，难道不是对被对话这一事实的回应吗？

在哈罗德·塞尔斯报告的一个案例中，切斯纳特·洛奇（Chestnut Lodge）医院一位极度不安且暴躁的患者正在迅速地四下张望，治疗师问他是否听到了声音。"我没有听到声音，"他回答道，"我在看我的两只宠物苍蝇，鲁姆和阿布纳。"治疗师看到，确实有两只苍蝇在窗边嗡嗡地飞来飞去。此后一年的时间里，他再也没提到过这两只苍蝇，直到有一天，他能够开口谈论那个时候侵入他脑海的恐怖声音：一些女性的声音让他吊死自己、挖掉自己的眼睛、把脑袋狠狠砸在门上。他解释说，这些声音一直在责备他，但是当她们让他告诉鲁姆和阿布纳，它们需要飞到家乡的一座工厂，并停留在那里的某台机器上时，希望的迹象终于出现了。那些声音说，这是他唯一的希望。"这听起来可能很奇怪，"他说，"但在那之前我看不到任何希望，我确实觉得这是我的机会。"他一直等到独自一人时才把那些话告诉了两只苍蝇；否则，他觉得人们会认为他疯了。

虽然我们完全可以进一步解释苍蝇的意义、故乡和那台机器的意义，但这个片段的关键细节或许是受话者功能的调整。他不再是那些声音的唯一受话者：她们不再只是告诉他一些事情，她们让他告诉苍蝇一些事情。他作为声音对象的经验发生了这般简单而又惊人的转变，这与其临床症状的改善恰好相合。他自己不再是声音的对象，而是有了传递的工作，充当那些声音的中转站。毫无疑问，正是这个工作让他在恐怖、充满迫害的世界中看到了希望。他不再是被告知，而是被告知去转告。

询唤功能的调整和重新定向在精神病主体的治疗中至关重要。有时候，治疗师可能会觉得充当中转站太难忍受了，他们或许会回避这个位置。我们在第七章讨论过一个案例，倾听那位患者的"一窝忧思"可能是件困难的事，但我们也可以推测，患者所传递的询唤向量，其强度与他自己所经验的迫害感成正比。通过修改受话者功能，能够创造出最终超越"患者—治疗师"的回路，让询唤向量朝向读者、听众，或者像塞尔斯的那位患者一样，朝向苍蝇。

治疗师在这里占据什么位置？它很难是一个舒适的位置。机智、敏锐以及偶尔使用言外之力，它们并不容易兼顾，每个临床工作者在治疗精神病时都会犯错，但愿他们能够从中吸取教训。对许多治疗师来说，尤其困难的是接受自己成为患者的投射对象。然而，任何有价值的治疗都会涉及于此，因为爱、恨以及迫害感都会集中投向临床工作者。一些治疗形式坚持在这些情感出现时对其加以分析，或者向患者解释这些情感恰恰是投射的结果。这个策略当然对治疗师更有帮助，给了他们管理自身焦虑的方法。但对患者来说，这可能是灾难性的，原因如下。

　　首先，它否认了他们想法和感受的合法性。这个策略让他们觉得自己的感受是错误的——这是个奇怪的伎俩，因为许多精神病理论都告诉我们，主体在童年时期的问题恰恰是他们的感受或想法没有得到照料者的充分处理或认真对待。但更重要的是，它试图阻止投射和转移必然涉及的力比多调动。为了帮助某人重新组织他们的世界，治疗师要在很长一段时间——也许是许多年里——接受自己成为被恨的对象，这可能是至关重要的。被欣赏并不总是像它看起来那般重要，如果一个人很在乎自己是否被人喜欢，他就不应该从事治疗工作。伊迪丝·韦格特（Edith Weigert）多年前指出，如果治疗师的自尊依赖于证明他的治疗是成功的，那么他应该拒绝这份工作，以免让患者体验到被抛弃的经验。

　　一位患有精神分裂症的女士在书写自己的经历时提道："憎恨就像拉屎。如果你拉屎，说明你还活着，但如果医生不能接受你的屎，那就意味着他不想让你活着。"因此，接受和忍受恨意至关重要。她继续说道："医生必须表现出他能感受到恨，但也要能理解它，不被它所伤。如果医生会因为疾病而受伤，那就太糟糕了。"倘若治疗工作的一部分是允许主体创造一些焦点，让他们能够应付力比多的侵入，并以新的方式定位它们，那么治疗师必须接受自己可能会成为这个焦点。

信任也是如此。患者与治疗师之间的基本信任通常被视为必要，甚至被看作治疗的关键因素，它可以在父母未被信任的地方建立信任。然而在某些情况下，患者世界的重组有赖于对治疗师形象中有缺陷、不可信赖的元素的定位。在许多情况下，治疗师确实需要表明他或她可以信赖、没有恶意，但也有一些相反的情况。关键在于对患者言语的敏感性，以及对其所处世界逻辑的敏感性。成为他们世界中不好的、被憎恨的一部分，或许能允许这些感受从其他地方移开，也可能是漫长改变过程中的一步。治疗师对恨意的接受可能正是让患者重返生活的关键所在。有趣的是，一些治疗师——几乎总是男性——报告说，对他们而言，承受患者的恨比承受他们的爱更容易。

为了确定治疗的这些层面，临床工作者必须设法弄清楚他们在患者世界中逐渐占据的位置，并仔细考虑其后果。如果没有事先考虑这个问题，帮助病人的愿望或者亲切友善的表达可能会导致非常糟糕的结果。精神病学家伊约·阿兰宁描述了他与患者莎拉（Sarah）的工作，她是他的第一位长程患者。这个年轻女孩在大学期间妄想发作，随后被送进了医院。她认为自己是实验对象，是灵魂和远方之人的媒介，他们轮流通过她的大脑说话。她脑海中的声音最终融合成了一个声音，即栖居在她体内的"向导"的声音。治疗进展很顺利，莎拉出院了，继续接受了一年多的治疗。后来，诸多因素导致了她的精神病恶化，阿兰宁认为她有必要再次住院治疗。莎拉对此很恼火，有一次绝望地把头靠在桌子上。这位精神病学家见此心生同情，开始轻柔地抚摸她的头发。顿时，莎拉抬起头说，她现在听到了他在她身体里的声音："伊约·阿兰宁在说话，他成了我的向导。"

阿兰宁后来意识到，他应该对他们关系的变化更加警觉，因为在这一事件发生前，她实际上已经开始在言语中使用与他有关的医学表达了。那时他也许本可以避免处在有风险的新位置，即一个有影响力的代理人。但其中仍存在一个问题，当患者的妄想将治疗师指派到那个位置之后，治疗师又当如何回应？阿兰宁发现自己成了莎拉的大他者，而不是秘书或同辈。由此而来的风险是，帮助性和支持性的工作可能会变成一种迫害。一旦作为向导被安置在她的心灵中，他又该怎么做呢？

同样，这个问题也没有固定答案，它取决于每个案例的特殊性。阿兰宁从那时意识到他必须避免成为这位患者的大他者，但又有哪些可行的替代位置？与充满潜在威胁的大他者位置相比，想象性的相似者似乎是个更好的选择，但它也有自己的问题。如果治疗师真的处在了主体的镜像位置，那么除了消失或摧毁治疗师，这个主体还有什么选择呢？我们要记得，在精神病主体那里，镜子阶段并不像神经症主体那样被符号所中介。它是一个"要么是你，要么是我"的位置，经常与偏执狂相关联。因此镜像情境对精神病主体和他们周围的人来说都是非常危险的。

在蕾妮的治疗中，她坚持避免使用代词"我"和"你"，从而抵消了镜像的危险。她告诉我们，薛施蔼用第三人称代词做了"最了不起的好事"。她会称呼她的患者为"蕾妮"，称呼自己为"妈妈"。她们的工作是"妈妈和蕾妮"的工作，而不是"你和我"的工作。"当她偶然使用第一人称时，突然间，我再也不认识她了，我很生气，她因为这个失误破坏了我和她的联系。所以当她说，'你将看到我们会如何一起对抗那个系统'（什么是'我'和'你'?)，对我来说这并非现实。"我们可以注意到问题是如何产生的，那是三角关系被唤起的时刻：在"你和我"与"系统"之间，恰恰是这种位置配置有可能触发或加剧精神病，正如我们在第七章所见。

然而，在有些情况下，无论治疗师怎么做，患者都会执意把他们放回大他者或镜像的位置。治疗师始终被认同为一个强大的知识来源，或是一种替身。患者可能会不断要求治疗师指导他们，告诉他们该怎么做，或许就如同莎拉的向导；他们也可能会模仿治疗师，如果自己没有做想象中治疗师在做的事，或者未拥有自己认为治疗师所拥有的东西，他们就会体验到一种可怕的被排斥感。在这种情况下，治疗师一旦认识到了转移的性质，可能会尽力避免占据那个位置，或者更准确地说，占据那个位置而不滥用它：例如，不给予指示或与患者分享过多信息。治疗师不应强加他们的"理解"，因为这可能会使自己最终变成迫害者，治疗师必须鼓励提问的过程，承认自己有理解的盲区，但要避免给患者造成过多的谜团或神秘感。

在这里，治疗师的立场总是涉及对自身缺乏的交流：缺乏知识、权力、洞见、专业技能。鉴于精神病主体往往饱受大他者——父母或照料者、迫害者，等等——过度靠近的折磨，呈现出治疗中有可用的或可构建的不同空间至关重要。我们还记得前文提到的一个案例，患者的入店行窃是他好转的第一阶段：他找到了一个方法，将自己从大他者无处不在的凝视中抽离出来。创造一个不受大他者窥探的空间对精神病主体有着决定性的作用，因此治疗师必须适应这一要求，尊重空白空间的必要性。那些旨在"了解"患者或告诉患者"他们是谁"的疗法可能会是一场灾难，因为不被了解至少保留了一些生死攸关的余地。这便是许多精神病主体在生活中寻求匿名的原因。

机构也是如此，其工作可以遵循相应逻辑：机构的环境应当向患者显示出它并不完备，这里有一个空白空间，患者可以在其中建立一些东西。对治疗师和工作人员来说，这可能非常困难，毕竟待在专家的位置上或许会让他们感到更安全，但对许多精神病主体来说，它终究是无益的。

治疗师在书写精神病的长程工作时，经常会提及转移的"二元性""融合性"或"共生性"。仿佛治疗师和患者被锁在了一起，不允许任何第三方介入。对会谈的需要似乎贪得无厌，对治疗师在场的热望从未熄灭。罗伯特·奈特（Robert Knight）指出，治疗师在与一些精神病主体长期工作的过程中，必须能够经受住激烈的情感波动、无法满足的要求、挑衅的操纵测试以及恨意的爆发，更不用说令人困惑的沟通了。

约翰·罗森①这样的先驱者会与患者进行长达十小时的会谈，薛施蔼经常会花一整天的时间与蕾妮待在一起。这般高强度的工作是极为艰苦的：一段时间的进展之后往往是可怕的痛苦和退缩，仿佛正在建立的亲密仅仅预示着一种拒绝。爱只会以相互毁灭而告终。于是，患者退出了。过于亲密是无法忍受的。正当一切进展顺利的时候，患者却认为治疗师可能会肆意抛弃他们。像嗓子发干这样细微的变化都会被理解为拒绝的迹象，假期和休息则是无法想象的抛弃或背叛。

这种"共生"关系通常可以从个体早期生活的角度来解释。母亲希望孩子回应她，也许是希望孩子承认她是一个母亲。她对孩子施加压力，让他像母亲一样体验世界，尤其是感受、动机和思维的世界。这些要求可能具有全有或全无的性质，孩子随之变得高度适应母亲的情绪和思维

---

① 约翰·罗森（John Rosen），美国精神科医生，心理治疗师，创立了名为"直接分析"的精神病疗法，在此过程中治疗师"必须成为患者的母亲形象，不断地给予和保护"。罗森声称直接分析疗法通过深度退行技术和权威控制能够治愈精神分裂症，但他的患者后来揭露，那些长时间会谈里发生的事情太可怕了，有些手段相当于极端暴力和酷刑。

过程。如赫尔姆·斯蒂尔林①观察到的那样，孩子陷入了两难境地，要么接受母亲对现实的有害定义，要么失去她的爱。因此，转移的强度非同一般，许多精神病主体能够极为准确地猜测治疗师的情绪。如斯蒂尔林所言，他们是"理解无意识沟通的超级专家"。但他们又该如何应对这种沟通呢？无法为这些数据赋予意义、范围和看待视角，他们只能任由意义摆布。在转移中，这种敏锐也会被体验为威胁，治疗师的干预和在场有时会变成威胁和侵入，因此会有退缩和报复的时期。

患者可能会认为自己是治疗师唯一关注的对象，撞见另一个病人则被视为最令人震惊的背叛。同样，这通常也会被理论化为母婴关系。患者重新经历了与母亲融合的早期状态，或者试图扮演他们曾被剥夺的父母照料的情境。一些治疗师建议在这个情境中坚持下去，事实上，他们试图成为患者从未有过的父母；另一些治疗师会尝试分析它，而不是扮演它。对一些治疗师来说，选择父母的角色可能意味着实际喂养、照料患者的身体和情感。即便身处其中的感觉仍是积极的，这种体验也可能过度了，如阿列蒂所言，一些治疗师会被其淹没，以至于考虑搬到其他城市甚至其他国家，逃离患者那吞噬一切的爱。

精神科护士、后来的分析家格特鲁德·施温（Gertrud Schwing）在 1940 年出版了一本开创性的畅销书，强调要

---

① 赫尔姆·斯蒂尔林（Helm Stierlin），德国精神病学家，精神分析家，在系统家庭治疗领域研究颇深。

像母亲般养育患者，给予他们在早年生活中缺失的关怀。薛施蔼在蕾妮个案中正是这么做的——让她吃自己胸前的苹果，但她的干预以象征理论为基础，与施温的理论并不相同。值得注意的是，许多基于母婴关系模型的疗法都涉及实物，而不仅仅是言说，似乎是在尝试一种基本的符号化过程。薛施蔼描绘了这一过程的各个阶段，蕾妮能够吃下不是完全由她提供的食物，能够象征性地使用洋娃娃，而不是仅仅把它当作一个实际物品。

正如我的一位患者所说："我需要实实在在的东西来照顾和归还。我需要非常非常具体的东西。"她清楚地解释了对食物的要求："我并不是想要营养。但如果你给我食物，它会帮助我创造一个囊括食物的身体。"许多治疗师描述了他们与精神分裂症患者工作时使用的物品——虽然不像薛施蔼把苹果放在自己胸上那么极端——其中的关键因素或许是这些物品的功能如何随时间改变。一个东西永远不会孤立存在，而是像我的患者所说的那样，是互动和交流的一部分。我们可以回忆一下弗洛伊德所举的孩子玩棉线轴的例子，抓取和投掷线轴的过程伴随着发声：正是言语的存在让母亲的缺席得以符号化。因此，在某些情况下，有必要使用实物来支撑符号化的过程，帮助它起步。

这些紧密而强烈的治疗形式教会了我们很多东西，然而，正如阿瑟·伯顿所言，患者也许会在摧毁治疗师和借助治疗师获得"新生"之间小心翼翼地寻求平衡。这两个选择并非治疗中的不同结果，它们实际上是同一过程的组成部分：在某种意义上，毁灭是必要的，但必须被摧毁的是什么呢？当治疗师认同了患者力比多的某个部分，这种毁灭是真实的身体摧毁，还是象征性的废除？杰拉尔·波米耶指出，在这些"共生"的疗法中，精神病主体可能会试图吞噬临床工作者，而短时会谈的实践或许是对它的回应，表明治疗师存活了下来，"至少到下一次会谈之前"。事实上，所谓的口欲爱恨，其地位不容低估。如我的一位患者所说："我不想追求你，也不想操你。只想一口气把你吃掉。要么这样，要么什么都不要。"

精神病主体往往深知紧密人际关系的危险，于是会试图创造自己的人为距离。我们还记得第八章讨论的一个案例，一位年轻男士发明了一种度量标准来处理他与楼栋邻居的关系。另举一例，一位患有精神分裂症的男士描述了他如何选择自己的治疗师。在能够咨询的所有治疗师中，他选择了一个在他自己的领域有知名度的人：她发表了许多文章，经常在文献中被提及。然而在治疗开始后，他只要一看到她的名字就会闭上眼睛，并且会把所有提及她的期刊都单独放在橱柜里。他在选择她时就意识到了这一点，仿佛他必须人为地制造一种距离，一种内含屏障的特殊关系。这个"恐惧症"并非治疗的产物，他解释说，这是他最初策略的一部分：他知道，只有在治疗中预先创造一种距离，治疗才是可能的。

许多治疗传统从一开始就试图避免完全二元关系的危险，它们会引入一个治疗团队而不是单一的治疗师，同时也提供了各种活动、工作坊和小组的可能性，这些举措旨在抗衡对某个独特人物的过度依赖。依恋点的倍增可能非常有效，尽管在某些情况下，无论治疗过程多么多样化，总有一个人被选定为转移的主要对象。拉康将精神病中这个层面的转移描述为"令人痛苦的钟情妄想"（érotomanie mortifiante），这一表述既有广泛的范围，又有技术上的精确性。钟情妄想涉及确信自己是另一人所爱的特殊对象，它也可以指涉对另一人独特而持久的爱。诚然，在我们讨论的长程治疗工作中，关系通常具有这样的结构：一种特殊的纽带，它被患者以各种方式理解，就引入了某种否定性而言，它具有令人痛苦的效果。这可能会以惰性为代价，但它也创造了一种稳定性、一种新的力比多配置，从而使患者受益。在这样的情况下，很难想象治疗会如何结束——事实上，我们有充分的理由接受它永远不会结束。

有些治疗会持续"终生"，大多数经验丰富的治疗师都会有一些工作了数十年的个案。我的一位患者描述说，即使她不再前来会谈，我仍然会在那里，就像"月球上的泡泡"："你就像这个一直存在的东西，如果你生活中发生了什么事件，它们更像是一些我知道发生了但我没有证据的想法或事情——你就像是月球上的泡泡。"这个奇特的发明为她命名了我的位置，她赋予了我这个稀奇古怪的位置，这完全不同于几年前她刚开始治疗时我所占据的更为迫害性的位置。无论会谈的间隔有多久，对她来说，这个"东西"仍然存在。

当我开始临床工作的时候，我的老师们清楚明白地指出了这一点：他们说，精神病患者是终生的。阿兰宁描述了一个他已经与之工作 38 年的案例。临床工作者必须为这个漫长的、时进时退的工作做好准备，并且必须在常规的工作时间外为患者提供支持。患者发生危机的时候必须能够联系到他们，收件人的位置必须保持通畅。我们已经从爱梅案例和其他例子中看到，关闭沟通渠道会是怎样的灾难。与精神病主体的工作中，如果构建了一个收件人，一个被指定为倾听者的人，那将是积极的时刻。收件人不一定是治疗师本人，也可以是他们之外的人：当潘科耶夫对卢斯·麦克·布伦丝维克说话时，他的收件人无疑是弗洛伊德。

有了收件人，精神病主体便可以开始构建历史，这个工作关乎写作或创造，朝向某处的目标促成了它。施瑞伯《回忆录》的收件人是他那个时代的科学以及人类的宗教启蒙，而非某个特定的人，收件人的身份可以有很大差异。许多情况下，治疗师可能更像一个见证者，一个为某种形式的工作或活动做认证的人，而这些工作或活动指向的可能是别处。与其告诉患者他的妄想是错误的，治疗师不如只是见证它，就像一份文件可能需要见证人一样：不是评估其最终的真理，而只是作为它的担保。毕竟，妄想是一种建构，一项修复工作，涉及创建某物。

当收件人的位置在治疗中被建构，并且治疗师占据了这个位置时，它在一些情况下还能继续延伸，扩展到更广泛或更抽象的受众——读者、观众、听众、同病相怜者，等等。但是，在治疗师自己占据这个收件人的位置期间，对治疗强加时间限制有着明显真实的危险。无论治疗工作多么有益，专断地规定会谈的最长次数，不去改变这些官僚主义规定，进而粗暴地中断治疗工作，这是很野蛮的做法。一些治疗师会说"为了结束而努力"，虽然这在某些情况下无疑是合理的，但对治疗师来说，这同样也可能只是一个方案，用来控制他们自己对终止治疗的焦虑或内疚。

归根结底，精神病治疗最常见的失败原因并不是临床工作者做了不当干预或犯了错，而是他们失去了继续工作的兴趣。这可能是许多因素的结果，但我们反复听到的是治疗师对患者缺乏改变的绝望，以及难以招架患者强加给他们的爱与承诺的考验。一些精神病主体会要求承诺，这也许是他们曾经期待从照料者那里得到的，他们会发展出非常多的测试手段来确定这一点。

当患者在这些关键时刻考验治疗师的投入度时，治疗师必须再次强调他们的奉献精神。他们的耐心、忍耐、爱与恨都可能被推到极限，也难怪许多临床工作者不喜欢这种工作。倘若继续下去，他们可能会被卷入通常所说的"共生纠缠"中，这既会让他们极度恐惧，也会让他们体验到耐人寻味的愉悦。这些感受如何与他们自己的无意识生活共振，毫无疑问会决定他们在临床工作中如何反应与回应。许多治疗师在这样的时刻会重启自己的心理治疗，这并非偶然。

阿瑟·伯顿观察到，"精神分裂症患者想要一种与他的疏离相匹配的关系强度——也就是最为赤裸的爱"。所需要的承诺是如此之重，以至于通常只有那些刚刚开始职业生涯的治疗师，或者圣人，才愿意接受这个工作。伯顿和其他人曾挖苦道，这种治疗更像是一场婚姻，而不是医疗干预，"这暗示了所有的弦外之音，但性的部分仅限于幻想"。尽管有人可能会说，事实上大多数真实婚姻中的性也仅限于幻想。伯顿说，摆脱一段真实的婚姻其实比摆脱精神病主体的临时婚姻更容易，只要涉及他们的精神分裂症患者，这些治疗师是出了名的过分敏感，这一点反映了伯顿的说法。他们很少会坦率报告工作中发生的事，害怕受到同行的谴责。

围绕与精神分裂症主体的工作所作的这些评论可能对一些案例适用，对另一些则不然。共生纠缠的危险和一连串的测试手段往往不会出现，治疗的变迁在不同个案中也会有极大的差别。然而，无论发生什么，治疗师都必须牢记精神病的核心现象与恢复尝试之间的区别，它们经常被混为一谈。构建意义、在各种想法之间架起桥梁、发明新的生活方式，这些努力可能会是妄想，或是显得古怪，但它们见证了一种真正的创造工作。

今天，有太多的精神健康服务未能理解精神病的这个基本特征。治疗成功与否被"社会功能"这一表面指标——一个适用于"患者群体"而非个体生命的通用标准——所衡量。在这个人身上代表着真正突破的事物，在另一个人那里可能毫无意义，而这些细节在每个案例中都有所不同。精神分析家弗朗索瓦兹·达沃因指出，重要的甚至可能是一种微不足道的小小愉悦，就像《音乐之声》的歌曲《我最心爱的东西》中所唱的那样。其实就是一些小东西——丝带、巧克力、雨滴和玫瑰——但它们代表着投注，代表着与生活的情感连接。虽然它们并没有消除背景中的深渊——在电影中是纳粹主义的迫近——但它们仍然允许希望和喜悦作为一种局部形式存在。

有时，治疗师对这些小东西的兴趣对患者而言有着莫大的价值。当拉康邀请一位分析者品尝他刚从比利时收到的美味巧克力时，这个举动的力量不仅限于礼物的维度，更在于传递他从"我最喜欢的几样东西"中享受到的愉悦。对患者来说，这无疑比努力让他们享受"幸福"或"成功"更有意义，许多精神病主体对这些抽象概念持有完全正确的质疑态度。他们看穿了消费主义文化的虚假外衣，非常清楚人生中真正利害攸关的是什么。

只有到了真正紧要的关头，消费主义的另一面才变得重要：不是接受先入为主的健康或幸福观念，而是创造出新的东西。阿瑟·伯顿指出，精神病主体"需要以某种方式参与到事物的开端和结束中去"。这涉及某种形式的生产，既符合我们讨论过的理论，也符合我们引用的临床案例。倘若正是事物的开端和结束不能通过预先存在的意义网格被轻易地符号化，那么精神病主体必须重新创造。这种行为可能包含言说，但也总是意味着一种物质创造：书写、画画、绘图、雕刻，或者任何有关锻造或铭刻的人类实践。我从未遇到过这类活动没有发挥其重要作用的精神病案例，不一定是投入的时间，而是它在这个人的世界中占据的位置。在治疗过程中，即便是偶尔寄来的明信片，也有着非常重要的意义。

对于任何真正的精神病治疗工作而言，鼓励和促进这类行动都是治疗的一部分。遗憾的是，即便那些当代疗法可能对一些人有所帮助——告诉精神病主体他们得了病，然后指导他们如何去做——但它们也剥夺了主体经验中的这个重要层面。无论患者是否决定接受提议，无论他们觉得治疗是对自己有所帮助还是有所妨碍，临床工作者都必须认识到，如此之多的精神病现象并不是某种缺陷的标志，恰恰相反，它们是通往创造的一条路径。而这正是每一种治疗互动都应当提供的东西。

后　记

　　认真对待日常疯狂的理论，对于我们所生活的社会影响甚大。倘若我们接受了疯狂与发疯之间存在根本差异——前者与日常生活完全相容，后者在特定情况下被触发——我们便能学会尊重个体所发明的不同实践，他们是为了稳定自己的生活。有时候，这些实践与公认的社会实践很契合，有时则不然。但是，一旦我们认识到它们是在尝试创造解决方案，我们就有望质疑那些将它们拉回到一套规范的信仰和价值观之内的计划。

　　承认这一事实将对临床工作产生至关重要的影响。我们已经看到，精神病主体许多看似古怪的做法，其实是在努力寻找对策来应对恐怖、分裂和侵入之类的原初体验。任何混淆了这两类现象的治疗方案都有其危害，削弱这些人自我治愈的尝试可能会带来灾难性的后果。这些尝试让精神病主体总是很忙碌，他们忙着命名、创造、组合、发明和记录，质疑这些活动或试图去除它们，可能会剥夺对他们而言最为重要的东西。这些活动的成果不必具有任何社会"用途"，甚至不一定要有任何意义：它们可以是宁静的或喧闹的、私人的或公共的、交流的或封闭的。

对所谓"精神疾病"的去污名化运动常常在这一点上走入误区。它们试图证明患有某些疾病的人为科学或艺术做出了惊人贡献。例如，伴随着对自闭症诊断的去污名化，我们会读到这样的内容：爱因斯坦和牛顿在今天也会被诊断为自闭症，但他们却在物理学领域有着非凡的发现。即便我们承认他们"与众不同"，他们的价值仍是根据其工作对他人世界的影响来衡量的。无论初衷如何之好，这样的观点都很难说是明智的，因为它们在价值与社会效用之间建立了一种隐含的等式关系。

迈出这一步是危险的，因为一旦以效用定义人的生命，就会打开污名化和隔离的大门。如果一个人被认为没那么有用，他的生命又有什么价值呢？事实上，这正是20世纪初主张消灭精神病患者的优生学家所提出的论点。虽然今天没有人会承认有这样的愿望，但我们不能忽视近些年来再次出现的一种极为相似的辞说，它强调社会效用、遗传和基因易感性。

如今，生物学可能比20世纪任何时候都更多地被用来解释人性。90年代中期，抗议者还能扰乱一场旨在证明犯罪行为具有遗传基础的会议，然而今天，这样的断言却受到了媒体的热烈欢迎。生物预测的新产业蓬勃发展，声称能够预测未来的反社会行为和偏差行为。英国和美国的学者参与了这些项目，他们显然没有意识到自身学科的历史根源或这个学科带来的伦理问题。

所有这些都发生在对未来干预充满热情的氛围中：一

旦确定了易感基因，医学和社会工程学便会为一个更健康的社会铺平道路。它的重点是外部行为，而不是内在生活的复杂性，其理念是将精神病等同于生理疾病，从而培养人们更宽容的态度和接受度。当我们了解到精神病与其他健康问题一样，因而不能将其归咎于任何人的时候，偏见应该就会消失。

但遗憾的是，人类排斥和指责的能力无法摒除，生物学论点同样也会造成污名化，而且许多研究者认为，这种污名化更为严重。有新近研究回顾了 12 项关于病耻感和"精神疾病"的研究，结果发现，在 11 项研究中，精神病的生物学理论比社会学理论导致了更多的偏见和污名化。精神病主体被视为危险的、反社会的和不可预测的。世界卫生组织最近的一项研究指出，"人们对大脑疾病模型寄予了过多信心，这可能会加剧危险的尤其是无能的刻板印象，而不是挑战它们"。

生物学方法的兴起几乎悄无声息地召回了优生学运动的幽灵，这个运动在 20 世纪初和纳粹时期造成了毁灭性的影响。在其基本形式中，优生学通过种族或遗传特征将健康的"我们"与不健康的"他们"区分开来。你可以从护照或出生证明上看出一个人属于哪个群体，正是这一点最终区别了隔离式方法和尊重人类生命的方法：就后者而言，你需要倾听个体关于他们经历的言说，而不是事先知道要将其归入何种类别。

一旦实施了隔离，优生学提供的两种选择是明确的：要么让不健康的人变得健康，要么将他们从健康人的社会或地球上彻底清除。尽管我们可能会认为这样的争论适合纳粹德国的氛围，但它们实际上根植于英国和美国的思想。从19世纪末起，美国的许多州剥夺了被归类为精神病患者之人的结婚权利，到1914年，已有超过20个州颁布了此类立法。在优生学运动的支持下，有一个逐步隔离精神病患者的计划，印第安纳州是第一个通过精神病患者强制绝育立法的州。

到20世纪20年代末，已有30个州通过了类似立法，一般都是针对机构收容的对象，即便也遭到了一些州长和州法院的激烈反对。佛蒙特州、内布拉斯加州和爱达荷州的州长否决了第一批法案，在俄勒冈州，一场全民公投废除了该州的绝育法。但令人吃惊的是，美国最高法院在1927年裁定精神病患者绝育确实符合宪法，因为它阻止了不良基因的传递。没有一个欧洲国家有类似的立法，而1937年《财富》杂志的一项民意调查报告称，66%的美国人赞成对精神病患者实施绝育。正如作家罗伯特·惠特克（Robert Whitaker）评论的那样，"在那一刻，美国独立成为第一个优生的国家"。

美国的优生计划对德国影响甚大。虽然德国议会在1914年否决了一项绝育法案，但一战后优生计划变得更加流行，希特勒对其不可调和的逻辑十分赞赏。重点是"精神疾病"的遗传性，洛克菲勒基金会甚至在1925年向慕尼黑精神病研究所拨款250万美元用于优生学研究，同时还向德国的医学机构提供了其他拨款。1933年，希特勒上台后通过了一项强制绝育法，德国的研究者仔细研究了美国的程序和理论，尤其是加利福尼亚州的相关内容。德国法案的措辞几乎完全照搬了美国的一项绝育法，在纳粹政权下，平均每年有16.5万德国公民在违背自身意愿的情况下被绝育。

医生必须向专门的遗传健康法庭报告任何"不适格的"病人，法庭随后会对他们进行绝育评估。美国的医学期刊对德国模式大加赞赏，没过多久，下一个合乎逻辑的问题就被提出了：为什么止步于绝育？难道不应该直接杀死精神病患者吗？有一点兴许会让人感到惊讶，最早提出这一立法可能性的并不是德国，而是美国。优生学活动家麦迪逊·格兰特（Madison Grant）那本竭力主张"消灭"不适格者的畅销书《伟大种族的消逝》（*The Passing of the Great Race*）被翻译成了多种语言，希特勒似乎还给作者写了一封信，以表钦佩。

德国和美国的优生学运动都将精神疾病视为一种遗传的生物学特征。诺贝尔医学奖得主亚历克西·卡雷尔（Alexis Carrel）在他1935年的著作《人，难以了解的万物之灵》（*Man the Unknown*）中写道："异常者阻碍了正常者的发展。"因此，"社会为什么不能采取比监狱和收容所更经济的方式来处理罪犯和疯子呢？"。他问道："为什么我们要保留这些无用且有害的存在？"卡雷尔提议在"配备适当毒气的小型安乐死机构"中灭绝这些存在。众所周知，纳粹从1940年1月就开始这么做了。

这一计划引入的隔离逻辑或许可以说是妄想性的，因为它涉及"我们"和"他们"的严格区分。我们已经看到，这有时是精神病思维的特征之一，基于简单的二元对立和双项价值判断，世界被一分为二：纯洁与肮脏、好与坏、黑与白、有罪与清白，诸如此类。作家玛丽·劳登（Mary Loudon）在讨论人们对精神病的态度时指出，"对许多人来说，确定他人属于哪一类是很重要的，因为这是他们了解自己所在位置的唯一途径"。

　　遗憾的是，如今许多出于善意的精神病治疗方法，实际上是基于优生学时代的偏见。精神病患者被划分为"健康"和"不健康"两个部分，治疗的目的是让健康的部分获胜。心灵是内在隔离的，治疗目标根据大脑化学的变化来解释。精神病患者必须学会将他们不健康的思维过程视为精神科医生所说的"浪费时间"。"与更成熟的思想（即治疗团队）互动"能够让病人了解更为现实的思考、行为和感受方式。病人必须探索治疗师的思想，找到"自身思想在其中的体现"，然后"将这个形象整合到他对自己的感知中"。

　　这一观点的部分拥护者承认它与优生学家的理念有相似之处，但他们辩称，意识到自己"不健康"的部分显然不会导致绝育或监禁等极端措施，而是能让患者成为控制自身疾病的主动参与者。这种观点的天真在于它误解了我们所谓的"精神殖民主义"，上段末尾的引文给出了它的定义。疾病的概念将从外部产生，处理它的各种模式也会如此，这些都被大力推广。事实上，治疗手册告诉我们，治疗师应当向患者呈现他对其"内在世界"的稳定看法，这个看法随后可以"被采纳为自体的反思部分"。实际上，这意味着内化治疗师对患者问题的解释。相比之下，我们可以看到另一种观点，它的目的不是排斥或拒绝患者的思维过程，而是从中学习、澄清它们，也许还能帮助患者利用它们。

在心灵的这种隔离视野中，患者成了有缺陷的设备，必须通过外部干预而不是他们自身内在的资源来恢复其原有功能。精神病现象必须被尽可能地消除，患者被带回到了一个共享的现实，在实践中其实就是治疗师的现实。然而，如果许多甚至大多数精神病症状实际上是恢复的机制，那么我们追求这类计划的代价便非常高昂。正如我们所见，许多早期精神病学家感兴趣的是精神病如何能够让补偿或平衡的机制得以稳定，或是创造它们。最为鲜明的症状可能会消退，取而代之的是行动、计划和生活方式。

研究这些过程的关键在于个体案例：不是在实验中将案例分组，通过对参与者进行数学平均得出结果，而是研究每个患者独一无二的叙事。对那些寻求将单一程序应用于精神病主体的人来说，这可能是个坏消息，因为它假设每个案例都是不同的，每个解决方案也是不同的，即便可以从相关案例中推导出概念和理论。正如雅克·霍克曼[1]在其精神病学史中观察到的那样，这个领域已经从长

---

[1] 雅克·霍克曼（Jacques Hochmann），法国精神病学家，精神分析家，里昂第一大学儿童精神病学名誉教授，致力于儿童自闭症的工作。

期关注个体案例的模式转向了基于认知理论的社会康复计划，其目标仅限于社会能力。由此，慈善机构负担了患有慢性病、常常无家可归的病人。

除了明显忽视疾病和犯罪的社会维度，这些新的辞说也忽视了人类言语的塑造价值。当安娜·弗洛伊德中心的一个研究项目对两岁婴儿进行脑部扫描以预测未来的偏差行为时，人们不禁会想，要如何向孩子解释。实际上无论说了什么，这怎么可能不对他们产生影响呢？事实上，这难道不是在运用一种微妙的、可能会对他们之后的生活产生影响的暗示吗？虽然未必会使他们变成罪犯，甚至可能恰恰相反，会使他们产生内疚感或道德警惕。当然，对父母而言，问题可能是"你为什么要让我参与这个研究？"。

面对精神病，社会态度与治疗方法存在着同样的盲目性。新的、有影响力的治疗评论建议治疗师不要把患者对治疗的描述当作客观事实。人类的言辞在科学上并不可靠，因此对彼得·福纳吉①这样的心理学家来说，为了评估治疗效果，应当采用脑部扫描来测量大脑中客观的、经过外部验证的变化。他们认为，这种方式可以决定哪些治疗方法是有效的。同样，基因检测应当决定等待治疗的名单，因为它可以客观地显示患者风险的严重程度。

此处已经跨越了一个至关重要的界限。对内在生活进

---

① 彼得·福纳吉（Peter Fonagy），英国临床心理学家，精神分析家，英国科学院院士，提出了著名的心智化理论，并在此基础上开创了边缘人格障碍的心智化疗法。

行外部的客观测量，这一幻想取代了对人类言语的敏感。这是一种伦理性的逆转，因为它剥夺了人类或许独一无二的能力：创造意义的能力。一旦我们越过了言语，意义就变得偶然，成了一个恼人且无用的变量，只会混淆科学评定。如今，许多心理健康工作者面临着新的压力，他们能做的仅仅是监控患者的药物使用，这加剧了上述情况。临床工作者要确保患者服用药物，密切关注抗精神病药物的副作用，并由此相信治疗确实正在进行，没必要再增加接触时间。药物最严重的副作用变成了对医生的诱惑，他们觉得只要有药物便足够了。

这并不是说药物有时没有帮助。毋庸置疑，药物在一些情况下可以降低精神病现象的强度，但它也应该为对话搭建平台。提供给定期治疗的空间越多，越能减少药物的使用。值得考虑的是，可以在治疗开始时开具低剂量的镇静剂，而不是一上来就使用抗精神病药物。若不如此，长期用药所产生的普遍且严重的影响，将使得视精神病为慢性不可逆的脑部疾病的想法变成自证预言。

与其屈服于这种黯淡的循环，坚持不懈的耐心工作或许会在遗弃之地重燃希望。认识到日常生活中的隐秘疯狂可以让我们理解精神病得以稳定的机制，而这些机制又能为我们提供参考，帮助我们与那些精神病发作的主体工作。治疗师不应受传统观念的束缚，即一个医生应当如何治疗他的病人。他们必须放弃对"康复"或"重新融入社会"的任何预设看法，而是从与他们工作的主体那里了解这两者的意义。相比于像阿兰宁说的那样，将精神病主体视为"异常生理机制的容器",投入对话并对主体世界的逻辑保持好奇,反而可以开辟新的治疗方向,提供改变的可能性。治疗所能做的,无非是帮助精神病主体去做他们一生都在为之努力的事情:创造一个安全的生活空间。

注　释

引　言

p. v 主体或对象，见 Patrick Coupechoux, *Un monde de fous*（Paris：Seuil, 2006）；Georges Lantéri-Laura, *Essais sur les paradigmes de la psychiatrie moderne*（Paris：Éditions du Temps, 1998）；Marguerite Sechehaye, *A New Psychotherapy in Schizophrenia*（New York：Grune & Stratton, 1956），p. 38。

p. vii 苏斯博士的《霍顿与无名氏》，见 Brian Koehler and Ann-Louise Silver, "Psychodynamic Treatment of Psychosis in the USA", in Yrjö Alanen et al.（eds）, *Psychotherapeutic Approaches to Schizophrenic Psychoses*（London：Routledge, 2009），pp. 217—32。关于皮内尔、图克和约克疗养院，见 Gladys Swain, *Le Sujet de la folie*（Toulouse：Privat, 1977）；Anne Digby, *Madness*, *Morality and Medicine*（Cambridge：Cambridge University Press, 1985）；Andrew Scull, *The Most Solitary of Afflictions*, *Madness and Society in Britain*, 1700—1900（New Haven：Yale University Press, 1993）；Lois Charland, "Benevolent theory：moral treatment at the York Retreat", *History of Psychiatry*, 18（2007），pp. 61—80。殖民者，见 Kurt Eissler, "Remarks on the Psychoanalysis of Schizophrenia", in Eugene Brody and Frederick Redlich（eds）, *Psychotherapy with Schizophrenics*（New York：International

Universities Press, 1952), pp. 130—67。

p. ix 精神卫生，见 Luis Izcovich, "Santé mentale et désir du psychanalyste", Mensuel, École de Psychanalyse des Forums du Champ Lacanien, 12 (2006), pp. 7—11; "L'Éthique du clinicien", in Le Souci de l'être (Paris: Grapp, 1992), pp. 155—9。

第一章

p. 2 精神疾病的媒体印象，见 Otto Wahl, *Media Madness: Public Images of Mental Illness* (New Jersey: Rutgers University Press, 1995); G. Ward, *Making Headlines: Mental Health and the National Press* (London: Health Education Authority, 1997); Sarah Clement and Nena Foster, "Newspaper reporting on schizophrenia: A content analysis of five national newspapers at two time points", *Schizophrenia Research*, 98 (2008), pp. 178—83; George Rosen, *Madness in Society* (London: Routledge, 1968)。

p. 3 那本流行的精神病学教科书，Jacques Borel, *Précis de psychiatrie* (Paris: Delmas, 1939), p. 152; Eugen Bleuler, *Dementia Praecox or the Group of Schizophrenias* (1911) (New York: International Universities Press, 1950)。被打破的平衡，Eugène Minkowski, "La genèse de la notion de schizophrénie et ses caractères essentiels", *L'Évolution Psychiatrique*, 1 (1925), p. 228; Silvano Arieti, *Interpretation of Schizophrenia*, 2nd edn (London: Crosby, 1974; 1st edn 1955), pp. 4—5。请注意，这些术语中有许多在精神分析理论中都有特定含义，通常与它们在精神病学中的原始含义大相径庭。

p. 4 精神分裂症的潜伏型，Bleuler, *Dementia Praecox*, op. cit., pp. 13, 239, 336。还可参见 Gustav Bychowski, "The problem of latent psychosis", *Journal of the American Psychoanalytic Association*, 1 (1953), pp. 484—503; "The psychology of latent schizophrenia", *American Journal of Psychotherapy*, 6 (1952), pp. 42—62; Paul

Sérieux and Joseph Capgras, *Les Folies raisonnantes*（Paris：Alcan，1909）。关于潜伏型的早期研究，参见 Paule Petit，*Les Délires de persécution curables*（Paris：Thesis，1937）；Raoul Rosenfeld，*Les Compensations morbides*（Paris：Lipschutz，1936）；Adrien Borel and Gilbert Robin，*Les Rêveurs éveillés*（Paris：Gallimard，1926）；Henri Claude and Marcel Montassut，"Compensation ideo-affective"，*L'Encéphale*，20（1925），pp. 557—69；Marcel Montassut，"Les compensations imaginatives"，*L'Évolution Psychiatrique*，6（1934），pp. 19—37；J. Laboucarie and p. Barres，"Curabilité des psychoses délirantes systématisées"，*L'Évolution Psychiatrique*，22（1957），pp. 317—55；Piera Aulagnier，*The Violence of Interpretation*（1975）（London：Routledge，2001），p. 156。

p. 8 曼弗雷德·布鲁勒的患者，见 Manfred Bleuler，*The Schizophrenic Disorders*（New Haven：Yale University Press，1978），p. 490。德·克莱朗博，参见"Sur un internement contesté"（1911），in *Oeuvres Psychiatriques*（Paris：Presses Universitaires de France，1942），pp. 791—814。双重簿记，见 Eugen Bleuler，*Dementia Praecox*，op. cit.，pp. 56，147。

p. 8 关于缄默，Yaël Cohen，"La reticence"，*L'Évolu-tion Psychiatrique*，59（1994），pp. 285—303。

p. 10 谭亚·鲁尔曼的观点，*Of Two Minds：An Anthrop-ologist Looks at American Psychiatry*（New York：Random House，2000），p. 49。

p. 11 穆丽儿·加德纳的观点，"The Wolf-Man in Later Life"，in Muriel Gardiner（ed.），*The Wolf-Man and Sigmund Freud*（London：Hogarth，1972），p. 358。

p. 11 克雷佩林的承认，见 Emil Kraepelin，*Psychiatrie：Ein Lehrbuch für Studierende und Aerzte*，8th edn，vol. 3（1913）（Leipzig：Barth）；E. Régis，*Précis de Psychiatrie*，6th edn（Paris，1923）；Eric Engstrom，*Clinical Psychiatry in Imperial Germany*（Ithaca：Cornell University

Press，2003）。有利的结果，参见 Luc Ciompi et al.，"Deep concern"，*Schizophrenia Bulletin*，36（2010），pp. 437—9。治愈，见 Bleuler，*Dementia Praecox*，op. cit.，pp. 6—7。

p. 12 夏斯兰的评论，*Éléments de sémiologie et clinique mentales*（Paris：Asselin et Houzeau，1912）。

p. 13 施瑞伯案例，*Memoirs of My Nervous Illness*（1903）；*New York Review of Books*（2000）；Freud，*Psychoanalytic Notes on an Autobiographical Account of a Case of Paranoia*（*Dementia Paranoides*）（1911），*Standard Edition*，vol. 12，pp. 9—79；Jules Séglas，"La paranoia"，*Archives de Neurologie*（1887），pp. 221—32。德·克莱朗博，见 the translations and commentary in Paul Hriso，*Mental Automatisms*（Hermes Whispers Press，2002）。

p. 14 替身案例，见 R. Dupouy and Marcel Montassut，"Un cas de 'syndrome des sosies' chez une délirante hallucinée par interprétation des troubles psycho-sensoriels"，*Annales Médico-Psychologiques*，132（1924），pp. 341—5。

p. 15 人群中的精神病，见 A. Y. Tien，"Distribution of hallucinations in the population"，*Social Psychiatry and Psychiatric Epidemiology*，26（1991），pp. 287—92；Maarten Bak et al.，"When does experience of psychosis result in a need for care? A prospective general population study"，*Schizophrenia Bulletin*，29（2003），pp. 349—58；Louise Johns and Jim van Os，"The continuity of psychotic experiences in the general population"，*Clinical Psychology Review*，21（2001），pp. 1125—41；Iris Sommer et al.，"Healthy individuals with auditory verbal hallucinations：who are they? Psychiatric assessments of a selected sample of 103 subjects"，*Schizophrenia Bulletin*，36（2008），pp. 633—41；Roberto Nuevo et al.，"The continuum of psychotic symptoms in the general population：A cross-national study"，*Schizophrenia Bulletin*，online publication（2010）。

p. 16 精神扭曲，见 "Über paranoide Erkrankungen"，*Zeitschrift für die gesamte Neurologie und Psychiatrie*, 9（1912），pp. 615—38。克雷佩林对偏执狂的定义，见 Rogues de Fursac，*Manuel de psychiatrie*, 2nd edn（Paris：Alcan，1903）；Kenneth Kendel，"Kraepelin and the diagnostic concept of paranoia"，*Comprehensive Psychiatry*, 29（1988），pp. 4—11。有人认为，克雷佩林正是认识到偏执狂的缓解如此成功，才发展出妄想性精神病这一诊断类别，尽管他和他的学生后来会质疑其合法性：见 Wilhelm Mayer，"Über paraphrene Psychosen"，*Zeitschrift für die gesamte Neurologie und Psychiatrie*, 71（1921），pp. 187—206。

p. 16 亨利·克劳德的警告，"Les psychoses paranoides"，*L'Encéphale*, 20（1925），pp. 136—49；Henri Claude and Marcel Montassut，"Délimitation de la paranoia légitime"，*L'Encéphale*, 21（1926），pp. 57—63；Charles-Henry Nodet，*Le Groupe des psychoses hallucinatoires chroniques*（Paris：Doin，1938）。

p. 17 瓦格纳案例，见 Robert Gaupp，*Zur Psychologie des Massenmords：Hauptlehrer Wagner von Degerloch*（Berlin：Springer，1914）；"Der Fall Wagner"，*Zeitschrift für die gesamte Neurologie und Psychiatrie*, 60（1920），pp. 312—27；"Zur Lehre von der Paranoia"，ibid.，174（1942），pp. 762—810。

p. 20 恩斯特·克雷奇默的论点，"The Sensitive Delusion of Reference"（1918），in Steven Hirsch and Michael Shepherd，*Themes and Variations in European Psychiatry*（Bristol：John Wright，1974），pp. 153—95。

p. 20 药理学，见 David Healey，*The Creation of Psychopharmacology*（Cambridge，Mass.：Harvard University Press，2002）。副作用，见 Sheldon Gelman，*Medicating Schizophrenia：A History*（New Jersey：Rutgers University Press，1999）；Richard Bentall，*Doctoring the Mind*（London：Allen Lane，2009）；Joanna Moncrieff，*The Myth of the Chemical Cure*（London：Macmillan，2009）。瘫痪大脑，见 Robert Whitaker，*Mad in America：Bad Science，Bad Medicine，and the*

— 399 —

Enduring Mistreatment of the Mentally Ill (New York: Perseus, 2001), p. 100。瑞士手表，见 Eugene Brody and Frederick Redlich（eds），*Psychotherapy with Schizophrenics*，op. cit.，p. 28。惩罚，见 J. Laboucarie and P. Barres，"Curabilité des psychoses délirantes systématisées"，op. cit.，p. 329；Gérard Pommier，"Du fantasme à l'hallucination"（19 March 2011），Espace Analytique，Paris。

p. 24 曼弗雷德·布鲁勒的观点，"Research and changes in concepts in the study of schizophrenia"，*Bulletin of the Isaac Ray Medical Library*，3（1955），pp. 1—132。

p. 25 新药的作用，见 Robert Whitaker，*Mad in America*，op. cit.，p. 156；Gerald Grob，*The Mad Among Us: A History of the Care of America's Mentally Ill*（Cambridge，Mass.：Harvard University Press，1999）。可对比于 Edward Shorter，*A History of Psychiatry from the Era of the Asylum to the Age of Prozac*（New York：Wiley，1997）。精神病的增加，见 E. Jarvis，"On the supposed increase of insanity"，*American Journal of Insanity*，8（1851—2），pp. 333—64；J. Hawkes，"On the increase of insanity"，*Journal of Psychological Medicine and Mental Pathology*，10（1857），pp. 508—21；Andrew Scull，*The Most Solitary of Afflictions*，op. cit.，pp. 334—74。

p. 26 安德鲁·莱考夫的观察，*Pharmaceutical Reason，Knowledge and Value in Global Psychiatry*（Cambridge：Cambridge University Press，2005），p. 174；Nikolas Rose，"Pharmaceuticals in Europe"，in Martin Knapp et al.（eds），*Mental Health Policy and Practice across Europe*（Maidenhead：Open University Press，2007），pp. 146—87；J. A. Liberman et al.，"Effectiveness of antipsychotic drugs in patients with chronic schizophrenia"，*New England Journal of Medicine*，353（2005），pp. 1209—23。

p. 28 关于精神病人改善程度下降的研究，见 James Hegarty et al.，"One hundred years of schizophrenia: a meta-analysis of the outcome literature", *American Journal of Psychiatry*, 151 (1994), pp. 1409—14。

p. 28 理查德·本托尔的观点, *Doctoring the Mind*, op. cit., p. 84。

p. 29 戴维·罗森汉的实验, "On being sane in insane places", *Science*, 179 (1973), pp. 250—58。约三十年后, Lauren Slater 重复了这一实验, 但她的断言存在争议: *Opening Skinner's Box: Great Psychological Experiments of the Twentieth Century* (London: Bloomsbury, 2004)。 Pierre Janet, *La Force et la faiblesse psychologiques* (Paris: Maloine, 1932)。

p. 30 精神病人的影像片段, 见 J. E. Cooper et al., *Psychiatric Diagnosis in New York and London* (Oxford: Oxford University Press, 1972); Michael Shepherd et al., *An Experimental Approach to Psychiatric Diagnosis* (Copenhagen: Munksgaard, 1968); Martin Katz et al., "Studies of the diagnostic process", *American Journal of Psychiatry*, 1215 (1969), pp. 937—47; R. E. Kendell et al., "Diagnostic criteria of American and British psychiatrists", *Archives of General Psychiatry*, 25 (1971), pp. 123—30。还可参见 P. Pichot, "The diagnosis and classification of mental disorders in French-speaking countries: background, current views and comparison with other nomenclatures", *Psychological Medicine*, 12 (1982), pp. 475—92。

p. 31 DSM 诊断系统, 见 Stuart Kirk and Herb Kutchins, *The Selling of DSM: The Rhetoric of Science in Psychiatry* (New York: De Gruyter, 1992); *Making Us Crazy: DSM, the Psychiatric Bible and the Creation of Mental Disorders* (New York: Free Press, 1997)。

p. 32 关于精神分裂症论文的调查, 见 Jim Geekie and John Read, *Making Sense of Madness: Contesting the Meaning of Schizophrenia* (London: Routledge, 2009), p. 25。

p. 33 DSM 之前的诊断实践, 见 Wolfgang de Boor, *Psychiatrische Systematik, Ihre Entwicklung in Deutschland seit Kahlbaum* (Berlin:

Springer, 1954); Jacques Roubinovitch, *Des variétés cliniques de la folie en France et en Allemagne* (Paris: Doin, 1896); Ernest Stengel, "A comparative study of psychiatric classification", *Proceedings of the Royal Society of Medicine*, 53 (1959), pp. 123—30; Karl Menninger et al., "The unitary concept of mental illness", *Bulletin of the Menninger Clinic*, 22 (1958), pp. 4—12。

p. 34 让-艾蒂安·埃斯基罗尔的观点，"Hallucination", *Dictionnaire des sciences médicales* (Paris: Panckoucke, 1817), pp. 64—71；更复杂的论述见 *Des maladies mentales considerées sous les rapports medial, hygiénique et médico-légal*, 2 vols (Paris: Baillière, 1938)。Alfred Binet 和 Théodore Simon 较早地阐述了这一观点，即精神病学分类不应以"症状"而应以人与症状的关系为出发点，"Définition des principaux états mentaux de l'aliénation", *L'Année Psychologique*, 16 (1910), pp. 61—6; "Conclusion sur les états mentaux de l'aliénation", ibid., pp. 361—71。

第二章

p. 36 弗洛伊德的主张，Project (1895), *Standard Edition*, vol. 1 (London: Hogarth, 1966), pp. 353—6; "The Neuropsychoses of Defence" (1894), *Standard Edition*, vol. 3, pp. 45—61, 58。

p. 39 海琳·伦娜案例，"The Sensitive Delusion of Reference", op. cit.。

p. 41 "自我拒绝不相容的想法及其情感……"，见 Freud, "The Neuropsychoses of Defence", op. cit., p. 58。关于"Verwerfung"，见 Lacan, *The Seminar of Jacques Lacan*, Book 3: *The Psychoses*, 1955—6, ed. J.-A. Miller (New York: Norton, 1993); Jean-Claude Maleval, *La Forclusion du nom-du-père* (Paris: Seuil, 2000)。

p. 42 弗洛伊德的案例，见 Draft H in Jeffrey Masson (ed.), *The Complete Letters of Sigmund Freud and Wilhelm Fliess* (Cambridge, Mass.: Harvard University Press, 1985), pp. 108—9。

p. 42 亨利·弗卢努瓦的案例，"Délire systématisé de persécution",

L'Évolution Psychiatrique，2（1927），pp. 9—27。

p. 43 查理斯·梅尔曼的案例，*Les Paranoias*（1999—2001 Seminars）（Paris：Éditions de l'Association Lacanienne Internationale，2003），pp. 271—2。

p. 46 蕾妮的描述，*Autobiography of a Schizophrenic Girl*（New York：Grune & Stratton, 1951），p. 55。

p. 47 镜子案例，见 Harold Searles，*The Nonhuman Environment*（New York：International Universities Press，1960），p. 321；还可参见 E. Menninger-Lerchenthal，*Der Eigene Doppelgänger*（Bern：Huber，1946）；*Das Truggebilde der eigenein Gestalt Heautoskopie Doppelgänger*（Berlin, 1935）；Paul Sollier，*Les Phénomènes d'autoscopie*（Paris：Alcan, 1903）；Gabriel Dromard，*La Mimique chez les aliénés*（Paris：Alcan, 1909）。

p. 48 施瑞伯的观察，*Memoirs*，op. cit.，p. 243。

p. 49 拉康的疑问，"The Mirror Stage as Formative of the I Function"（1949），in *Écrits*（New York：Norton, 2006），pp. 75—81；Henri Wallon，*Les Origines du caractère chez l'enfant*（Paris, 1934）；James Baldwin，"Imitation：a chapter in the natural history of consciousness"，*Mind*（January 1894），pp. 26—55；Émile Jalley，*Freud*，*Wallon*，*Lacan：L'Enfant au miroir*（Paris：École Lacanienne de Psychanalyse，1998）。

p. 51 雷内·扎佐的观察，*World Health Organisation Discussion on Child Development*，vol. 1（New York：International Universities Press，1953）。

p. 54 乱伦禁忌，见 Charles-Henry Pradelles de Latour，"La Psychanalyse et l'anthropologie sociale au regard de la loi"，in Marcel Drach and Bernard Toboul（eds），*L'Anthropologie de Lévi-Strauss et la psychanalyse*（Paris：La Decouverte, 2008），pp. 45—55。

p. 54 列维-斯特劳斯的论述，*The Savage Mind*（1962）（London：

Weidenfeld，1966）。

p.57 蕾妮的话语，*Autobiography of a Schizophrenic Girl*，op. cit.，p.133。

p.58 父性，见 Edwin Hartland，*Primitive Paternity*，2 vols（London：The Folk-Lore Society，1909）。拉康关于小汉斯的评论，*La Relation d'objet*（1956—7），ed. J.-A. Miller（Paris：Seuil，1994），还可参见 Markos Zafiropoulos，*Lacan and Lévi-Strauss*（London：Karnac，2010）。

p.60 马塞尔·帕尼奥尔的故事，*La Gloire de mon père*（Monte Carlo：Pastorelli，1957）。

p.62 布鲁诺·贝特尔海姆的乔伊案例，*The Empty Fortress*（New York：Free Press，1967），pp.235—50。

p.65 拉康对俄狄浦斯情结的再阐述，*La Relation d'objet*，op. cit.；*Les Formations d'Inconscient*（1957–8），ed. J.-A. Miller（Paris：Seuil，1998）。

p.70 拉康后来的观点，见 Lacan，*Le Sinthome*（1975—6），ed. J.-A. Miller（Paris：Seuil，2005）。

p.73 库尔特·艾斯勒对一位患者的观察，"Limitations to the psychotherapy of schizophrenia"，*Psychiatry*，6（1943），pp.381—91。

p.74 元交流，见 Gregory Bateson et al.，"Towards a theory of schizophrenia"，*Behavioural Science*，1（1956），pp.251—64；"A note on the double bind—1962"，*Family Process*，2（1963），pp.154—61。关于这些过程的例子，见 Schreber，*Memoirs*，op. cit.，pp.154，209。

第三章

拉康关于精神病的观点，见 "Presentation on Psychic Causality"（1946），in *Écrits*，op. cit.，pp.123—58；*The Seminar of Jacques Lacan*，*Book 3：The Psychoses*，1955—6，op. cit.；"On a Question Prior to Any Possible Treatment of Psychosis"（1957—8），in *Écrits*，op. cit.，pp.445—88；*Le Sinthome*，op. cit.。背景和评论，见 Lucien Bonnafé et al., *Le Problème de la psychogenèse des névroses et des psychoses* (Paris: Desclée de Brouwer, 1950); Jean-Claude Maleval, *La Forclusion du nom-du-père*, op. cit.; Geneviève Morel, *Sexual Ambiguities* (London: Karnac, 2011); Corinne Fellahian, *La Psychose selon Lacan, évolution d'un concept* (Paris: L'Harmattan, 2005). Maurice Mignard 和 Marcel Montassut 对作为补偿的妄想进行了经典研究,"Un délire de compensation", *L'Encéphale*, 12 (1924), pp. 628—34。拉康派的视角,见 Jean-Claude Maleval, *Logique du délire* (Paris: Masson, 1996); Anne Lysy-Stevens and Alexandre Stevens, "La psychose infantile: déficit ou production?", *Quarto*, 46 (1991), pp. 46—50。

p. 76 施瑞伯的发病, *Memoirs*, op. cit., pp. 46—7, 248—9。

p. 79 关于路易斯·沃尔弗森, *Le Schizo et les langues* (Paris: Gallimard, 1970)。还可参见他的 *Ma mère musicienne est morte…* (Paris: Navarin, 1984);采访见于 *L'Âne*, 18 (September/October 1984), pp. 1—4; Serge André, "La pulsion chez le schizophrène", *Ornicar?*, 36 (1986), pp. 103—10; Angel Enciso Bergé, "La langue maternelle dans la psychose", ibid., pp. 94—102; Geneviève Morel, "Point final à une planète infernale", ibid., pp. 82—93。

p. 80 最为"惊人的和显眼的"精神病现象,见 Freud, *Psychoanalytic Notes on an Autobiographical Account of a Case of Paranoia* (*Dementia Paranoides*) (1911), *Standard Edition*, vol. 12, pp. 9—82。

p. 80 钟情妄想案例, André Ceillier, "Du rôle des hallu-cinations psychiques dans l'exploration de l'inconscient", *L'Évolution Psychiatrique*, 1 (1925), pp. 142—54。

p. 81 约翰·库斯坦斯案例, *Wisdom, Madness and Folly* (New York: Pellegrini, 1952), p. 45。

p. 83 农民父亲案例,见 Paul Mattusek, "Studies in Delusional Perception" (1952), in John Cutting and Michael Shepherd, *Clinical Roots of the Schizophrenia Concept* (Cambridge: Cambridge University Press, 1987),

p. 100。

p. 83 范·维克·布鲁克斯案例，引自 Bert Kaplan （ed.），*The Inner World of Mental Illness* （New York：Harper and Row，1964），p. 84。

p. 84 刘易斯·希尔的观点，*Psychotherapeutic Intervention in Schizophrenia* （Chicago：University of Chicago Press，1955），p. 67。

p. 84 精神病的形式，见 Judith Allardyce et al.，"Deconstructing psychosis conference 2006：the validity of schizophrenia and alternative approaches to classification"，*Schizophrenia Bulletin*，33 （2007），pp. 863—7；L. B. Jansson and J. Parnas，"Competing definitions of schizophrenia：what can be learned from polydiagnostic studies?"，ibid.，pp. 1178—200；Manfred Bleuler，"Research and changes in concepts in the study of schizophrenia"，op. cit.，pp. 1—132；Eugène Minkowski，"La genèse de la notion de schizophrénie et ses caractères essentiels"，op. cit.；Henri Ey，"Classifications des maladies mentales et le problème des psychoses aiguës"，*Études Psychiatriques*，3 （1954），pp. 1—45。

p. 85 卡尔·雅斯贝尔斯的评论，*General Psychopathology* （1913） （Baltimore：Johns Hopkins University Press，1997），pp. 567—8。

p. 86 事实上，Paul Schilder 在 20 世纪 20 年代就证明，梅毒脑部感染患者的"精神病性"症状是以感染前的性格为基础的，从而推翻了大脑受损部位决定患者症状的观点。参见他的 *Studien und Symptomologie der progressiven Paralyse* （Berlin：Karger，1930）。

p. 87 社会网络，见 Arthur Burton et al. （eds），*Schizophrenia as a Life Style* （New York：Springer，1974）。

p. 88 杰伊·沃茨的观点，"The Group of Schizophrenias"（2010），未出版的论文。

p. 88 偏执狂和精神分裂症，见 *Clinique différentielle des psychoses* （Paris：Navarin，1988）；Colette Soler，*L'Inconscient à ciel ouvert de la psychose* （Toulouse：Presses Universitaires du Mirail，2002）；Luis Izcovich，*Les Paranoïaques et la psychanalyse* （Paris：Éditions du Champ

— 406 —

Lacanien，2004）。关于不同的妄想建构，见 H. Mueller-Suur，"Das Gewissheitsbewusstein beim schizophrenen und beim paranoischen Wahnerleben"，*Fortschrift Neurologie und Psychiatrie*，18（1950），pp. 44—51；Philippe Chaslin，*Éléments de sémiologie et de clinique mentales*，op. cit.；Jean-Claude Maleval，*Logique du délire*，op. cit.。与忧郁症对比，参见 George Dumas，*Les États intellectuals dans la mélancolie*（Paris：Alcan，1895）；Jacques Adam et al.，Des mélancolies（Paris：Éditions du Champ Lacanien，2001）；Darian Leader，*The New Black：Mourning，Melancholia and Depression*（London：Hamish Hamilton，2008）。Moritz Urstein 是早期研究精神分裂症与躁郁症关系的专家，*Die Dementia praecox und ihre Stellung zun manisch-depressiven Irresein*（Berlin：Urban & Schwarzenberg，1909）。

p. 89 亨利·克劳德的观点，见 "Les psychoses paranoides"，op. cit.；Henri Claude and Marcel Montassut，"Délimitation de la paranoia légitime"，op. cit.。

p. 90 忧郁症，见 Jules Séglas，*Leçons cliniques sur les maladies mentales et nerveuses*（Paris：Asselin et Houzeau，1895）；Piera Aulagnier，*The Violence of Interpretation*，op. cit.，p. 199。

p. 95 格雷戈里·贝特森及其同事们的观点，"Towards a theory of schizophrenia"，op. cit.。

p. 97 皮埃尔·布鲁诺的观点，"Schizophrénie et paranoïa"，*Preliminaire*，5（1993），pp. 67—83。

p. 99 马修斯的空气织机，见 John Haslam，*Illustrations of Madness*（1810），ed. Roy Porter（London：Routledge，1988）。

p. 100 施瑞伯的描述，*Memoirs*，op. cit.，p. 123。

p. 103 精神分裂症中的身体与力比多，见 Paul Balvet，*Le Sentiment de dépersonnalisation dans les délires de structure paranoïde*（Lyon：Riou，1936）；"De l'importance du sentiment de dépersonnalisation dans la pathogénie des délires"，*L'Évolution Psychiatrique*，4（1936），pp. 3—

26；Paul Schilder, *Seele und Leben*（Berlin：Springer，1923）。Balvet 在这里发现了四个关键方面：生命力的丧失、身体统一感的丧失、对自己的不认可以及身体实感的丧失（如身体尺寸的变化、身体的解体、身体物质性的丧失）。身体交换案例，见 H. Hécaen and J. de Ajuriaguerra *Méconnaissances et hallucinations corporelles*（Paris：Masson，1952），p. 288；关于身体改变，ibid.，pp. 257—370。手腕取代案例，见 Pierre Janet，"L'Hallucination dans le délire de persécution"，*Revue Philosophique*（1932），pp. 61—98，279—331；另有讨论可见 Stéphane Thibierge，*Pathologies de l'image du corps*（Paris：Presses Universitaires de France，1999）。

p. 106 卡尔·亚伯拉罕的观点，"A Short Study of the Development of the Libido"（1924），in *Selected Papers on Psychoanaysis*（London：Maresfield Reprints，1979），p. 455。关于瓦格纳，见 Anne-Marie Vindras，*Louis II de Bavière selon Ernst Wagner，paranoïaque dramaturge*（Paris：EPEL，1993），pp. 153，138。

p. 106 布鲁勒的观察，*Dementia Praecox*，op. cit.，pp. 129，231。

p. 107 更关乎存在，见 Arthur Burton，"The Alchemy of Schizophrenia"，in *Schizophrenia as a Life Style*，op. cit.，p. 87。

p. 107 施瑞伯的解释，Memoirs，op. cit.，p. 233。自大妄想的合理化，见 Bleuler，*Dementia Praecox*，op. cit.，p. 131。

p. 109 自大与躁狂，见 Edith Jacobson，"Psychotic Identifications"（1954），in *Depression*（New York：International Universities Press，1971），pp. 242—63。

第四章

p. 111 维克托·陶斯克的论文，"On the origin of the 'influe-ncing machine' in schizophrenia"（1919），*Psychoanalytic Quarterly*，2（1933），pp. 519—56。

p. 111 想法被父亲夺走的案例，见 Kurt Schneider，*Clinical Psycho-*

pathology (New York: Grune & Stratton, 1959), p. 101。

p. 111 让·皮亚杰的观察，*The Language and Thought of the Child* (New York: Harcourt Brace, 1926)。

p. 112 红灯案例，见 Silvano Arieti, *Interpretation of Schizophrenia*, op. cit., p. 318。

p. 112 塞尔日·勒克莱尔的观点，"À la recherche des principes d'une psychothérapie des psychoses", *L'Évolution Psychiatrique*, 23 (1958), pp. 377—419。

p. 113 安迪·沃霍尔案例，见 Brian Dillon, *Tormented Hope*, *Nine Hypochondriac Lives* (London: Penguin, 2009), p. 242。

p. 113 二联性精神病，见 C. Lasègue and J. Falret, "La folie à deux ou folie communiquée", *Annales Médico-Psychologiques*, 18 (1877), pp. 321—55; Helene Deutsch, "Folie à deux", *Psychoanalytic Quarterly*, 7 (1938), pp. 307—18。

p. 113 安娜·弗洛伊德的观察，"The role of bodily illness in the mental life of children", *Psychoanalytic Study of the Child*, 7 (1952), pp. 69—81。

p. 114 手脚和思维被绳子拉着的案例，见 Werner Mendel, "A Phenomenological Theory of Schizophrenia", in Arthur Burton et al. (eds), *Schizophrenia as a Life Style*, op. cit., p. 111。

p. 114 吉塞拉·潘果夫的观察，见 Jean-Max Gaudillière and Françoise Davoine, "The Contribution of Some French Psychoanalysts to the Clinical and Theoretical Approaches to Transference in the Psychodynamic Treatment of Psychosis", in Yrjö Alanen et al. (eds), *Psychotherapeutic Approaches to Schizophrenic Psychoses*, op. cit., p. 141。

p. 115 珍妮案例，见 Piera Aulagnier, *L'Apprenti-historien et le maître-sorcier* (Paris: Presses Universitaires de France, 1984), pp. 263—68。

p. 117 阿列蒂的测验，见 Silvano Arieti, *Interpretation of Schizophrenia*, op. cit., p. 380。

p. 117 格雷戈里·贝特森的观点，"Towards a theory of schizophrenia"，op. cit.。

p. 118 路易斯·萨斯的观点，*Madness and Modernism*（Cambridge，Mass.：Harvard University Press，1998），p. 179，也可参见 Louis Sass and Josef Parnas，"Schizophrenia，consciousness and the self"，*Schizophrenia Bulletin*，29（2003），pp. 427—44。

p. 119 拉康关于精神病言语的讨论，见 *The Seminar of Jacques Lacan*，*Book* 3：*The Psychoses*，1955—6，op. cit.；"On a Question"，op. cit.。

p. 121 眼睛扭曲者案例，见 Freud，"The Unconscious"（1915），*Standard Edition*，vol. 14，pp. 197—8；Bleuler，*Dementia Praecox*，op. cit.，p. 76。蠕虫案例，见 B. P. Karon and G. R. VandenBos，*Psychotherapy of Schizophrenia*（New York：Jason Aronson，1981），pp. 159—61。

p. 121 塞里厄和卡普格拉的案例，*Les Folies raisonnantes*，op. cit.，p. 21，还可参见 Paul Guiraud，"Les formes verbales de l'interprétation délirante"，*Annales Médico-Psychologiques*，129（1921），pp. 395—412。

p. 122 食物有毒案例，见 Silvano Arieti，*Interpretation of Schizophrenia*，op. cit.，p. 268。

p. 122 对精神分裂症缺乏抽象思维这一观点的批判，见 Maria Lorenz，"Problems posed by schizophrenic language"，*Archives of General Psychiatry*，4（1961），pp. 95—102；"Expressive behavior and language patterns"，*Psychiatry*，18（1955），pp. 353—66。

p. 122 贝特尔海姆的观点，*The Empty Fortress*，op. cit.，p. 241。

p. 123 朱尔斯·赛格拉斯的观点，*Des troubles du langage chez les aliénés*（Paris：Rueff，1892）。

p. 124 爱德华多·坦齐的分类，"I neologismi degli alienti in rapporto col delirio cronico"，part 1，*Rivista Sperimentale di Freniatria e di Medicina Legale della Alenazione Mentali*，15（1899），pp. 352—93；part 2，ibid.，16（1900），pp. 1—35。

p. 124 埃里克案例，*Schizophrenia*，*Its Origins and Need-Adapted*

Treatment (London: Karnac, 1997), pp. 10—11。

p. 124 荣格的病人, *The Psychology of Dementia Praecox*（1907）, in *Collected Works*, vol. 3 (New Jersey: Princeton University Press, 1972)；还可参见 *Studies in Word Association*（1906）（London: Heinemann, 1918）。

p. 125 卡尔·克莱斯特的认识, "Aphasie und Geistes-krankheit", *Münchener Medizinische Wochenschrift*, 61（1914）, pp. 8—12。

p. 125 Eseamarrider 案例, 见 F. J. Fish, *Schizophrenia* (Bristol: John Wright, 1962), p. 50。

p. 125 路德维希·施陶登迈尔案例, *Die Magie als experimentelle Naturwissenschaft* (Leipzig, 1912)；Leonard Zusne, "Altered States of Consciousness, Magical Thinking and Psychopathology: The Case of Ludwig Staudenmaier", in Colleen Ward（ed.）, *Altered States of Consciousness and Mental Health* (London: Sage, 1989), pp. 233—250。精神分裂症患者使用词语是为了指示, 见 L. Vigotsky, "Thought in schizophrenia", *Archives of Neurology and Psychiatry*, 31（1934）, pp. 1063—77；Harold Vetter, "New-word coinage in the psycho-pathological context", Psychiatric *Quarterly*, 42（1968）, pp. 298—312。文中提到的患者话语, 见 Harry Stack Sullivan, "Peculiarity of thought in schizophrenia", *American Journal of Psychiatry*, 5（1925）, pp. 21—80；David Forrest, "Poesis and the language of schizophrenia", *Psychiatry*, 28（1965）, pp. 1—18。

p. 127 索绪尔的区分, 见 Claude Lévi-Strauss, *The Savage Mind*, op. cit., p. 156。

p. 128 勒克莱尔举的例子, "À la recherche des principes d'une psyc-hothérapie des psychoses", op. cit., pp. 392—3。

p. 129 艾尔哈德·冯·多玛斯的案例, "The Specific Laws of Logic in Schizophrenia", in J. S. Kasanin（ed.）, *Language and Thought in Schizophrenia* (Berkeley: University of California Press, 1944), pp. 104—14。

p. 129 天使案例，见 Silvano Arieti, *Interpretation of Schizophrenia*, op. cit., p. 239。

p. 130 阿道夫案例，见 George Dumas, *Le Surnaturel et les dieux d'après les maladies mentales* (Paris: Presses Universitaires de France, 1946), p. 245。

p. 130 保罗·库尔邦和加布里尔德·费尔的案例，"Syndrome d'illusion de Frégoli et schizophrénie", *Bulletin de la Société Clinique de Medicine Mentale* (1927), pp. 121—5。关于误认现象，见 W. Scheid, "Über Personenverkennung", *Zeitschrift für die gesamte Neurologie und Psychiatrie*, 157 (1936), pp. 1—16; M. D. Enoch et al., *Some Uncommon Psychiatric Syndromes* (Bristol: John Wright, 1967); Stéphane Thibierge, "Pathologies de l'image du corps", op. cit.; Ramin Mojtabai, "Misidentification phenomena in German psychiatry: a historical review and comparison with the French/English approach", *History of Psychiatry*, 7 (1996), pp. 137—58。据观察，误认现象在女性身上比在男性身上发生得更频繁，关于这一现象的有趣解释，见 Stanley Coleman, "Misidentification and non-recognition", *Journal of Mental Science*, 79 (1933), pp. 42—51。

p. 131 沙利文的观点，"Affective experience in early schizophrenia", *American Journal of Psychiatry*, 6 (1927), pp. 467—83。

p. 131 地铁案例，见 M. L. Hayward and J. E. Taylor, "A schizo-phrenic patient describes the action of intensive psychotherapy", *Psychiatric Quarterly*, 30 (1956), pp. 211—248, 236。

p. 131 库尔特·艾斯勒的病人案例，"Notes upon the emotionality of a schizophrenic patient and its relation to problems of technique", *The Psychoanalytic Study of the Child*, 8 (1953), p. 214。

p. 132 僵尸案例，见 Werner Mendel, "A Phenomenological Theory of Schizophrenia", op. cit., p. 106; Karl Jaspers, *General Psychopathology*, op. cit., pp. 67，122。

第五章

p. 137 俾斯麦的梦，见 George Dumas, *Le Surnaturel et les dieux d'après les maladies mentales*, op. cit., p. 196。

p. 140 两万法郎案例，见 Bleuler, *Dementia Praecox*, op. cit., p. 137。

p. 141 雅斯贝尔斯的观点，*General Psychopathology*, op. cit., pp. 103—6。意义体验，见 René Targowla and Jean Dublineau, *L'Intuition délirante* (Paris：Maloine, 1931)。

p. 142 约翰·库斯坦斯的顿悟，Bert Kaplan (ed.), *The Inner World of Mental Illness*, op. cit., p. 94；John Custance, *Wisdom, Madness and Folly*, op. cit., p. 52。

p. 143 拉康的观点，"On a Question", op. cit., pp. 450—51；Eugène Minkowski, *Traité de psychopathologie* (Paris：Presses Universitaires de France, 1966)。

p. 144 卡普格拉提出的质询妄想，"Le délire d'interpr-étation hyposthénique：délire de supposition", *Annales Médico-Psychologiques*, 88 (1930), pp. 272—99。

p. 146 吉纳维芙·莫雷尔的案例，*Sexual Ambiguities*, op. cit., pp. 188—201。

p. 146 主教父亲案例，见 Paul Sérieux and Joseph Capgras, *Les Folies raisonnantes*, op. cit., p. 156。

p. 147 关于启示时刻的例子，见 H. Hécaen and J. de Ajuriaguerra, *Méconnaissances et hallucinations corporelles*, op. cit., pp. 283—6。

p. 148 赫伯特·斯宾塞的著作，见 Richard Hofstadter, *Social Darwinism and American Thought* (New York：Braziller, 1959), pp. 44—7。

p. 148 库尔特·施耐德的案例，*Clinical Psychopathology*, op. cit., p. 105。

p. 148 雅斯贝尔斯的病人，Karl Jaspers, *General Psychopathology*, op. cit., pp. 115—16。记忆，见 Emil Kraepelin, "Über Erinnerungsfalschungen", *Archiv für Psychiatrie und Nervenkrankheiten*, 18 (1887), pp. 199—239。

p. 148 战壕案例，见 Maurice Mignard and Marcel Montassut, "Un délire de compensation", op. cit., pp. 628—34。

p. 149 塞尔斯的案例，见 Harold Searles, *The Nonhuman Environment*, op. cit., pp. 192—3。

p. 150 保拉·埃尔基的案例，"On infantile precursors of the 'influencing machine' (Tausk)", *Psychoanalytic Study of the Child*, 14 (1959), pp. 219—35。

p. 151 莫雷尔的案例，*Sexual Ambiguities*, op. cit., pp. 45—8。

p. 152 施瑞伯的话语，*Memoirs*, op. cit., p. 19。外部影响，见 André Ceillier, "Les influencés", *L'Encéphale* (1924), pp. 152—62, 225—34, 294—301, 370—81。被思考针对，见 Harold Searles, *The Nonhuman Environment*, op. cit., p. 209; Henri Claude, "Mécanisme des hallucinations: syndrome d'action extérieure", *L'Encéphale*, 25 (1930), pp. 345—59。

p. 153 查尔斯-亨利·诺德特的观察，*Le Groupe des psychoses hallucinatoires chroniques*, op. cit., p. 97。

p. 153 乔治·杜马斯收集的例子，*Le Surnaturel et les dieux d'après les maladies mentales*, op. cit., pp. 27—57。

p. 155 精神病人的讽刺，见 Louis Sass, *Madness and Modernism*, op. cit., pp. 111—15。

p. 156 驴子的故事，见 Bleuler, *Dementia Praecox*, op. cit., p. 99。

p. 158 二元对立，见 Geneviève Morel, "L'insuffisance des identifications à établir la sexuation d'un sujet", *Carnets de Lille*, 2 (1997), pp. 36—40。

p. 160 伊迪丝·雅各布森的建议，"On Depressive States: Nosological and Theoretical Problems", in *Depression*, op. cit., pp. 167—84; A. Bottéro, "Une histoire de la dissociation schizophrénique", *L'Évolution*

Psychiatrique，66（2001），pp. 43—60。

p. 161 奥斯瓦尔德·布朗克的记录，*Lehrbuch der Geisteskrankheiten*（Munich：Bergmann，1929）。

第六章

p. 163 关于心理因素和生物因素因果关系的问题，见 Don Jackson，*Myths of Madness：New Facts for Old Fallacies*（New York：Macmillan，1964）；Don Jackson（ed.），*The Etiology of Schizophrenia*（New York：Basic Books，1960）；Alphonse De Waehlens and Wilfried Ver Eecke，*Phenomenology and Lacan on Schizophrenia，after the Decade of the Brain*（Leuven：Leuven University Press，2001）；M. K. Horwitt，"Fact and artifact in the biology of schizophrenia"，Science，124（1956），pp. 429—30。关于原因和环境，见 Poul Faergeman，*Psychogenic Psychoses*（London：Butterworth，1963）。

p. 164 "这都是化学和物理学的问题"，Don Jackson，"The transactional viewpoint"，*International Journal of Psychiatry*，4（1967），pp. 543—4。

p. 165 关于基因的误解，见 Evelyn Fox Keller，*The Century of the Gene*（Cambridge，Mass.：Harvard University Press，2000）；Catherine Waldby，"Code unknown：histories of the gene"，*Social Studies of Science*，31（2001），pp. 779—91。

p. 166 拉康的观点，"On a Question"，op. cit.；Alfredo Zenoni，"Le nom-du-père et sa forclusion"，*Préliminaire*，5（1993），pp. 85—92。

p. 171 索菲·德·米约拉-梅洛的观点，*Penser la psychose*（Paris：Dunod，1998）。

p. 173 施瑞伯对父亲的形容，见 Zvi Lothane，*In Defense of Schreber*（London：The Analytic Press，1992）；Luiz Eduardo Prado de Oliveira，*Le Cas Schreber*（Paris：Presses Universitaires de France，1979）；*Schreber et la paranoïa*（Paris：L'Harmattan，1996）。

p. 178 吉塞拉·潘果夫的观点，"Dynamic Structurization in Schizophrenia"， in Arthur Burton （ed. ）, *Psychotherapy of the Psychoses* （New York: Basic Books, 1961）, pp. 152—71。天赐圣婴，见 Piera Aulagnier, "Remarques sur la structure psychotique" （1964）, in *Un interprète en quête du sens* （Paris: Payot, 2006）, pp. 361—86。奥拉尼耶对母亲的观察，见 Piera Aulagnier, ibid. ; Suzanne Reichard and Carl Tillman, "Patterns of parent-child relationship in schizophrenia", *Psychiatry*, 13 （1950）, pp. 247—57; Trude Tietze, "A study of mothers of schizophrenic patients", *Psychiatry*, 12 （1949）, pp. 55—65; Sophie de Mijolla-Mellor, *La Paranoïa* （Paris: Presses Universitaires de France, 2007）。乔伊母亲的话语，见 Bruno Bettelheim, *The Empty Fortress*, op. cit. , pp. 238—9。父亲，见 W. R. and T. Lidz, "The family environment of schizophrenic patients", *American Journal of Psychiatry*, 106 （1949）, pp. 332—45。

p. 184 约翰·库斯坦斯对墨水瓶的描述，见 John Custance, *Wisdom, Madness and Folly*, op. cit. , p. 36。

p. 185 西方早期对母婴互动的研究，见 Colwyn Trevarthen, "Conversations with a two-month-old", *New Scientist*, 62 （1974）, pp. 230—33。东方研究，见 A. N. Sokolov, *Inner Speech and Thought* （New York: Plenum, 1972）; Blyuma Zeigarnik, *The Pathology of Thinking* （New York: Consultants Bureau, 1965）; Michael Cole and Irving Maltzman, *A Handbook of Contemporary Soviet Psychology* （New York: Basic Books, 1969）; Colwyn Trevarthen, "Descriptive Analyses of Infant Communicative Behaviour", in H. R. Schaffer （ed. ）, *Studies in Mother-Infant Interaction* （London: Academic Press, 1977）; Irene Deliege and John Sloboda, *Musical Beginnings* （Oxford: Oxford University Press, 1996）。

p. 186 露丝·维尔的开创性研究，*Language in the Crib* （The Hague: Mouton, 1962）。Paul Guillaume, "Les débuts de la phrase dans le langage de l'enfant", *Journal de Psychologie*, 24 （1927）, pp. 1—25。

p. 188 维尔之后的类似研究发现，见 S. Pickert，"Imaginative dialogues in children's early speech"，*First Language*，2（1981），pp. 5—20；Alison Elliot，*Child Language*（Cambridge：Cambridge University Press，1981）。模仿，见 Stan Kuczaj，*Crib Speech and Language Play*（New York：Springer Verlag，1982）。母语者的早期语言表达，见 Alison Elliot，*Child Language*，op. cit.。

p. 189 Frank Heynick 收集并翻译了克雷佩林的文章，*Language and Its Disturbances in Dreams*（New York：John Wiley，1993）。

p. 191 目光，见 Darian Leader，*Stealing the Mona Lisa：What Art Stops Us from Seeing*（London：Faber & Faber，2002）。

p. 192 路易斯·沃尔弗森对母亲声音侵入的感受，*Le Schizo et les langues*，op. cit.，pp. 46—52。镜子，见 Paula Elkisch，"The psychological significance of the mirror"，*Journal of the American Psychoanalytic Association*，5（1957），pp. 235—44。

p. 193 躲猫猫游戏，见 Iona and Peter Opie，*The Lore and Language of Schoolchildren*（Oxford：Oxford University Press，1959）。

p. 194 奥托·伊萨科维尔的催眠现象研究，"On the exceptional position of the auditory sphere"，*International Journal of Psychoanalysis*，20（1939），pp. 340—48。

p. 195 帕品姐妹，见 Francis Dupré，*La "Solution" du passage à l'acte：le double crime des soeurs Papin*（Toulouse：Érès，1984）。

p. 196 施瑞伯的话语，见 Schreber，*Memoirs*，op. cit.，p. 89。

p. 197 拉康对言语幻觉的观点，见 François Sauvagnat，"La 'Desensorialisation' des hallucinations acoustico-verbales：quelques résultats actuels d'un débat centenaire"，in *Polyphonie pour Ivan Fonagy*（Paris：L'Harmattan，1997），pp. 391—404。还可参见 André Ceillier，"Du rôle des hallucinations psychiques dans l'exploration de l'inconscient"，op. cit.，pp. 142—54；"Étude sur les variétés du langage automatique"，*Annales Médico-Psychologiques*，12（1924），pp. 161—74，25—6；

Bleuler, *Dementia Praecox*, op. cit., pp. 110—11; Henri Grivois, "Les hallucinations verbales psychomotrices", *L'Évolution Psychiatrique*, 51 (1986), pp. 609—23; the articles collected in Quarto; Les Psychoses, 28—9（1987）; Georges Lantéri-Laura, "Histoire de la clinique des hallucinations", in *Hallucinations*, *regards croisés*（Paris: Masson, 2002）, pp. 15—20。

p. 199 感知觉的领域, Lacan, *Le Seminaire Livre* 5. *Les Formations de l'inconscient*（1957—8）, ed. J.-A. Miller（Paris: Seuil, 1998）, p. 480。这就表明, 拉康在 1975 年 4 月 8 日的研讨班上所说的在偏执狂中"声音使目光声响化了"的著名论断是错误的。有人会说, 偏执狂在盲人中极为罕见, 但在聋人中并不少见。但这种说法太过字面化了, 因为盲人当然会有被人注视的感觉, 就像聋人会感受到某人的声音将他们单独对待一样。

p. 199 布鲁勒的案例, Bleuler, *Dementia Praecox*, op. cit., p. 100。

p. 200 克莱斯特对两类精神病的区分, Karl Kleist, "Cycloid, Paranoid and Epileptoid Psychoses and the Problem of Degenerative Psychoses"（1928）, in Steven Hirsch and Michael Shepherd, *Themes and Variations*, op. cit., pp. 297—331。上帝, 见 Schreber, *Memoirs*, op. cit., p. 168。关于自闭症的案例, 见 Leo Kanner, "Autistic disturbances of affective contact", *Nervous Child*, 2（1942）, pp. 217—50。

第七章

p. 203 跳伞案例, Marcel Czermak, *Passions de l'objet*（Paris: Éditions de l'Association Freudienne Internationale, 2001）, p. 87。布鲁勒对精神病病程的批评, *Dementia Praecox*, op. cit., footnote to p. 245。拉康派对触发的看法, 见 Christian Hoffman, "Quelques réflexions à propos du déclenchement de la psychose et de ses suppléances dans le monde contemporain", *Figures de la Psychanalyse*, 9（2004）, pp. 49—61; François Leguil, "Le déclenchement d'une psychose", *Ornicar?*, 41

（1987），pp. 71—5；Pierre Naveau，"Sur le déclenchement de la psychose"，*Ornicar?*，44 （1988），pp. 77—87；Alexandre Stevens，"Déclenchement de la psychose"，*Travaux*，3 （1988），pp. 21—40。精神病的谜样体验，见 Gustav Störring，*Wesen und Bedeutung des Symptoms der Ratlosigkeit bei psychischen Erkrankungen* （Leipzig：Thieme，1939）；在 "L'énigme et la psychose" 中的论文，*La Cause Freudienne*，23 （1993）；F. Fuentenebro and G. E. Berrios，"The predelusional state：a conceptual history"，*Comprehensive Psychiatry*，36 （1995），pp. 251—9。个人意指，见 C. Neisser，"Erörterungen über die Paranoia vom klinischen Standpunkte"，*Centralblatt für Nervenheilkunde und Psychiatrie*，60 （1892），pp. 1—20。

p. 204 意义的充斥感，见 Karl Jaspers，*General Psychopathology*，op. cit.。床上用品，ibid.，p. 601。麦克唐纳的描述，见 Bert Kaplan （ed.），*The Inner World of Mental Illness*，op. cit.，p. 175。库斯坦斯的描述，见 John Custance，*Wisdom，Madness and Folly*，op. cit.，p. 72。

p. 206 蕾妮的话语，*Autobiography of a Schizophrenic Girl*，op. cit.，p. 29。

p. 208 拉康的回答，*De la psychose paranoïaque dans ses rapports avec la personnalité* （1932）（Paris：Seuil，1975），pp. 270—71。

p. 209 关于空洞，见 Lacan，*The Seminar of Jacques Lacan*，Book 3，op. cit.；Gregory Zilboorg，"The dynamics of schizophrenic reactions related to pregnancy and childbirth"，*American Journal of Psychiatry*，85 （1929），pp. 733—67。

p. 209 通用手语案例，见 E. Stanley Abbot，"What is paranoia?"，*American Journal of Insanity*，71 （1914），pp. 29—40。

p. 212 艾莲娜案例，见 Geneviève Morel，*Sexual Ambiguities*，op. cit.，p. 263。

p. 214 弗洛伊德的观点，*Introductory Lectures on Psychoanalysis* （1916-17），*Standard Edition*，vol. 16，p. 425；Gregory Bateson，"A theory of play and phantasy", *Psychiatric Research Reports*, 2 (1955), pp. 39—51。

p. 216 玻璃管通信系统案例，见 Paula Elkisch, "On infantile precursors of the 'influencing machine' (Tausk)", op. cit., pp. 219—35; Marguerite Valentine, "The last resort: some notes on the suicide of a patient", *British Journal of Psychotherapy*, 20 (2004), pp. 295—306。

p. 221 马塞尔·齐尔马克的案例，*Passions de l'objet*, op. cit., p. 99。

p. 221 加诺的案例，"À propos de l'impression d'être immortel", in Marcel Czermak, ibid., pp. 231—45。

p. 223 爱的撤回，见 Freud, *Psychoanalytic Notes on an Autobiographical Account of a Case of Paranoia (Dementia Paranoides)*, op. cit.; A. Wetzel, "Das Weltuntergangserlebnis in der Schizophrenie", *Zeitschrift für die gesamte Neurologie und Psychiatrie*, 78 (1922), pp. 403—17。

p. 225 纳塔莉·沙鸥的观察，*Infini et inconscient. Essai sur Georg Cantor* (Paris: Anthropos, 1994), p. 197。

p. 226 伊莎贝尔·罗伯特的案例，"L'épure d'une vie", *Carnets de Lille*, 5 (2000), pp. 61—3; Brigitte Lemonnier, "Un enfant maltraité", ibid., pp. 73—7。

p. 230 关于亨利·科顿，见 Robert Whitaker, *Mad in America*, op. cit., pp. 81—2。

第八章

p. 232 魔鬼案例，见 J. Lévy-Valensi and Boudon, "Deux cas de délire de persécution à forme demonomaniaque développes chez des débiles à la suite de pratiques magiques", *L'Encéphale*, 3 (1908), pp. 115—19。

p. 234 取自母亲的世界，见 Lacan, "On a Question", op. cit., p. 472。请注意，拉康在这里指的是主体如何"假定"而非"解释"母亲的欲望。路德维希·斯宾万格的研究，*Schizophrenie* (Pfullingen: Neske, 1957)。路易斯·沃尔弗森案例，*Le Schizo et les Langues*, op. cit.,

p. 75。

p. 234 关于威廉·尼德兰，*The Schreber Case*（New York：Analytic Press，1984），p. 31。

p. 235 海伦·多伊奇的研究，"Some forms of emotional disturbance and their relationship to schizophrenia"，*Psychoanalytic Quarterly*，11 (1942)，pp. 301—21；Nathaniel Ross，"The 'as if' concept"，*Journal of the American Psychoanalytic Association*，15 (1967)，pp. 59—82。还可参见 Paul Hoch and Phillip Polatin，"Pseudoneurotic forms of schizophrenia"，*Psychiatric Quarterly*，23 (1949)，pp. 248—76；Paul Federn，"Principles of psychotherapy in latent schizophrenia"，*American Journal of Psychotherapy*，2 (1947)，pp. 129—44。影子混合体案例，见 Hilde Bruch and Stanley Palombo，"Conceptual problems in schizophrenia"，*Journal of Nervous and Mental Disease*，132 (1961)，pp. 114—17。

p. 238 好友关门案例，见 Marcel Czermak，*Passions de l'objet*，op. cit.，p. 99。

p. 238 儿童精神病案例和斯坦利案例，见 Paula Elkisch，"On infantile precursors of the 'influencing machine'（Tausk）"，op. cit.，pp. 219—35；"The Struggle for Ego Boundaries"，*American Journal of Psychotherapy*，5 (1956)，pp. 578—602。

p. 239 空白画板案例，见 Kurt Eissler，"Notes upon the emotionality of a schizophrenic patient"，op. cit.，pp. 199—251。

p. 241 函数公式，见 Geneviève Morel，*Sexual Ambiguities*，op. cit.。

p. 241 苏亚雷斯的案例，"La clinique des noeuds"，*La Cause Freudienne*，51 (2002)，pp. 102—6。

p. 243 哈罗德·塞尔斯的著作，*The Nonhuman Environment*，op. cit.。

p. 245 路易斯·萨斯的案例，*Madness and Modernity*，op. cit.，p. 395；Bruno Bettelheim，*The Empty Fortress*，op. cit.。

p. 246 柯莱特·索莱尔谈秩序与卢梭，*L'inconscient à ciel ouvert de la*

psychose, op. cit.; *L'Aventure littéraire, ou la psychose inspirée: Rousseau, Joyce, Pessoa* (Paris: Éditions du Champ Lacanien, 2001); Robert Howard, "James Tilly Matthews in London and Paris 1793: his first peace mission—in his own words", *History of Psychiatry*, 2 (1991), pp. 53—69。创造, 见 Fabienne Hulak (ed.), *Pensée psychotique et création de systèmes* (Ramonville: Érès, 2003); Luis Izcovich, *Les Paranoïaques et la psychanalyse*, op. cit., pp. 290—333。

p. 248 盖伊·托巴斯的案例, "Le Symbolique alteré", *Ornicar?*, 47 (1988), pp. 80—87。

p. 248 杰拉尔·波米耶的观察, *Le Dénouement d'une analyse*, op. cit., pp. 275—6。

p. 249 暴食后的自杀念头, Louis Wolfson, *Le Schizo et les langues*, op. cit.。

p. 249 精神分裂症女士案例, 见 M. L. Hayward and J. E. Taylor, "A schizophrenic patient describes the action of intensive psychotherapy", op. cit., p. 228。

p. 251 吉纳维芙·莫雷尔的研究, *La Loi de la mère* (Paris: Anthropos, 2008)。还可见 Catherine Millot, "Epiphanies", in Jacques Aubert (ed.), *Joyce avec Lacan* (Paris: Navarin, 1987), pp. 87—95。

p. 254 玛格丽特·薛施蔼与蕾妮的工作, *Symbolic Realization* (New York: International Universities Press, 1951)。关于薛施蔼, 见 Charles Odier, "Réflexions sur la guérison d'une schizophréne par la 'réalisation symbolique'", *L'Évolution Psychiatrique*, 14 (1949), pp. 407—16。

p. 257 曼弗雷德·布鲁勒的案例, *The Schizophrenic Disorders*, op. cit., p. 490; Augustin Ménard, *Voyage au pays des psychoses* (Nîmes: Champ Social Éditions, 2008), pp. 15—17。

p. 263 埃里克·洛朗的案例, "Pour la vérité", "L'expérience psychanalytique des psychoses", *Actes de l'École de la Cause Freudienne* (Paris: 1987), pp. 169—71。

p. 264 艾伦·科林的案例, "The 'Other' of Culture in Psychosis", in Joao

Biehl et al., *Subjectivity: Ethnographic Investigations* (Berkeley: University of California Press, 2007), pp. 273—314。

p. 266 爱德华多·韦斯的报告，见 Paul Roazen, *The Historiography of Psychoanalysis* (New Brunswick: Transaction, 2001), p. 182。

第九章

p. 270 关于那个时期的拉康，*De la psychose paranoïaque*, op. cit., Jean Allouch, *Marguerite ou l'Aimée de Lacan* (Paris: EPEL, 1990)。还可参见 Marie-Magdeleine Chatel, "Faute de ravage, une folie de la publication", *Littoral*, 37 (1993), pp. 9—44; 由 Jean Allouch and Danielle Arnoux 出版的文档，"Historique du cas de Marguerite: suppléments, corrections, lecture", ibid., pp. 173—91。还可参见 Thierry Vincent, "Le problème du sens dans la psychose: la controverse Lacan-De Clérambault sur la paranoïa", *L'Évolution Psychiatrique*, 56 (1991), pp. 875—85。

p. 271 最近发现的文件，见 Jacques Chazaud, "Vestiges du passage à Ville-Evrard d'une aliénée devenue illustre", *L'Évolution Psychiatrique*, 55 (1990), pp. 633—5。"假小子"，见 Lacan, *De la psychose paranoïaque*, op. cit., p. 221。"Poétereau", ibid., p. 224。

p. 273 由爱到恨，ibid., p. 225; C de la N, ibid., pp. 225—6; 秘密花园，ibid., p. 227; 无声斗争，ibid., p. 232。

p. 276 "未痊愈"，ibid., p. 161。

p. 276 她的使命，见 Lacan, *De la psychose paranoïaque*, op. cit., pp. 166—7。

p. 278 有责任拯救孩子的母亲案例，见 Bert Kaplan (ed.), *The Inner World of Mental Illness*, op. cit., p. 99。为什么是迪弗洛，见 Lacan, *De la psychose paranoïaque*, op. cit., p. 162。迪弗洛与贝诺伊特的联系，见 Jean Allouch, *Marguerite*, op. cit., pp. 292—306。

p. 279 妄想中的帮助者，见 Henri Maurel, *Le Thème de protection et la pensée morbide* (Paris: Presses Universitaires de France, 1954); Jules Séglas and p. Bezançon, "De l'antagonisme des idées délirantes chez les aliénés", *Annales Médico-Psychologiques* (1889), pp. 5—33。

p. 279 莫里斯·迪德对柏拉图式崇敬的描述，*Les Idéalistes passionnés* (Paris：Alcan, 1913)。

p. 280 有罪的妈妈，见 Lacan, *De la psychose paranoïaque*, op. cit., p. 163。

p. 281 拉康在案例发表一年后的补充，见 Lacan, "Motifs du crime paranoïaque：le crime des soeurs Papin", *Le Minotaure*, 3/4 (1933), pp. 26—7。

p. 283 拉康对其观点的修正，"Conférences et entretiens dans des univérsities nord-américaines" (1975), in *Scilicet*, 6/7 (Paris：Seuil, 1976), p. 10。"确定地失去她的孩子"，Lacan, *De la psychose paranoïaque*, op. cit., p. 265。对离婚的恐惧，ibid., p. 158。

p. 284 关于死亡的叙述，见 Allouch, Marguerite, op. cit., pp. 222—6；Didier Anzieu, *Une peau pour les pensées* (Paris：Clancier-Génaud, 1986), pp. 15—16。悲痛，Lacan, *De la psychose paranoïaque*, op. cit., pp. 222, 240—41。

p. 285 树林起火，ibid., p. 182。

p. 285 最初的法庭记录，见 Allouch, *Marguerite*, op. cit., p. 169。

p. 286 "我打她是为了让她认罪"，见 Allouch, *Marguerite*, op. cit., pp. 356, 169。

p. 287 关于日期，见 ibid., p. 146。圣女贞德，Lacan, *De la psychose paranoïaque*, op. cit., p. 176。"Amoureuse des mots"，ibid., p. 191。

p. 291 "被上帝选中的人"，见 Didier Anzieu, "Postface", in Allouch, *Marguerite*, op. cit., p. 553。

第十章

p. 293 弗洛伊德的论述，*From the History of an Infantile Neurosis* (1917—

19）, *Standard Edition*, vol. 17, pp. 1—124; "The Memoirs of the Wolf-Man", in Muriel Gardiner（ed.）, *The Wolf-Man and Sigmund Freud*（London: Hogarth, 1972）, pp. 3—132; "My Recollections of Sigmund Freud", in ibid., pp. 135—52; Ruth Mack Brunswick, "A Supplement to Freud's 'History of an Infantile Neurosis'", in ibid., pp. 263—307; Muriel Gardiner, "The Wolf-Man in Later Life", in ibid., pp. 311—66; Karin Obholzer, *The Wolf-Man: Conversations with Freud's Patient—Sixty Years Later*（New York: Continuum, 1982）; Patrick Mahoney, *Cries of the Wolf-Man*（New York: International Universities Press, 1984）。

p. 294 布伦丝维克的诊断，见 Muriel Gardiner, "The Wolf-Man in Later Life", op. cit., pp. 358—66。

p. 295 潘科耶夫的毫不避讳，见 Freud's letter to Sándor Ferenczi（13 February 1910）in Eva Brabant et al., *Letters to Ferenczi*, vol. 1, p. 138。

p. 297 "他彻底崩溃了"，Freud, *From the History of an Infantile Neurosis*, op. cit., p. 99。 "无情的优越感"，ibid., p. 22。父亲的强烈关注，Pankejeff, "The Memoirs of the Wolf-Man", op. cit., p. 25。

p. 298 "没有男人能和她相处下去的女人"，ibid., p. 75。 "在这一刻"，ibid., p. 86。"一边给他讲他不理解的事"，Freud, *From the History of an Infantile Neurosis*, op. cit., p. 20。

p. 300 害怕的缺失，ibid., p. 25。肛门—阴道，ibid., p. 79。"不涉及对它是否存在的判断"，ibid., p. 84。

p. 302 花园场景，ibid. p. 85。五十多年后的观察，见 Serge Viderman, *La Construction de l'espace analytique*（Paris: Denoël, 1970）; Gesticulating, "The Memoirs of the Wolf-Man", op. cit., p. 5。

p. 304 "时隐时现的奇怪习惯"，Ruth Mack Brunswick, "A Supplement to Freud's 'History of an Infantile Neurosis'", op. cit., p. 268。布伦丝维克的观察，ibid., p. 264。"正常轨道"，"The Memoirs of the Wolf-Man", op. cit., p. 115。

p. 306 潘科耶夫的抱怨，Muriel Gardiner, "The Wolf-Man in Later Life",

425

op. cit., p. 324。加德纳的看法，Gardiner (ed.), *L'Homme aux loups par ses psychanalystes et par lui-même* (Paris: Gallimard, 1981), pp. 375—402, 381。关于精神病的强迫症状，见 E. Stengel 的评论，"A study of some clinical aspects of the relationship between obsessional neurosis and psychotic reaction types", *Journal of Mental Science*, 91 (1945), pp. 166—87。

p. 308 对"抵消"的过度关注，见"The Memoirs of the Wolf-Man", op. cit., p. 78。潘科耶夫对姐姐的自杀没有反应，Freud, *From the History of an Infantile Neurosis*, op. cit., p. 23。火车上的情绪变化，"The Memoirs of the Wolf-Man", op. cit., p. 46。联系，ibid., p. 50。

p. 310 加德纳的观察，Gardiner, "The Wolf-Man in Later Life", op. cit., p. 359。诉诸意义，Karin Obholzer, *The Wolf-Man*, op. cit., pp. 28—9。寻求建议，ibid., p. 6。绝望的呼喊，ibid., p. 247。牙齿，ibid., p. 80。

p. 311 加德纳对潘科耶夫的印象，Gardiner, "The Wolf-Man in Later Life", op. cit., p. 358。"精神病的禁忌"，ibid., p. 364。"狼人对自己的看法"，Karin Obholzer, *The Wolf-Man*, op. cit., p. 51。"新近发现的领域"，见 Gardiner, "My Recollections of Sigmund Freud", op. cit., p. 140。

p. 313 关于亚历克西斯，见 Brunswick, "A Supplement to Freud's 'History of an Infantile Neurosis'", op. cit., p. 302。"我集中了我所有的力量"，见 Obholzer, *The Wolf-Man*, op. cit., p. 56。"错误的诊断"，ibid., p. 59。兰克的批评，见 Otto Rank, *Technik der Psychoanalyse*, vol. 1 (Vienna: Deuticke, 1926), pp. 142ff。当我们意识到兰克对狼梦的解释几乎完全重现了他在书中早些时候描述的一个病例时，他对狼梦的解释就变得更加站不住脚了，在这个病例中，一个病人做了一个以树为主题的梦，他认为，这个梦是以他工作室里陈列的弗洛伊德和他的弟子们的照片为基础的。兰克工作室里有弗洛伊德的照片，弗洛伊德工作室里也有兰克的照片，从这种对称性中很难不看出兰克本人与他的老师之间冲突的基质。

p. 315 弗洛伊德教授的疑问，见 Brunswick, "A Supplement to Freud's 'History of an Infantile Neurosis'", op. cit., p. 278。"最受宠爱的儿

子"，ibid.，p. 284。"第一个梦"，ibid.，p. 291。"潘科耶夫的怒喊"，ibid.，p. 289。Brunswick 和 Harnik 之间的交流，参见 *Internationale Zeitschrift für Psychoanalyse*，16（1930），pp. 123—9，17（1931），pp. 400—402。有趣的是，电影《白衣修女》中就有一个毁画的场景。

p. 317 "他病愈了"，ibid.，p. 296。"没有痕迹"，ibid.，p. 263。"可怕的噩梦"，Gardiner，"The Wolf-Man in Later Life"，op. cit.，p. 327。此处的论述有出入，见 ibid.，p. 333。

p. 319 加德纳的假设，ibid.，p. 364。

p. 321 非常适合他，见 Gardiner（ed.），*L'Homme aux loups par ses psychanalystes et par lui-même*，op. cit.，p. 381。

p. 321 "锚定点"，Obholzer，*The Wolf-Man*，op. cit.，p. 243。"强盗"，ibid.，p. 101。"父亲与儿子"，ibid.，p. 162。

p. 323 衡量康复的标准，见 "The Memoirs of the Wolf-Man"，op. cit.，p. 129。"想要尽快把这处风景画下来"，Gardiner，"The Wolf-Man in Later Life"，op. cit.，p. 348。露易丝的责备，Obholzer，*The Wolf-Man*，op. cit.，p. 121。破墙而入，见 Brunswick，"A Supplement to Freud's 'History of an Infantile Neurosis'"，op. cit.，p. 289。

p. 325 临终遗言，见 *L'Homme aux loups par ses psychanalystes et par lui-même*，op. cit.，p. 385。

第十一章

在本章中，我使用了以下资料来源：Dame Janet Smith's Shipman Inquiry，at www. the-shipman-inquiry. org. uk；"Harold Shipman's Clinical Practice 1974—1998"，Chief Medical Officer's Report (Department of Health, 2001)；Mikaela Sitford，*Addicted to Murder：The True Story of Dr Harold Shipman*（London：Virgin, 2000）；Wensley Clarkson，*Evil Beyond Belief*（London：John Blake, 2005）；Carole Peters，*Harold Shipman：Mind Set on Murder*（London：Carlton, 2005）；Brian Whittle and Jean Ritchie，*Harold Shipman：*

Prescription for Murder, 2nd edn（London：Time Warner，2005）。

p. 327 理查德·巴德科克的采访，见 Whittle and Ritchie，*Harold Shipman：Prescription for Murder*，op. cit.；"Shipman hooked on death"，Sun（14 January 2004）and *The New York Times*（2 February 2000）。

p. 328 "他可能是精神病"，见 Shipman Inquiry，p. 188。

p. 328 其他几位对此案发表评论的精神病学家，见 Jeremy Laurance，"Shipman 'may be sent to Broadmoor'"，*Independent*（2 February 2000）；Whittle and Ritchie，*Harold Shipman：Prescription for Murder*，op. cit.，p. 399。

p. 331 "他是一位圣人"，见 Clarkson，*Evil Beyond Belief*，op. cit.，p. 50。

p. 331 "那将是灾难性的"，ibid.，p. 73。

p. 340 "他害怕被发现的恐惧和自我保护的欲望所导致的"，见 Shipman Inquiry，p. 191。

p. 341 害怕食物有毒，见 Whittle and Ritchie，*Harold Shipman：Prescription for Murder*，op. cit.，p. 270。

p. 342 "他显然认为自己是海德镇迄今为止最好的医生"，ibid.，p. 185。"表现不佳"，见 Shipman Inquiry，p. 184。

p. 342 "本世纪代价最为昂贵的案件"，见 Whittle and Ritchie，*Harold Shipman：Prescription for Murder*，*op. cit.*，p. 312。

p. 344 "我有太多病人要照顾"，Clarkson，*Evil Beyond Belief*，op. cit.，p. 125。

p. 349 审判期间的信（13 January 1999），来自 www. criminalprofiling. com。

p. 350 狱友自杀的信（26 February 1999），给 David and Mavis Stott。

p. 350 "我的正常"，见 Whittle and Ritchie，*Harold Shipman：Prescription for Murder*，op. cit.，p. 341。

第十二章

p. 352 关于那些治疗社区，见 John Gale et al. , *Therapeutic Communities for Psychosis*，*Philosophy*，*History and Clinical Practice* （London: Routledge, 2008）; Piera Aulagnier, *The Violence of Interpretation*, op. cit. , p. 168。关于各种疗法，见 Yrjö Alanen et al. （eds），*Psychotherapeutic Approaches to Schizophrenic Psychoses*, op. cit. 。

p. 353 关乎存在的赌注，见 Marguerite Sechehaye, "Introduction", in Arthur Burton （ed. ）, *Psychotherapy of the Psychoses*, op. cit. , p. 7; Frieda Fromm-Reichmann, "Notes on the development of treatment of schizophrenics by psychoanalytic psychotherapy ", *Psychiatry*, 11 （1948）, pp. 263—73。

p. 355 认识到这一点的美国精神病学家，Arthur Burton （ed. ）, *Psychotherapy of the Psychoses*, op. cit. ; Helm Stierlin, " The adaptation to the 'stronger' person's reality: some aspects of the symbiotic relationship of the schizophrenic", Psychiatry, 22 （1959）, pp. 143—53; Lewis Hill, *Psychotherapeutic Intervention in Schizophrenia*, op. cit. ; Gregory Zilboorg, " Affective reintegration in the schizophrenias ", *Archives of Neurology and Psychiatry*, 24 （1930）, pp. 335—47。关于理想，见 Lewis Hill, *Psychotherapeutic Intervention in Schizophrenia*, op. cit. , p. 57。

p. 355 对未来的设想，见 Gérard Pommier, *Le Dénouement d'une analyse* （1987）（Paris: Flammarion, 1996）; Colette Soler, *L'Inconscient à ciel ouvert de la psychose*, op. cit. 。

p. 356 库尔特·艾斯勒的观点， "Limitations to the psychotherapy of schizophrenia", op. cit. , p. 390。

p. 356 刘易斯·希尔的观点，*Psychotherapeutic Intervention in Schizophrenia*, op. cit. , p. 4。

p. 356 医患关系的伪造，见 Jacob Arlow, "Discussion of Dr Fromm-Reichmann's Paper", in Eugene Brody and Frederick Redlich （eds），

Psychotherapy with Schizophrenics, op. cit., pp. 112—20。

p. 359 阿尔弗雷多·泽诺尼的描述，"The Psychoanalytic Clinic in Institution：Psychosis"，来自 www. chfreudien-be. org/Papers/index. html。

p. 360 艾伦·科林的观点，"Positive withdrawal and the quest for meaning"，*Psychiatry*，55（1992），pp. 266—78。

p. 360 拉康的观察，*De la psychose paranoïaque*，op. cit., p. 288。

p. 365 关于秘书，见 Harry Stack Sullivan，"The modified psychoanalytic treatment of schizophrenia"，*American Journal of Psychiatry*，11（1931），pp. 519—36；*Schizophrenia as a Human Process*（New York：Norton，1962）；François Sauvagnat，"Secrétaire de l'aliéné aujourd'hui"，*Ornicar? digital*，76（1999）。

p. 366 乔伊的机器，Bruno Bettelheim，*The Empty Fortress*，op. cit., p. 260。

p. 367 对内容的解释，见 Frieda Fromm-Reichmann，"Some aspects of psychoanalytic psychotherapy with schizophrenics"，in Eugene Brody and Frederick Redlich（eds），*Psychotherapy with Schizophrenics*，op. cit., pp. 89—111。

p. 368 高迪利埃的举例，发布于 Alphonse De Waehlens and Wilfried Ver Eecke，*Phenomenology and Lacan on Schizophrenia，after the Decade of the Brain*，op. cit., p. 83。

p. 368 历史性，见 Werner Mendel，"A Phenomenological Theory of Schizophrenia"，op. cit., pp. 106—55，149。

p. 370 哈罗德·塞尔斯的案例，*The Nonhuman Environment*，op. cit., pp. 302—3。

p. 372 伊迪丝·韦格特的观点，"The psychotherapy of the affective psychoses"，pp. 349—76，in Arthur Burton（ed.），*Psychotherapy of the Psychoses*，op. cit., p. 374。

p. 372 "憎恨就像拉屎"，见 M. L. Hayward and J. E. Taylor，"A

schizophrenic patient describes the action of intensive psychotherapy", op. cit., p. 218。

p. 373 莎拉案例，*Schizophrenia*，op. cit.，pp. 6—7。

p. 375 "我"和"你"，Renée，*Autobiography of a Schizophrenic Girl*，op. cit.，p. 52。

p. 375 治疗师的无奈，见 Herman Nunberg，"The course of the libidinal conflict in a case of schizophrenia" (1921)，in *Practice and Theory of Psychoanalysis* (New York: International Universities Press，1948)，pp. 24—59。

p. 377 罗伯特·奈特的观点，见 Eugene Brody and Frederick Redlich (eds)，*Psychotherapy with Schizophrenics*，op. cit.，pp. 15—16。

p. 378 赫尔姆·斯蒂尔林的观察，"The adaptation to the 'stronger' person's reality"，op. cit.，pp. 143—52，149。逃跑，见 Silvano Arieti，*Interpretation of Schizophrenia*，op. cit.，p. 560。

p. 378 特鲁德·施温的著作，*A Way to the Soul of the Mentally Ill* (1940) (New York: International Universities Press，1954)。寻求平衡，见 Arthur Burton，"Paradox and Choice on Schizophrenia"，in Burton (ed.)，*Case Studies in Counseling and Psychotherapy* (New Jersey: Prentice-Hall，1959)，pp. 257—81；Gérard Pommier，"Du langage d'organe à l'amour du Nom: le point noeud du transfert dans les psychoses"，*La Clinique Lacanienne*，15 (2009)，pp. 115—34。

p. 381 令人痛苦的钟情妄想，见 Lacan，"Présentation des *Mémoires d'un névropathe*" (1966) in Autres Écrits (Paris: Seuil，2001)，pp. 213—17；Yjrö Alanen，*Schizophrenia*，op. cit.，p. 212。见证人，见 Colette Soler，"Quelle place pour l'analyste?"，*Actes de l'École de la Cause Freudienne*，13 (1987)，pp. 29—31；Joseph Attié，"Le psychanalyste à l'école de la psychose"，*Pas Tant*，13 (1986)，pp. 5—13。

p. 383 阿瑟·伯顿的观察，"The Quest for the Golden Mean: A Study in Schizophrenia"，in *Psychotherapy of the Psychoses*，op. cit.，pp. 172—

207，p. 185。

p. 384 治疗如同婚姻，见 Arthur Burton, "The Alchemy of Schizophrenia", in *Schizophrenia as a Life Style*, op. cit., pp. 36—105, 89。

p. 384 弗朗索瓦兹·达沃因的观点，Confer seminar, Tavistock Centre (5 June 2010)。开始与结束，见 Arthur Burton, "The Alchemy of Schizophrenia", op. cit., p. 81。

后 记

p. 389 新近的研究，见 John Read et al., "Prejudice and schizophrenia: a review of the 'mental illness is like any other' approach", *Acta Psychiatrica Scandinavica*, 114 (2006), pp. 235—54; M. C. Angermeyer and H. Matschinger, "Causal beliefs and attitudes to people with schizophrenia: trend analysis based on data from two population surveys in Germany", *British Journal of Psychiatry*, 186 (2005), pp. 331—4; WHO study, Liz Sayce and Claire Curran, "Tackling Social Exclusion across Europe", in Martin Knapp et al., *Mental Health Policy and Practice across Europe*, op. cit., pp. 34—59。

p. 390 罗伯特·惠特克的评论，见 Robert Whitaker, *Mad in America*, op. cit., p. 60; Ian Robert Dowbiggin, *Keeping America Sane* (Ithaca: Cornell University Press, 1997); Stefan Kuhl, *The Nazi Connection: Eugenics, American Racism and German National Socialism* (Oxford and New York: Oxford University Press, 1994); Allan Chase, *The Legacy of Malthus* (New York: Knopf, 1975)。

p. 391 我们和他们，见 Helm Stierlin, "Contrasting attitudes towards the psychoses in Europe and the United States", *Psychiatry*, 21 (1958), pp. 141—7。

p. 392 玛丽·劳登的观点，*Relative Stranger* (London, Canongate, 2006), p. 334。"浪费时间"，Diane Lefevre, Confer seminar, Tavistock Centre (5 June 2010)。"更成熟的"，见 Peter Fonagy and Anthony

Bateman, *Psychotherapy for Borderline Personality Disorder*（Oxford：Oxford University Press，2004），pp. 123，145，220。

p. 393 雅克·霍克曼的观察，*Histoire de la Psychiatrie*（Paris：Presses Universitaires de France，2004）。安娜·弗洛伊德中心的研究项目，报道于 *The Times*（12 May 2007）。彼得·福纳吉的观点，"Psychotherapy meets neuroscience"，*Psychiatric Bulletin*，28（2004），pp. 357—9。

p. 395 药物最严重的副作用，见 Don Jackson，*Myths of Madness*，op. cit.，p. 74。自证预言，见 Nathaniel Lehrman，"Rethinking Schizophrenia"，*Ethical Human Psychology and Psychiatry*，8（2006），pp. 69—76。"容器"，见 Yrjö Alanen，*Schizophrenia*，op. cit.，p. 188。